医院管理与服务创新案例集

主　编　陶红兵　陈英耀

副主编　骆　腾　肖万超　徐小平　何　韵
　　　　罗　杰　汪宏波　陈海啸

U0189496

中国协和医科大学出版社

北　京

图书在版编目（CIP）数据

医院管理与服务创新案例集 / 陶红兵，陈英耀主编. —北京：中国协和医科大学出版社，2023.12

ISBN 978－7－5679－2335－5

Ⅰ．①医…　Ⅱ．①陶…②陈…　Ⅲ．①医院－管理－案例－中国 ②医院－卫生服务－案例－中国　Ⅳ.①R197.32

中国国家版本馆CIP数据核字（2023）第245990号

医院管理与服务创新案例集

主　　编：	陶红兵　陈英耀
策划编辑：	张秋艳
责任编辑：	张秋艳
封面设计：	邱晓俐
责任校对：	张　麓
责任印制：	张　岱

出版发行：中国协和医科大学出版社
（北京市东城区东单三条9号　邮编100730　电话010-65260431）

网　　址：	www.pumcp.com
经　　销：	新华书店总店北京发行所
印　　刷：	涿州市汇美亿浓印刷有限公司

开　　本：	787mm×1092mm　　1/16
印　　张：	18.75
字　　数：	420千字
版　　次：	2023年12月第1版
印　　次：	2023年12月第1次印刷
定　　价：	96.00元

ISBN 978－7－5679－2335－5

陈新河（湖北省十堰市太和医院）

罗　杰（湖北省十堰市太和医院）

周　萍（复旦大学公共卫生学院）

胡银环（华中科技大学同济医学院医药卫生管理学院）

段　琛（武汉大学中南医院）

侯　明（华中科技大学同济医学院附属同济医院）

骆　腾（中山大学附属第一医院）

高　欢（华中科技大学同济医学院附属同济医院）

徐　俊（香港大学深圳医院）

徐　娟（华中科技大学同济医学院医药卫生管理学院）

徐　婕（复旦大学附属儿科医院）

徐小平（香港大学深圳医院）

陶红兵（华中科技大学同济医学院医药卫生管理学院）

黄国英（复旦大学附属儿科医院）

常　瑞（华中科技大学同济医学院附属协和医院）

梁时荣（湖北省十堰市太和医院）

董　颖（复旦大学附属儿科医院）

傅丽丽（复旦大学附属儿科医院）

简杜莹（复旦大学附属儿科医院）

翟晓文（复旦大学附属儿科医院）

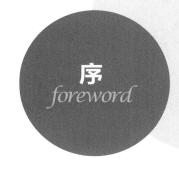

序
foreword

  浏览完这本《医院管理与服务创新案例集》，我怀着激动的心情欣然为其作序。它展示了医疗卫生管理领域改革创新的精彩篇章，不仅记录了突破传统、引领未来的医院管理实践探索的过程，更是一份充满生命力的医院服务创新指南。这本书的设计初衷正是为了给医疗卫生管理领域的从业者和学习者提供帮助，可以作为广大医疗从业者、管理者和决策者的有效管理工具，还能为医疗卫生管理领域的教育者和学习者提供一个宝贵的教学案例研究范本。

  医院管理领域正经历着前所未有的变革。人工智能、大数据、物联网等新兴技术正在悄然改变着医疗卫生管理的方式和方法。未来的医院管理将朝着更加智能化、精细化的方向迈进，同时将更加注重患者的就医体验和诊疗效果。本书所呈现的案例正是这个变革时代的缩影，这些案例全面展示了我国一批卓越卫生医疗机构的管理者是如何应对挑战，又是如何实现医院管理的创新与突破式发展的。相信读者在他们的故事中，一定能体悟并探索出一条属于您自己的医院管理与服务创新的新航道。

  生命不在于长短，而在于质量。我们深信，医院管理的质量和服务效率深刻影响着患者的生命质量。书中众多鲜活的案例均来自我国知名的医疗机构，案例涵盖多个领域，如医疗服务质量改进、医院管理模式创新、医疗技术创新与应用、患者关怀以及医院人力资源管理等。这些案例分别代表着各卫生管理领域内的改革创新的最新进展，也充分展示着医疗管理与服务创新的多样性与活力。相信本书一定会成为您绝佳的"管理咨询顾问"，不断引发您的"头脑风暴"。

  伟大的时代呼唤着创新、智慧与卓越。在健康中国建设的伟大征程中，我们要始终以人民为中心，为人民群众提供更加全面、更加均等、更加可及、更加满意的卫生健康服务。这不仅是国家使命，更是每一位医疗卫生管理者的使命。这本书的出版不仅是知识的传递，更是医疗卫生管理领域的共识。它鼓励我们不断跨越地域的阻隔，分享医院管理与服务领域的更多经验，助力解决医疗领域面临的诸多挑战。

　　我相信，通过阅读这本案例集，您将深刻理解医院管理和医疗服务的相关理论的应用思路，对管理实践有更深的体悟。我希望《医院管理与服务创新案例集》能成为您在追求卓越医疗管理和服务的道路上不可或缺的伙伴。愿它能为您点亮前行的路，让我们一起探索医疗卫生管理的未来，开启医院管理与服务创新的新篇章。

刘庭芳

2023 年 12 月

前 言
preface

  随着医疗行业的快速发展和医疗改革的不断深化，我国医疗卫生健康事业迎来了高质量发展的关键转型期。从"量的积累"转向"质的提升"已成为医疗机构发展的必然趋势。各级各类医疗机构应审时度势，树立新发展理念，着力提升综合改革的自觉性、主动性和创造性，引领医院改革与发展向更深层次挺进、更广领域迈进，提高医院管理与服务的规范化、科学化、精细化水平，更好地满足人民日益增长的美好生活需要。

  在这个背景下，我们组织编写了《医院管理与服务创新案例集》，旨在总结和分享国内知名医院在管理与服务方面的创新做法和先进经验，为读者提供一份全面、深入的医院管理与服务创新案例研究报告。本案例集聚焦医院的改革与发展之路，组织上海市、湖北省、广东省和浙江省4个省市，共计9家知名医院，围绕战略规划、党建工作融入医院治理、医疗服务模式创新、临床技术创新与转化、医疗质量与患者安全管理、医院运营管理、人力资源管理和薪酬制度改革、医院人文与品牌建设等方面内容，结合组织管理理论和医院实践经验，探讨了医院如何根据外部环境和内部资源状况，制定、调整和优化医院发展战略；展示了医院如何将党建工作与医院治理有机结合，发挥党组织在医院的领导作用；阐述了医院如何通过创新医疗服务模式，加强临床技术创新，提高医疗服务质量和效率，满足患者多样化的需求；分析了医院如何加强运营管理，提高资源利用效率和管理效能；探索了医院如何借助信息化和智能化手段优化医疗服务流程，提高医疗服务水平和患者就医体验；介绍了医院如何加强人文建设和品牌建设，营造良好的医疗环境和服务氛围，提升医院形象和社会影响力。本案例集既可供医院管理者学习、参考和借鉴，又可作为医院管理、医药卫生管理、公共卫生管理等课程的教学用书，对医院管理本科专业学生、学术型硕士或博士研究生均适用。

  本案例集的编写，有幸得到了复旦大学公共卫生学院和华中科技大学同济医学院医药卫生管理学院的专家学者及各医疗机构的领导和医院工作者的大力支持。此外，还有复旦大学附属儿科医院徐虹，华中科技大学同济医学院附属同济医院蒋海泥，华中科技大学同济医学院附属协和医院袁柏春、李奕、张菡，武汉大学中南医院蔡林，湖北省十堰市太和医院唐以军、童强、付锐、朱海涛和赵阳，北京大学深圳医院石宇、赖文娟和卢红，中山大学附属第一医院闫佳佳、唐可京、陈志涛、赵强、何晓顺、张武军、王彩莲和欧嘉兴，中山大学肿瘤防治中心黄金娟、杨森、周峰和陈香凝，华中科技大学同济医学院医药卫生管理学院博士研究生卓丽军等人对案例集的支持和辛勤付出，在此一并表示衷心的感谢！

正是有了大家的支持和努力，我们才能够将这一具有重要意义的案例集呈现在读者面前。同时，我们也十分感谢广大医疗机构和读者的关注与支持，相信在大家的共同努力下，我国医疗卫生健康事业一定会迎来更加美好的明天。

另外，医院改革与发展只有进行时，没有完成时。本案例集中呈现的案例，反映的是在当时医疗卫生改革政策背景下的一些举措和经验，随着综合医改的不断深化及市场规律的不断变化，相关的理论与实践也在不断更新与发展，不能将案例中过去的经验完全套用在未来的改革发展上，同时，限于编者的学识及经验，案例集中的内容难免有不足之处，读者在借鉴经验过程中也要因地制宜、因时制宜。我们也期待读者们向我们提出宝贵的意见和建议。

陶红兵　　陈英耀

2023 年 12 月

目　录
contents

案例1 大型公立医院战略管理

案例概要

    战略管理是指对一个组织未来方向作出决策，以及实施这些决策。医院实施战略管理是培植核心竞争力、获取持续性高质量发展的必然要求。中山大学肿瘤防治中心较早开始系统地进行战略管理，在较短时间内实现了医疗、科研和人才培养等方面的大幅跃升，探索出了一系列行之有效的体制机制和制度方案，对我国公立医院的建设、运营、管理等极具参考价值。本案例从战略管理的概念、中山大学肿瘤防治中心战略规划的具体实践出发，系统描述大型公立医院战略规划的实施步骤，同时对其背后的关键因素和动因进行剖析。

案例详情

    "战略"一词源于希腊单词"strategos"，其含义是"将军"。当时，这个词的意义是指挥军队的艺术和科学。今天，在经营中运用这个词，是用来描述一个组织打算如何实现它的目标和使命。大多数组织为实现自己的目标和使命，有若干种方案可供选择，战略就与决定选用何种方案有关。战略包括对实现组织目标和使命的各种方案的拟定和评价，以及最终选定的将要实行的方案。

    战略管理，是指对一个组织的未来方向作出决策，以及实施这些决策。它大体可分解为两个阶段：战略规划和战略实施。

    （1）战略规划是指下列各方面的决策：规定组织的使命，制定出指导组织去建立目标、选择和实施战略的方针，建立实现组织使命的长期目标和短期目标，决定用以实现组织目标的战略。

    （2）战略实施是指下列各方面的决策：建立实现战略的组织结构，确保实现战略所必要的活动能有效地进行，监控战略在实现组织目标过程中的有效性。

    2009年实施新医改以来，公立医院的改革进程不断加快、深化，面对人民群众日益增长的卫生健康需求（更好的医疗质量、更优的卫生服务以及更合理的价格），加之药品加成取消、民营资本进入医疗行业加剧竞争等外部环境的变化，医院的管理与发展面临严峻的挑战。党的十八大以来，健康中国战略的实施，引导公立医院承担更多社会责任；三级公立医院绩效考核的实施，引导公立医院朝着提质增效的目标迈进；公立医院战略管理的重要性日益凸显。

以往医院的发展目标与导向往往聚焦于规模的扩张和短期内的收益，对于内涵建设的重视和体现不足，这也在一定程度上导致了医院发展与国家的宏观规划需求不够协调；对于医院自身来说，粗放的发展和管理方式带来的仅仅是短期的"利好"，规模扩张到一定程度后会衍生出新问题，出现收益边际效应递减的现象，长此以往也必然会导致发展迟滞；对于日益深化的改革需求，摆在医院面前的不仅仅是发展的问题，而是如何在浪潮中行稳致远，打造核心竞争力。

战略管理常应用于企业的管理范畴，公立医院也属于组织中的一种，遵循其基本的运行规律，因此其基本思路和方法对于公立医院也具有相当的参考价值。下面以中山大学肿瘤防治中心为例进行详细介绍。

一、医院概况及改革背景

（一）医院概况

中山大学肿瘤防治中心（包括中山大学附属肿瘤医院、中山大学肿瘤研究所）（以下简称中心）成立于1964年3月，是中华人民共和国成立最早的四所肿瘤医院之一，现已发展成为全国规模最大、学术力量最雄厚的集医疗、教学、科研、预防于一体的肿瘤防治基地之一。中心拥有国家重点学科（肿瘤学）、国家重点实验室（华南恶性肿瘤防治全国重点实验室）、教育部重点实验室、国家新药（抗肿瘤药物）临床试验研究中心、肿瘤医学省部共建协同创新中心，其组织结构见图1-1。主办英文学术期刊 *Cancer Communications*（《癌症通讯》杂志），目前影响因子16.2（JCR 2022），在JCR肿瘤学分类中位于Q1区，在亚洲综合肿瘤学领域学术期刊中排名第一。

中心现有越秀、黄埔两个院区，实际开放病床数2152张，年门、急诊量153万人次，年住院量18万人次，医疗业务量居全国肿瘤专科医院前列。中心医疗技术水平领先，拥有软硬件条件均为亚洲一流水平的放射治疗中心，年放疗患者例数1.5万例，位居全国第一；开展多个专科手术机器人微创手术，累计手术量8000台次，居全国肿瘤专科医院第一，并成为全国第三家、华南第一家机器人手术培训基地；1998年率先在全国推行肿瘤单病种首席专家负责制，组织制订各大病种多学科综合诊疗方案；近5年，逾48项来自临床一线的研究成果得到国际公认，被全球肿瘤诊疗标准与指南采用；为广大肿瘤患者提供个体化、优质的诊疗服务。

中心是国内培养高层次肿瘤学人才的摇篮之一，自1964年卫生部委托开办全国肿瘤临床医学进修班，已为全国培养了5000多名肿瘤专业技术人才；主编肿瘤学国家级规划教材《临床肿瘤学》《肿瘤学》。作为我国较早建立的癌症防治研究机构，中心发挥临床与基础紧密结合的优势，科技影响力稳居"中国医院科技影响力排行榜"（肿瘤学）前两位。在反映全球科研机构高水平论文产出的2022年度自然指数排行榜上，中心位居全球癌症中心第四。

中心继承"诚实、友爱、敬业、创新"的文化因子，形成爱院如家、团结奋进、开

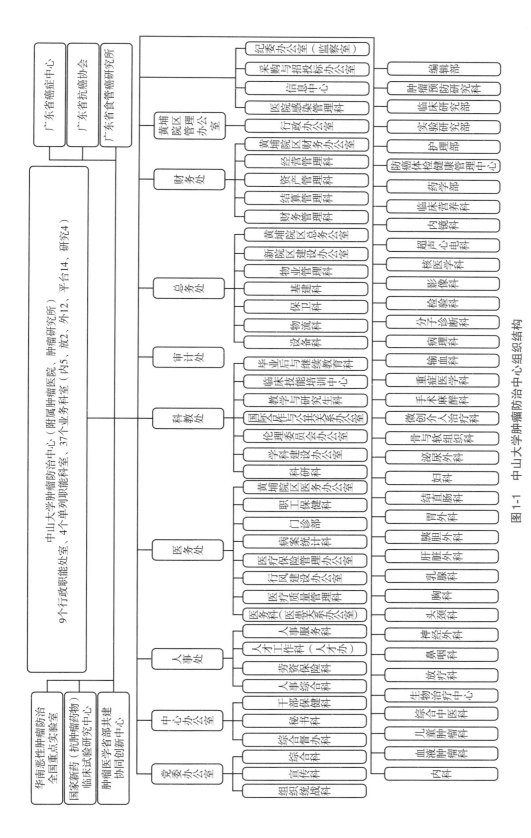

图1-1　中山大学肿瘤防治中心组织结构

3

拓进取的幸福、同心、奋斗的文化，多次荣获中国医疗机构最佳雇主称号。

（二）改革背景

2009年国家启动新一轮医药卫生体制改革，并明确了五项重点改革任务，其中包括深化公立医院改革，确立了明晰功能定位、合理控制发展规模、调整医疗收入结构等目标。这对公立医院以往的运营和管理方式均提出新的挑战。而健康中国战略的提出又为公立医疗机构的发展带来了广阔的前景，卫生健康事业大有可为。肿瘤作为威胁人类生存和生活质量的重大疾病，前沿的诊疗技术、创新的理论突破和更加人性化的治疗方式与环境势必成为发展的必要，肿瘤专科医院的发展大有可为。

2011年2月中山大学召开了战略发展研讨会，提出立足于"追求以世界一流水准，建设世界一流学术共同体"的战略定位上进行未来十年的规划。中山大学肿瘤防治中心作为大学的附属医院，应在战略上与其保持协同；同时，经过"十一五"期间的高速发展，中心已积累了较为优异的硬件设施、先进的信息管理水平以及丰富的医院管理经验，具备了较好的跻身"世界一流"的客观基础。

虽然在2011年之前中心已取得了一系列显著的发展成绩，但缺乏系统性和长期性的发展规划。战略规划具有明确组织目标、提振员工士气和凝聚有限资源的作用。随着医院规模日益壮大，所面临的管理问题也日益复杂化，亟须高屋建瓴的远景规划；在中心获得飞速发展的同时，外部竞争也日趋激烈，识别和塑造自身的核心竞争力成为在竞争中赢得先机的关键；与此同时，通过战略目标的确定和战略规划的明晰来凝聚共识，对于增进员工凝聚力和激发员工创造性具有十分重要的意义。

在内外部因素的共同促进下，中心开启了系统性进行战略管理的历程。

二、改革的理论基础

（一）企业战略的特征

企业战略具有全局性、长远性、系统性、竞争性和风险性的特征。

（1）全局性：企业战略要以全局为规划对象来确定企业发展的总体目标和行动方向，追求企业发展的总体效果，需要兼顾各方面、各部分和各阶段。

（2）长远性：企业战略是对长期经营管理进行的筹划和指导，通常是3～5年，甚至更长时期，因此必须具备较强的前瞻性和指导性。这也说明企业战略自身具有相对稳定的特征，一旦制定不可轻易推翻。但与此同时，企业战略管理也应具备动态性，适时对不适宜的部分进行动态调整与完善，以保障企业战略目标的最终实现。

（3）系统性：企业战略的制定、评估、实施、修正是一个系统工程，首先需要对所涉及的影响因素全面、系统地进行分析，各子系统的目标、战略规划也需要纳入系统整体考虑，以保证与企业的整体战略目标一致。

（4）竞争性：制定企业战略的目的是使企业在激烈的市场竞争中发展、壮大自己，在与竞争对手争夺市场和资源时占有相对的优势。对于公立医院来说，谋求适宜发展战略，获取竞争优势更多是基于改善医疗服务供给侧的服务水平和质量，为充分发挥公益性奠定基础。

（5）风险性：战略规划主要着眼于未来，是未发生的事，因此具有一定的不可预测性，也就存在一些潜在的风险因素。因此，前期对于战略指定环节中的调研分析越全面、深入，就越能尽可能规避或者减小风险。

（二）战略管理的基本步骤

战略管理主要包括三大环节：战略分析、战略选择、战略实施。战略分析包括总结影响企业发展的关键因素，确定在战略选择步骤中的具体影响因素，确定在具体的实施过程中主要需完成的组织使命与目标，以及分析外部环境因素和内部现状。在战略分析的基础上，组织权衡利弊来进行具体战略的选择，进而着手实施并在过程中不断识别问题并调整，以确保预期目标的实现。战略管理的框架如图1-2所示。

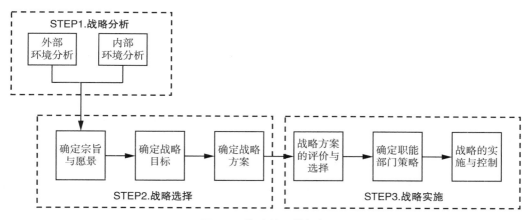

图1-2　战略管理的框架

（三）战略分析的常用方法

（1）PEST分析法：是战略外部环境分析的基本工具，它通过政治的（politics）、经济的（economic）、社会的（society）和技术的（technology）角度或四个方面的因素分析从总体上把握宏观环境，并评价这些因素对企业战略目标和战略制定的影响。对于公立医院来说，外部的环境因素往往是医院发展方向的先决条件，因此做好外部环境分析，充分考虑到医院发展所面临的机遇与挑战至关重要。

（2）SWOT分析法：S（strengths）是优势、W（weaknesses）是劣势、O（opportunities）是机遇、T（threats）是威胁。即基于内外部竞争环境和竞争条件下的态势分析，就是将与研究对象密切相关的各种主要内部优势、劣势和外部的机会和威胁等，通过调查列举出来，并依照矩阵形式排列，然后用系统分析的思想，把各种因素相互匹配起来加以分析，从中得出一系列相应的结论，而结论通常带有一定的决策性。运用这种方法，可以对研究对象所处的情景进行全面、系统、准确的研究，从而根据研究结果制定相应的发展战略、计划以及对策等。按照企业竞争战略的完整概念，战略应是一个企业"能够做的"（组织的强项和弱项）和"可能做的"（环境的机会和威胁）之间的有机组合。

三、改革的具体过程

（一）改革前准备

（1）组织准备：院领导挂帅成立战略规划编制委员会，由两位分管副院长担纲主要执行人，编委会纳入各业务科室及行政管理部门负责人。

（2）理论准备：在开展战略规划前期，一是认真收集并研读国家相关政策，明确公立医院改革的趋势及内涵要求；二是认真学习领悟大学关于创建"双一流"的相关精神；三是广泛涉猎战略规划相关的管理理论，掌握分析工具和路径。

（3）执行准备：主动向国内外同行的先进模式进行学习，在与同行进行交流时注重总结取经，做好积累；同时向专业的咨询公司寻求方案及思路，并将之"本土化"，符合院情实际；收集各层级的卫生健康事业规划等，明确规划范式。

（二）改革措施

战略规划具有长远性、前瞻性和连续性，中心的战略管理工作在国内医院起步较早，在1990年时已有《远景规划（1990—2005年）》，初具雏形。随着中心的不断发展，管理问题也逐渐变得丰富、复杂，为更好地凝聚人心，激发发展动能，从2011年开始，中心开始系统开展十年规划、五年规划的编制工作，也在这个过程中确立了中心战略规划的框架及实施路径。

总体来说，中心的战略规划包括四个部分：现状及问题分析、总体发展战略、支撑保障及业务发展战略。作为以科研创新见长的大学附属医院，中心的战略规划主要围绕医疗服务、科学研究（学科建设）、医学教育及国际交流等方面展开。

1. 战略规划的制定及选择

（1）战略规划的历史变迁及时代特征：知所从来，思所将往，方明所去。战略规划着眼于未来，而未来的起点基于现状。在不同的历史时期，医院所面临的内外部环境不同，战略规划的侧重点也有相应差异。

十年规划（2011—2020年）时期，适逢国家新一轮医改进展如火如荼，医药卫生体制改革进一步深化，开始探索逐步取消药品加成，公立医院改革试点工作逐步铺开，大多数医院传统的靠扩张规模和增加投入来发展的道路遭遇严峻挑战。与此同时，中心历经40余年的发展，已在医疗、教学、科研等方面全方位处于国内领先地位，并具有一定的国际影响力，因此将总体战略目标确立为建设国内综合实力最强、国际一流的肿瘤学医教研基地。

"十三五"时期，是中心积极响应中山大学"建设文理医工各具特色融合发展、具有广泛国际影响的世界一流大学"战略目标，加速世界一流肿瘤中心建设，全面提升综合实力与国内外影响力的关键时期；是中心积极响应国家加快实施创新驱动发展战略，顺应时代潮流，助力肿瘤精准医学的发展，获得有效的肿瘤预防、诊治手段造福于民的关键时期。"十三五"期间，中心的发展战略目标确定为力争将中心建成为国内专科布局最全、服务规模最大、诊疗水平最高，综合实力国际一流的肿瘤中心（以下简称"三最一流"）。

"十四五"时期,中心将在初步建成"三最一流"肿瘤中心的基础上,建设世界顶尖肿瘤中心,争创世界级肿瘤医学重大创新基地、世界级国际肿瘤医学人才培养摇篮、世界性疑难肿瘤诊疗中心、国家创新药物/技术/装备的研发与转化基地。

(2)现状及问题分析:在战略规划中,对于现状的分析和问题的识别是一切工作的前提,常用到的方法有PEST分析法、SWOT分析法。不同阶段所面临的现状与问题必然存在客观差异,为便于呈现分析过程,本次以中心2011年的十年规划制定过程为例进行说明。

【Stengths-优势】

2010年学科基础:中心目前设有内科、放疗科、儿童肿瘤科、血液肿瘤科、鼻咽癌科、生物治疗科、中医科、综合科、胸科、头颈科、肝胆科、乳腺科、泌尿外科、神经外科、胃胰科、结直肠科、妇科、重症医学科、麻醉科、影像与微创介入中心、超声心电科、核医学科、内镜激光科、病理科、分子诊断科、检验科、药学部、预防医学部、临床营养科;2个研究科室:实验研究部和临床试验研究中心/国家药物临床试验机构。

优势学科和学科方向及其在国内同领域内的科学定位如下。

1)依托于华南肿瘤学重点实验室的基础研究:致力于阐明肿瘤发病机制、寻找预警早诊指标、筛选分子标志物、遴选诊治目标基因、研发生物/靶向药物等系列研究。目前鼻咽癌发病风险预测预警、鼻咽癌侵袭转移机制、鼻咽癌分子诊断及其指导下的个体化治疗等方面工作处于国际领先水平。

2)依托于临床试验研究中心/国家药物临床试验机构的抗肿瘤药物临床前研究:中心的临床试验研究中心早在1983年就被卫生部确定为我国首批抗癌新药临床评价基地,这是我国主要的抗肿瘤药物临床试验研究中心之一,也是广东省唯一的一家卫生部属抗肿瘤新药临床研究基地;目前已发展成为集Ⅰ期临床研究、临床试验管理、临床试验统计及肿瘤流行病学研究于一体的试验中心,已走在国内最前列,并逐步同国际接轨。

3)依托于华南肿瘤资源库的肿瘤信息管理:中心已经建立了一个我国最大的,集系统性、完整性、连续性、可靠性为一体的肿瘤资源和信息平台,为科研提供标准化的、高质量的肿瘤资源材料及其配套的临床资料等。

4)"3P"医学模式指导下29个临床科室开展的临床研究:中心整合各学科研究力量,在单病种首席专家制及联合会诊制的有力支持下,开展肿瘤预测、预防、个体化治疗等研究,形成了具有自我特色的学科发展方向。其中,鼻咽癌研究处于国际领先地位,淋巴瘤、肝癌、肠癌等的研究居国内前列。①鼻咽癌,鼻咽癌科是中心的传统优势学科之一,是华南肿瘤学重点实验室的主攻方向,也是"3P"医学模式最成功应用的典范。②淋巴瘤,血液肿瘤科也是中心的传统优势学科之一,是中国抗癌协会淋巴瘤专业委员会主任委员单位,也是中华医学会淋巴瘤专家组组长单位。③肝癌,是中心单病种多学科综合治疗的典范,综合治疗水平居全国前列。④肺癌,采用多学科综合治疗,追踪国际学术前沿动态,治疗、研究水平居全国前列。⑤大肠癌,结直肠科是目前国内综合治疗水平最强的科室之一，诊疗水平居全国前列。

【Weaknesses-劣势】

存在的问题和不足：虽然在过去一段时期里，中心的综合实力得到了快速提升，但是与世界一流肿瘤中心还存在较大差距，具体体现在以下几个方面。

1）空间场所：在10年内没有增长，不能与日益增长的肿瘤医疗需求相适应，同时严重限制了开设新专科、配置新设备、开展新技术以及建造新平台等一系列发展所必需的基础建设。

2）医疗服务：每年来自外省的患者比例不足10%，说明中心的优势和特色尚不突出，影响力和吸引力有待提高；广州市内综合医院肿瘤科的日渐兴起，国家医疗政策改革、逐级转诊制度的实施，将对病源的优势带来严重冲击。

3）人才队伍：人才"金字塔"有倒置倾向；作为"塔底"的年青人出国学习比例严重滞后于国内同行，发展后劲不足；作为"塔腰"的学术骨干，缺乏临床科研"双栖型"人才；作为"塔尖"的高层次领军人物，国际影响力有待进一步提高。

4）科学研究：在一定阶段内，有"功利性"和"指标性"的倾向，从而导致了所研究的科学问题与社会需求脱节，过于追求科研指标的数量，忽略了科学研究的内涵。因此，有重大社会影响的标志性成果不多，创新能力需要进一步加强。

5）国际合作与交流：目前在国际上的影响力很有限，与国外高水平大学、研究机构开展合作的广泛程度、深度有待进一步加强，合作的形式有待进一步探索；具有国际化视野的学术带头人、学术骨干不多；学术梯队力量有待进一步加强。

6）教学：改革与创新的力度还不够，研究生生源质量欠佳。

7）管理：缺乏现代化企业管理理念和制度，内部管理有待由粗放式管理转为精细化管理。

8）文化建设：目前对组织文化建设的理解有待深入，开展的文化建设活动形式还很有限，未能真正将"以患者为中心"这样一个终极目标根植于职工头脑中，变成职工自觉自愿的追求；也未能充分发挥医院对周围社区的文化影响力。

与国内同行的比较：如表1-1所示，与国内4所顶尖肿瘤专科医院（以医院A、B、C、D指代）数据相比，中心（2010年）具有以下几个特点：①在科研方面，处于领先地位。②在医疗方面，医疗资源使用效率及人均医疗负担具有优势，但门诊总量有待提升。③在人力资源方面，使用效能明显低于表现最优的肿瘤医院。

表1-1　国内各大肿瘤中心比较（2010年）

指　标			医院A	医院B	医院C	医院D	中　心
医疗	业务量	门急诊量/人次	681232	531958	286879	591985	423261
		住院量/人次	28162	35703	24528	53097	40467
		手术量/人次	17062	12929	9764	17686	15012
	每出院患者平均住院日		14.31	10.6	11.2	14.9	9.27

续　表

指　标		医院A	医院B	医院C	医院D	中　心
医疗	床位周转率/（次/床）	24.53	34.28	34.6	27.59	37.84
	病床使用率/%	94.32	97.7	105.7	111.8	100.82
	每门急诊人次收费/元	1241.6	1034.5	1367.17	524.05	1025.94
	每出院患者住院总费用/元	21143.68	27904.9	24322.64	20941.94	20871.06
	财务情况 总收入/万元	136808	166096	107000	169003	142735
	医疗收入/万元	49291	74307	40117	74463.5	62900
	药品收入/万元	77772	84956	58763	86305.64	70261
	财政拨款/万元	6442.09	6833	7077	6240.32	4776
	床位数 核定床位数	800	1198	790	1452	892
	期末开放床位数	1213	1041	709	1568	1072
人力资源	在册人员/人	1428	1797	1581	1979	1534
	在编人员/人	725	1546	990	1625	876
	人员结构 执业医师/人	336	441	338	445	370
	护理人员/人	608	532	572	860	596
	药剂人员/人	63	42	54	71	41
	医技人员/人	232	222	218	136	222
	科教人员/人	14	153	0	67	42
	其他专技人员/人	58	165	80	140	108
	管理人员/人	72	145	78	80	63
	正高职称/人	42	119	62	115	79
	副高职称/人	110	139	107	175	161
	博导/人	26	44	32	23	50
	硕导/人	52	95	31	69	98
科研	SCI收录文章/篇	140	61	64	114	140
	SCI收录文章总影响因子	463.145	235.845	173.481	355.56	524.237
	SCI收录文章单篇最高影响因子	17.793	17.793	6.829	11.355	34.284
	核心期刊/篇	160	351	157	250	0
	立项科研课题/项	87	60	62	78	111
	立项科研总经费/万元	2626.1	7109.73	4700	4360.9	3130.6

续　表

指　标		医院A	医院B	医院C	医院D	中　心
科研	NSFC国家自然科学基金/项	22	21	17	17	32
	NSFC总经费/万元	757	1408	720	468	1428
	NSFC重点/杰青/重大国际合作等/项	1	1	1	0	3
	NSFC面上/项	7	11	12	10	18
	NSFC青年/项	10	4	2	7	8
	NSFC其他项目（重大研究计划/联合资助/主任基金）/项	4	5	2	0	3
	省部级以上（含）科研奖励	教育部一等奖1项；中华医学二等奖1项；上海市科技一等奖1项	0	教育部二等奖1项	教育部二等奖1项；天津市科技进步一等奖1项；二等奖1项、三等奖2项	教育部一等奖1项；广东省一等奖1项；广东省二等奖1项
	专利授权/项	6	1	2	3	0

【Threats&Opportunities-挑战与机遇】

未来10年是中共中央国务院深化医药卫生体制改革以及实现"健康中国2020"战略的关键时期，作为国有大型公立医院，在面临宏观政策和市场经济带来的巨大冲击时，只有顺应政策倾向、面向社会需求、明晰定位职责、全面积极地投身医改，才能尽快提高自身的核心竞争力，化挑战为机遇，谋取长足的发展。

同时，未来10年是国家实施科教兴国、人才强国战略，建设创新型国家的关键10年。《国家中长期科学和技术发展规划纲要（2006—2020年）》和《国家中长期人才发展规划纲要（2010—2020年）》等均强调突出培养造就创新型科技人才、加快科技队伍建设。2011年是"985"三期工程建设开局的一年，教育部、中山大学将进一步加大科技经费投入和优化科技资源配置；2010年末，卫生部又正式启动国家级临床重点专科建设，通过评审的国家级重点专科可以获得每年五百万的财政资助。综上所述，国家及各部委、广东省以及中山大学等一系列宏观政策和战略部署的调控，将为中心的医疗服务、梯队建设、科学研究、人才培养乃至综合实力的发展带来新的机遇。

（3）战略分析及选择：如表1-2所示，根据中心10年规划SWOT分析的结果可知，随着国家的进步和人民生活水平的提高，医疗需求还存在比较大的缺口，行业发展潜力巨大，总体上中心采用扩张型的发展战略，着力提升服务能力，拓展诊疗与学术影响力。

表1-2　中心10年规划SWOT关健因素矩阵

W1.项目	W2.优势（Strengths）	W3.劣势（Weakness）	W4.机会（Opportunities）	W5.威胁（Threats）
W6.人才	W7.人才队伍	W8.青年人才后劲不足 W9.出国比例低	W10.国家、各部委、中山大学一系列人才引进的政策	W11.人才的竞争
W12.医疗	W13.病床周转等效率指标国内领先 W14.人均医疗负担水平较高 W15.亚专科齐全 W16.放疗、内科、外科发展较为均衡	W17.规模偏小、业务用房紧张、就医环境窘迫 W18.门诊量不高 W19.外省患者比例略低 W20.仅在鼻咽癌诊治方面处于国内领先	W21.肿瘤发病率上升 W22.国际化步伐加快，国际影响力与日俱增 W23.经济实力增强，国家在医药卫生、科技、教育领域投入大幅增加 W24.独特的区域优势：鼻咽癌、肝癌高发区	W25.其他大学附属医院相继建立肿瘤科，加剧了行业的竞争 W26.新医疗改革强调基本医疗保障，而非高水平专科服务 W27.国际优质医疗资源抢滩国内市场
W28.教学	W29.具有部属高校附属医院肿瘤专科医院优质的教学资源 W30.具有德才兼备的师资队伍 W31.具有规范的针对不同层面教学培训对象而制订的教学大纲与培训方案	W32.研究生招生规模偏小，特别是硕士研究生规模 W33.研究生生源欠佳，本科来源于211、985高校的比例较低 W34.因专科医院的局限，临床型研究生及低年资住院医师"三基""三严"及急救能力的训练欠缺	W35.国际交流合作日益频繁，与国外知名医疗科研机构联合培养研究生带来了机遇 W36.国家探索专科医师培训制度的改革	W37.大型综合医院对临床应用型人才三基三严及急救能力的系统培训而产生的成效
W38.科研	W39.SCI论文发表总数和总影响因子 W40.获得国家基金的资助在行业内领先 W41.鼻咽癌防治研究处于国际领先 W42.国家重点实验室平台和临床药物研究基地基础扎实	W43.缺乏其他像鼻咽癌一样有影响力的癌种 W44.临床与基础的结合欠缺深度 W45.缺乏有社会影响力的大成果	W46.科教兴国的大背景，科技投入加大 W47.转化医学研究的契机 W48.国家对临床研究的投入加大	W49.其他医院和院校发展速度带来压力和挑战 W50.偏重数量指标的研究布局，影响可持续发展能力

　　同时，得益于地理位置、大学附属以及院所合一等独特的优势，加上自建院以来就重视科研的优良传统，中心确定了科教兴院的竞争型发展战略，力图充分发挥自己的科研优势，以科研创新带动医疗、教学等方面的全方位领先。

　　在实际中，战略的选择往往是一个综合的结果，以期尽可能充分发挥优势，补足短板，赢得机遇同时规避风险，下面将对战略方案进行详解。

　　（4）确定发展战略：中心将本时期的发展战略从人才队伍建设、医疗业务、医学教育、科学研究和国际合作与交流五个方面进行了具体目标的确定。

1）人才队伍建设：加大投入、增加总量、提升素质、优化结构，形成可持续发展结构体系。①总量稳步增加，超越医疗规模的增长，将人才资源占中心人力资源的比重由12.9%提高到20%。②素质全面提升，适应创新团队需求。不仅要严把进人质量关，在后续队伍上下功夫，还要努力提高现有队伍的专业水平和创新能力。③结构逐步优化，形成"金字塔"梯队。打造一支具有自主创新意识和能力、年龄梯度和学历结构合理、具有朝气蓬勃的精神状态、可持续发展的人才队伍。④树立多样化的人才观念，做到人尽其才。人才培养要"以人为本"，对不同系列的人才建立不同的培养体系，以促进人的全面发展和适应社会需求作为衡量人才的根本标准。⑤人事制度创新，提升人才使用效能。人才资本投入比例升高，人均人力资本增加，大胆破除一切制约人才成长和发挥作用的思想观念障碍和体制机制障碍。

2）医疗业务：从品牌地位向标杆地位转变，凸显高校附属大型公立医院的职能。

适应社会需求发展，提供多元化的优质服务：在未来10年中，中心将通过扩大医疗用房、填补空白专科、引进新设备、开创新技术，最大限度地满足各类肿瘤患者的医疗需求，总体规模上拟收治全国3%的新发肿瘤病例（约6.6万）；通过改善就医环境、优化就诊流程、提倡人文精神，建构和谐的医患关系；通过深化临床路径管理、单病种诊疗规范、多学科联合会诊等多项措施，为患者提供规范化的医疗服务，成为肿瘤疑难病例诊治及救援中心。

面向政策导向，承担多元化的社会职责：中心将通过科学研究，产出并推广科研成果，成为肿瘤治疗新技术研发及推广中心、临床诊治规范制定及示范中心，指导基层医院的规范化医疗行为，使无限多的患者受益；积极配合政府，制定行业标准，有效地防止或减少医疗资源的浪费，真正起到高校附属大型公立医院的标杆示范作用，间接地产生社会效益和经济效益；促进成果产业化，成为产学研有机结合的典范，让更多的患者享受到中心的科研成果；通过完善本科生、研究生、进修生、住院/专科医师的教学模式，为社会输送不同层次的肿瘤学人才，成为专业/实用型人才培训及输送中心，使服务范围扩大。

3）医学教育：成为具有人文精神的培养肿瘤学高层次专业人才的摇篮。

名师培养和团队建设相结合的师资队伍建设：继续建设并完善师资队伍，把优秀教育团队和名师培养建设结合起来，激发老中青不同层次教师的工作积极性，依托于科学研究，最终建立一支创新型教师团队。

"软硬"兼施育英才：①创造良好的学习条件，通过医院的基础设施建设和科研平台建设，为学生掌握新技术提供硬件保障。②营造具有医学人文精神和注重科学精神的学习氛围。③完善从提高生源质量到保障教学质量等一系列制度。④重视教材建设，不断更新教材内容。

以能否满足大力服务社会发展作为评价指标：①举办国家级继续医学教育项目达200项次以上，最大限度地传播新知识、新理论、新技术、新方法。②通过大力培养硕士研究生、博士研究生以及肿瘤专科医师，为社会输送高层次的专门人才；若干年后20～30名学生成为所在地区的学术带头人。③培养覆盖全国的进修生250名，其中50%源于三甲医院，50%源于外省，若干年后30～50名学员成为所在单位的业务骨干。④继续担任国家级规划教材主编单位，为本科生、研究生理论教学提供蓝本。

4）科学研究：构建科研基地、抓准研究方向、实现科学研究重大成果的突破。

构建科研基地：依托于华南肿瘤学国家重点实验室的框架，加大基础研究平台的建设力度，建立国际一流的统计遗传学研究平台，健全分子病毒学研究平台、环境基因组学研究平台、肿瘤分子分期研究平台、生物治疗平台、中西医结合治疗平台及基于分子机制的肿瘤新靶点药物研究平台；依托于华南肿瘤资源库，着手建设转化医学研究平台，顺应国际发展趋势和社会发展需求，充分发挥中心临床与基础密切结合的特色，广泛开展转化医学研究，推动基础研究成果的临床应用；依托于临床试验研究中心/国家药物临床试验机构，做强做大临床研究平台，积极构建国际性临床研究、临床前研究的开放式交流平台建设。以基础、转化、临床、创新技术四大研究平台为支撑，构建国际一流的肿瘤学科研基地，为开展高水平科学研究、产出重大科研成果、培养一流专业人才提供有力保障。

抓准研究方向：基础研究以回答重大科学问题为目的，围绕肿瘤的发病机制与预警、早期诊断、分子分期、生物治疗与靶向治疗等核心问题开展研究；转化研究以推进基础研究成果进入临床为目的，依托肿瘤资源库，充分利用"院所合一"的优势开展研究；临床则以解决问题为主线，依托临床试验研究中心开展个体化治疗、医疗技术创新等高水平研究。

催生对目前肿瘤诊治模式产生重大影响的标志性成果：拟在现有工作基础上，鉴定出一个或多个鼻咽癌易感基因；研制出准确性高的鼻咽癌早诊试剂盒；制定出新诊疗模式下的鼻咽癌TNM临床分期；开发出具有自主知识产权和应用前景的先导化合物或药物候选物，创制出2～5种国家Ⅰ或Ⅱ类新药并进入临床试验；争取在国际顶级杂志 Cell、Nature、New England Journal of Medicine 及 The Lancet 等发表文章3～5篇，每年影响因子10分以上杂志发表文章5～10篇；争取获国家级基金项目300项以上，科研经费总量突破2亿元；承担国家重点基础研究发展计划（973计划）2～5项（首席）、国家高技术研究发展计划（863计划）重点专项2～5项（主持）、863计划课题20～30项、国家自然科学基金重点项目10～20项；获国家级科技奖5～10项。

5）国际合作与交流：与国际一流大学及肿瘤中心开展形式多样的实质性合作，打造具有国际影响力的学术交流平台。

广泛交流与强强合作相结合：本着开展高水平、高层次和实质性的国内外学术交流与合作的原则，中心将进一步加快开放步伐，拓宽对外交流渠道，推动与海外高水平大学以及世界排名前十位肿瘤中心的强强合作和强项合作，与国际一流的大学和研究机构及一流科学家建立稳定的战略合作伙伴关系。通过学术交流、学者交流、国际研讨、人才交流培养以及项目水平的合作等多种形式，努力实现教育、科研及临床项目的国际化。进一步优化科研环境及创新机制，建设具有国际视野的人才队伍，成为具有国际水平的肿瘤学科教研基地，并在基础研究和临床应用方面取得丰硕的成果。

推进学术园地的国际化建设：中心主办的 *Chinese Journal of Cancer*，是中国抗癌协会和美中抗癌协会系列杂志之一，中心的目标是通过不断提高该杂志的国际化水平，促使其在近年内成为SCI收录期刊。具体措施包括加强国际合作与交流，建立国际化作者群，让更多的国内外学者了解并主动在此期刊上发表论文；从源头上把好质量关，在选稿机制上，按国际惯例，实行"责任编委制"；建立多个国家和地区专家组成的国际性编委会，并不断提高其国际化的程度。

打造有国际影响力的学术交流平台：中心将秉持开放化、发展化、国际化的理念，通过周期性主办有国际影响力的大型双多边国际会议，如四年一度的广州国际肿瘤学大会、两年一度的中瑞生命科学论坛与肿瘤学会议等，打造具有国际影响力的肿瘤学术交流平台。创造机会与行业领域内国际知名专家开展学术交流，了解肿瘤学研究的最新进展和把握学科发展的大方向；开阔视野，发现差距，增强学科队伍的竞争意识和忧患意识；通过深入交流，寻找共同的兴趣点，实现资源互补，寻求国际合作的新机遇；同时，通过高水平的对话，宣传和推广中心的研究成果，提高中心的国际影响力。

开展多种形式、实质性的国际合作：在肿瘤发病机制、靶向药物以及转化医学研究等多方面开展项目水平的合作研究；以合作培养博士研究生作为纽带，结合中心骨干团队的力量，同时进一步凝聚、引进和培养国际一流肿瘤学研究人才。在基地建设方面，将已有的合作实验室建成一个设备先进、技术平台完整、汇聚一批国际上有相当影响力的学术带头人的研究基地。在研究平台建设方面，通过与国际知名团队的合作，建立健全一系列国际一流的研究平台，如分子病毒学研究平台、环境基因组学研究平台、肿瘤分子分期研究平台、基于分子机制的肿瘤新靶点药物以及统计遗传学等平台。

拓展渠道，加大力度引进高水平的外籍医教研专家：坚持自主培养与引进海外人才并举，瞄准世界水平的科学家、科技领军人才，根据学科发展需要制订人才引进政策措施；完善分配、激励、保障制度，建立健全与工作业绩紧密联系、充分体现人才价值、有利于激发人才活力和维护人才合法权益的激励保障机制，大力吸引海外高层次人才和急需的专门人才；建立以学术和创新绩效为主导的资源配置和学术发展模式，改进科技评价和奖励方式，完善以创新和质量为导向的科研评价办法，对高水平引进创新团队给予长期稳定支持；积极争取国家层面的"千人计划"、广东省层面的引进创新团队和领军人才项目，建立建设海外高层次人才创新创业基地。

2. 支撑条件保障

为了更好地让组织的战略目标落地、实施，需要一系列有形的（建筑、设备等硬件）、无形的（管理架构、管理方法等）支撑保障条件。

（1）调整组织架构：组织架构，即组织结构（organizational structure），是组织在职、责、权方面的动态结构体系，其本质是为实现组织战略目标而采取的一种分工协作体系，组织架构必须随着组织的重大战略调整而调整。

为了更好地适应医院发展的需要，中心从以下几个方面进行了探索。

1）梳理治理框架：制作集团运营的全部机构设置地图，明确管理路径和审批流程，对于职能交叉的部门尽量予以撤并，减少管理层级；梳理跨科（处）室的工作委员会和项目小组，专项事务完成后立即予以撤销，不留机构不留人。

2）重新明确核心机构的功能定位：依据效率原则、平衡原则、简化与明晰原则来明确对医院集团治理的核心机构（如董事会、监事会等重要治理机构）的权限、人员组成、决策机制等。

3）培养储备干部：有计划地加大对储备干部的培养力度，将更多具有国际视野的年轻人才吸引到医院建设及管理体系中，推动国际一流的肿瘤学医教研基地建设。

（2）创新管理体制

1）加强党建思政工作：加强党建及思想政治工作，保持共产党员的先进性，使党员成为思想解放、锐意进取、改革创新的推进者；充分发挥中心党组织的先锋堡垒作用，凝聚人心、营造和谐、促进发展，为中心未来的建设与发展提供强有力的思想政治保障。

2）内部激励：要拥有持续不断的创新动力，就必须有丰富的创造力源泉，而创造力源泉来自中心庞大的员工团体。为了激发员工对于体制创新和理念革新的热情，必须要有配套措施鼓励员工乐于、敢于、踊跃地说出自己的意见和建议。例如，设立"金点子"奖，每半年或每年评选一次，对收到实效的办法或流程的改进进行奖励；借助于品管圈，或以科室为单位，每季度召集"头脑风暴"会议，通过脑力激荡法来实现员工之间的思想碰撞，激发灿烂的思想火花；发现并培养具有创造力的员工，创造条件让其外出参观学习、参加同行会议，通过其卓越的学习能力和自我升华的能力把先进的理念和好的做法移植到中心，为中心所用，甚至用得更好。

3）借助外脑：在某些具体项目如申请国际医疗卫生机构认证联合委员会（joint commission international，JCI）认证中引进国际性的咨询公司或者行业知名的咨询专家，借助其丰富的实战经验、规范化的项目管理模式及宝贵的国内外行业资源，助力中心培养具有国际视野、熟悉国际惯例的管理人才；借助咨询公司及专家的桥梁作用，建立起与国外咨询机构或一流医院的良好关系，就医疗业务发展新趋势、医院管理新思路、医院资质认证新方向等保持常态和畅顺的沟通，力争将中心的管理视野和管理水平始终保持与国际一流水平同步。

（3）人力资源战略

1）促进人员队伍结构优化：拓展渠道，不断完善应届高校毕业生、社会成熟人才和海内外高层次人才"三位一体"的人才引进机制，建立基于职位设计与岗位要求的人员甄选机制，探索建立紧缺学科的人才预警机制。

2）构建基于职位设计与岗位要求的员工培训体系，拓展全方位的职业生涯发展途径。

3）建立基于职位设计与岗位要求的分类考核评价体系：①基于专业技术、管理、工勤技能不同系列不同岗位要求，建立和完善各类员工的素质评价标准。②探索运用ISO9001质量管理体系标准和JCI标准建立科学有效的绩效考核体系。

4）完善薪酬制度，构建基于岗位评价与绩效考核的多元化人才激励机制：①积极完善薪酬分配制度，建立基于岗位评价结果的岗位薪酬分配制度、基于绩效考评结果的绩效薪酬分配制度、基于特殊性质岗位的补偿性薪酬分配制度，兼顾公平与效率。②根据中心的中短期发展战略，阶段性地实施差异化薪酬分配策略及荣誉奖励政策。③进一步加大对优秀人才的激励力度，尝试开展领军人才及学科带头人、科室负责人的年薪制计划。

5）建立以医院文化为导向的人力资源管理体系：注重员工的个人价值实现与中心发展步伐的一致性，使人力资源充实与中心发展呈现一种双向互动的关系，实现员工进步与中心发展的"双赢"。

（4）配套的业务发展战略：各科室根据医院层面的战略规划，分解任务，制订科室层面的战略发展目标及规划。遵循总体的架构，分别从医疗、人才队伍、科研和教学、对外交流等方面依次按年度明确目标、任务，以科室综合目标管理责任书的形式正式确定，由科主任签署，年末时进行考核评分并与科主任评优、科室绩效奖励挂钩。

（5）支撑保障：为确保总体战略的顺利、高效实施，中心在经济运营、后勤基建和信息迭代等方面迅速开展了一系列部署。

首先是基于中心未来五年、十年的发展趋势，对服务量、次均费用、人力成本等进行了科学测算，对大型投资及支出做了初步计划，明晰了精细化运营管理的基线，对中心合理控制成本，保障人员待遇、风险预警和控制起到了至关重要的作用。

其次是发展空间的扩容和设备购置及管理。为了解决发展空间受限的问题，中心计划启动西大楼的建设并作出完备的设计方案和施工进度方案，并对其他合并的院区一并进行了统筹，对于未来五年、十年的中心发展空间及建设预算做了初步估计，为医疗和科研业务的深化开展奠定了基础。有了空间、人力方面的支撑，医院各项业务的开展还离不开设备，结合医疗、科研和教学发展的需要，中心对设备采购进行了规划，并开展设备效益分析来深化设备资产管理、提升使用效率。

此外，随着信息化潮流的快速席卷，中心极具前瞻性地开展了信息工程的建设，以电子病历为基础，搭建起了医疗信息共享和业务协作平台的高度集成化系统生态，实现了异地院区的信息同步性、同质性。中心还高度重视安全防护体系的建设，打造"事前防范、事中控制、事后审计"安全防护体系。

3. 战略实施及反馈

战略规划是蓝图，是行动表，还需要经过实践的检验并适时改进。除了五年、十年等中长期规划，中心每年在2月或3月例行召开年度工作会议，会在本年度发展规划的侧重点上择选主题，展开充分的研讨。一是充分借助全院年度工作会议的平台对未来某一时期医院的发展目标、重点任务和关键要素进行系统、深入的传达，使全院职工更好地统一思想，明确动线；二是根据外部政策及会议精神等的要求，在确定全院总体战略目标后，各个业务科室据此制订本科室的年度规划，同时职能部门将本年度的发展重点融合在综合目标管理责任书中，以具体的指标确定下来，请科室负责人签署，到年末时进行评分评优；三是在年度工作会议上进行总结表彰，对过去一段时间内为医院发展作出贡献的群体和个人授予荣誉，振奋人心。

除了年度性的回顾总结，保持战略规划不走偏、有效落实的一大利器是半年、年度重点工作的清单式管理。当明确了医院层面发展战略后依据职能进行分工，明确牵头部门与权责，分别于年中、年末进行工作进度汇报，集中了解各项工作进展及面临的困难等，有针对性地进行改进与支持，确保中心各项事业在正确的方向上大步迈进。

在综合目标管理责任书的制定方面也牢牢把握与时俱进的特点，进行动态调整。综合目标管理工作小组每年会系统地向相关职能部门征求本年度指标的修订意见，以确保责任目标与最新的政策和医院发展需求同频。

（三）取得的效果

1. 医院定位更加明晰，核心竞争力和综合实力稳步提升

中心坚持以患者为中心，积极响应国家医改政策，抢占肿瘤诊治技术制高点，医院的学科地位、综合实力和国际影响力均为全国领先。在复旦排行榜专科声誉度长期蝉联前三，2022年度跃升1位居全国第二；在三级公立医院绩效考核中稳居第一方阵，最新排名位居肿瘤专科医院第三，获评A等级；医院科技量值排名稳居全国专科前二。

鼻咽癌、结直肠癌、肝癌诊疗水平为国际领先，医疗服务规模与效率在全国肿瘤专科医院中为最高；坚持"三个面向"，推进"三大建设"，获批建设省部共建肿瘤医学协同创新中心、国家癌症区域医疗中心，国家级科研平台更趋完善；人才引育成效显著，形成了院士-南粤百杰/长江学者/国家杰青/万人领军/-国家优青/青年拔尖/青年长江/海外高层次人才-中大百人的高层次人才梯队；科研成果实现了四大顶级医学期刊全覆盖，多项成果被国际临床指南采纳，中心已建设成为全球最大的癌症中心之一。中心集国家重点学科（肿瘤学）、国家重点实验室（华南肿瘤学国家重点实验室）、国家新药（抗肿瘤药物）临床试验研究中心、国家临床重点专科为一体，是国家级肿瘤学医教研防基地。

2. 服务能力不断提升、服务品质优势显著，社会效益持续递增

一是面向医学科技前沿，抢占肿瘤临床诊治技术制高点。在中心的战略规划中创新一直被放在首位，经过多年深耕，中心已形成一批服务国家重大需求和民生的代表性医学创新技术。例如，机器人微创外科技术水平达到国内顶尖；机器人单机手术量居全国肿瘤专科医院第一，能有效减轻患者痛苦，极大改善预后；积极参与研发、具有完全自主知识产权的国产机器人系统，助力解决"卡脖子"技术问题。中心还大力开发AI辅助诊疗的潜力，目前已广泛使用并推广AI辅助上消化道肿瘤筛查、AI辅助设计放疗方案等，明显改善治疗效果并推广至多家医院使用，产生了良好的社会效应。

二是诊疗规模不断扩大，诊疗水平持续提升。近年来多院区格局初步形成，医疗空间分布更为科学、充裕，有效提升了诊疗服务能力，门急诊服务量同比增长稳定在合理水平，住院患者构成中外省份比例持续提升。中心还推动就医流程再造，持续改善患者就医流程和体验；不断提升智慧医院建设水准，为患者提供更高水平的智慧服务，将预约、挂号、报告查看等流程不断整合优化，缩减线下排队时长，开通云诊室并配套做好药品极速达、诊疗预约等服务，2022年"云诊室"线上看诊的患者超过14.9万人次，极大方便患者的求医问药。

三是充分发挥引领示范作用，推动区域内肿瘤诊疗同质化。中心于2017年9月牵头

组建泛中南地区肿瘤专科（单病种）联盟，至今已由成立之初的13个省级行政区共计56家医疗机构，拓展到15个省级行政区共计74家医疗机构，在肿瘤的筛、诊、治及护理等方面开展广泛交流。中心作为国家区域医疗中心输出单位已与甘肃省肿瘤医院逐步开展共建工作，目前已派驻专家团队开展医疗技术、管理理念等的全方位交流，助力国家优质医疗资源扩容的战略部署，满足广大人民对优质医疗服务的需求。

3. 改革经验丰富，品牌效应突出，业内影响力持续提升

中心被遴选为广东省建立健全现代医院管理制度的试点医院、广东省公立医院改革与高质量发展示范医院，紧密围绕公立医院公益性发展导向和高质量发展内涵要求，开展了一系列制度创新与实践改革。其中主诊教授负责制、综合目标管理制度等特色做法吸引众多同行前来交流学习；同心、幸福、奋斗文化已形成品牌效应，一是员工的满意度常年居高，二是在丁香园麦肯锡"医疗机构最佳雇主"榜中，中心连续7年折桂；中心特色的绩效改革方案享誉业界并编著为专著；信息建设、后勤管理、财务管理等多个项目斩获医院管理奖项。

四、经验与启示

战略规划是立足当下、面向未来的一种设计部署，是运用当下的认知，对未来的方向进行设想，对自身的发展进行定位与谋划，要求既要宏大全面，又要具备可实现性，还要在实施过程中绵绵用力、久久为功，不仅仅是"取乎其上，得乎其中；取乎其中，得乎其下；取乎其下，则无所得矣"的目标定位。战略规划可以说是难度最大也是最具意义，同时风险最高的一种行为，在商业界和医疗界不乏有许多不怎么成功甚至失败的例子。幸运的是，从《2011—2020十年规划》到《"十三五"规划》再到《"十四五"规划》，中心一直沿着规划的路线不断向前快速发展，持续保持强项、补齐短板，在与国际国内同行的合作与良性竞争中实现弯道超车，朝着高质量内涵式发展的道路不断迈进。

（一）中心战略规划成功的原因

1. 时代造就与党和政府的关心关怀

近年来，癌症成为威胁人类健康的第一杀手，癌症防控上升为国家战略，党和政府在癌症防治领域投入大量的资源。在各级部门的关心关怀下，中心陆续获批国家临床重点专科胸外科、肿瘤科、放射治疗科建设单位，并获批委省共建国家区域医疗中心建设单位、首批国家区域医疗中心输出医院、国家疑难病症诊治能力提供工程项目医院、广东国际肿瘤医学中心、广东省高水平医院等。中心不断增强使命感与紧迫感，加快推进癌症治疗新模式和新技术的攻坚和推广，在接续奋斗中顺利实现并超越规划目标。

2. 规划制定中的党政同心、充分酝酿

中心的每一轮规划制定，都要进行约一年的时间，从院级和科室两个层面开展工作，吸收借鉴同行的优秀做法，严谨搭建规划框架，客观深入进行SWOT分析；医院党委会和院长办公会多轮审议，职工代表大会审议，再到报告上级部门审议，从多维度充分酝酿、充分结合国家政策要求予以完善；并将成稿文件在院内进行广泛推广与宣传，

做到既是领航的旗帜，又是具体干事创业的路线图。中心的历次战略规划都在中山大学收获广泛赞誉，一份优秀的规划不一定会获得实际成功，但能够更接近成功。同时，正是在党政领航和民主治院的良好氛围中，十余年来，虽然历经两任党政班子，但规划从未过时，方向从未改变。

3. 规划实施中的锐意进取、求真务实

中心落实相关配套措施，出台主诊教授负责制、绩效改革制度等，从文化熏陶和综合目标奖惩等方面引导全体职工苦干、实干，院领导班子和科室负责人带头，形成竞相绽放、比拼赶超的局面，推动医教研防管全面发展。

4. 定期复盘、动态调整，让核心竞争力永驻

中心根据政策导向和医院年度目标完成情况，适时调整战略规划的年度工作任务，并在下一轮规划中进行完善；根据实际情况，设置年度重点工作主要方向，聚焦学科建设、人才引育、科技创新、医疗服务等核心关键环节，分年度聚焦发力。在此期间，中心按照国家政策完成取消药品和耗材加成；2019年以来，根据国家三级公立医院绩效考核的导向，不断优化发展方向；新冠疫情期间，适当放缓发展脚步，更加注重抗疫抗癌两不误，通过线上交流等方式，参与国际癌症防控领域学术活动，确保始终紧跟前沿。虽然政策在优化、外部环境在变，但中心的战略规划大方向不变，不断在动态平衡中探索前进。

（二）中心在支撑保障方面的经验

1. 与时俱进，科学合理的制度建设

（1）综合目标管理制度：经过十余年的探索，中心已建立起横向覆盖全中心医疗、教学、科研、管理活动，纵向覆盖所有科（处）室、医疗小组、课题组乃至个人的客观、合理、实用的目标体系。中心将宏观政策与医院发展导向融入目标体系中，根据各科室特点制订相应指标，做到"一科一策"因势利导，并以年度为单位签订。

（2）主诊教授负责制：中心是国内较早开始探索主诊教授负责制的医院，针对肿瘤学科特点，参考国内外有关学科评价指标，不断完善肿瘤单病种管理体系，进一步优化单病种各类考核指标，建立肿瘤单病种综合评价体系，对照体系明确各单病种在国内外所处的地位，确立特色病种（国内先进）、优势病种（国际先进）、强势病种（国内领先）；逐步淡化现行的科室行政管理，破除行政壁垒，过渡到以肿瘤单病种为中心，整合资源（人、财、物、场地），逐步建立真正意义上的单病种中心。

（3）绩效薪酬制度改革：2012年，中心开启了第一次绩效改革，建立以资源为基础的相对价值比率（RBRVS）、时间单价法、关键绩效指标（KPI）法等多种绩效考核方法为一体的绩效考核体制。2018年至今，中心开启了第二次绩效改革，根据医疗、护理、医技、研究和管理5个系列的不同工作特性，在以RBRVS理念、核心工作量考核为核心的基础上，对绩效体系进行分析和考核指标重构。

中心针对以往绩效考核中暴露出来的问题针对性解决，形成了"六同六不同"方案，提出包含综合系数、绩效岗位、考核办法三个基本要素的三维核心工作绩效模型。改进后的工作绩效由三部分组成：一是综合体现工作量、工作难度的核心工作绩效；二是体现工作质量的质控绩效；三是针对某些特定考核对象的其他专项绩效。以此来解决"同量不同岗、同岗不同量、同量不同科、同科不同量、同科不同级、同级不同科"的问题。

2. 同心、幸福、奋斗文化

（1）中心始终坚持党建引领，加强文化建设：文化犹如一面旗帜，只有旗帜鲜明，才能汇聚人心，形成推动发展的合力。

（2）中心的建设始终与国家医疗卫生事业发展同心同向：中心围绕健康中国战略、创新驱动发展战略等重大战略需求，积极推进癌症早诊早治工作，集中力量开展关键核心技术攻关，探索临床肿瘤诊疗新方法以建设高水平研究型医院，为湾区新时代发展贡献力量。

（3）中心的发展始终依靠全体员工凝心聚力同向同行：中心的每一个五年发展计划，都由领导班子召集全院中层骨干一起研讨制订，全院上下共同描绘中心的发展愿景，明确医、教、研、防、管各方面的具体发展目标与战略。每个科室结合中心总体发展战略，制订专科发展中长期规划，并将中长期规划分解为年度目标，由科室负责人签订目标责任书，将蓝图转化为脚踏实地的"路线图"，使科室建设与中心发展深度融合，实现全员同心同向同行。

（4）员工与患者同心，人民至上是医院办院的根本宗旨。为此，中心构建多院区发展格局，完成黄埔院区建设并保障同质化运营；推进电子病历、智慧服务、智慧管理"三位一体"智慧医院建设，不断优化诊疗环境、就医流程，为患者提供优质服务；发挥5G医疗与智慧医疗优势，开展远程会诊，带动基层提高诊疗技术水平；以三级公立医院绩效考核为导向，以门诊、住院次均费用及药物、耗材使用占比等指标为抓手，对每个科室进行考核，要求采取措施降低这些指标，不断提升患者体验。

3. 科学坚实的支撑保障

（1）专业温暖的后勤服务：中心坚持打造"指尖上的后勤服务"，构建"一站式"后勤服务中心，建立以各类后勤综合管理平台为载体的后勤业务数据中心，处理、分析、统计各后勤职能部门的管理数据，规范后勤的服务流程，全面提升医院后勤集约化、精准化管理水平。

（2）互联互通的信息化系统：中心初步建成以虚拟化为核心的硬件支撑平台、以集成平台为基础的应用架构、以电子病历为核心的临床应用体系、以手机APP为核心的互联网医院体系、以医院资源规划（hospital resource planning，HRP）为核心的运营管理平台和大数据科研服务平台，从流程无纸化、业务智能化、管理精益化、服务人性化等多方面支撑医院业务快速发展。

（3）高效科学的财务运营：财务运营是医院战略规划得以实施的前提，在现代医院管理范式下，财务运营需逐步走向精细化、科学化才能更好地为医院发展提供支撑，因此中心不断探索加强预算管理，完善内控机制，推行会计档案信息化管理，形成了一系列好的做法及经验，多次荣获国家卫生健康委年度预决算评比奖项。

案例点评

公立医院战略管理的重要性日益凸显，该案例通过中山大学肿瘤防治中心开展战略规划编制的背景以及规划编制和实施与评价工作的总结，剖析了医院战略管理的基本步骤和主要内容。中山大学肿瘤防治中心在明确自身功能定位、识别分析发展现状及面临问题的基础上，制订总体发展战略、业务发展战略、支撑保障的战略规划，通过战略规划的制订及选择、支撑条件保障、战略实施及反馈几个步骤开展战略管理，取得了满意的社会效益和经济效益，中心的综合实力显著提升，促进了中心在与国际国内同行的合作与良性竞争中实现弯道超车，朝着高质量内涵式发展的道路不断迈进。该案例是一个医院战略管理的非常典型的成功案例，对我国医院战略管理具有借鉴和推广价值。

思考题

1．结合中山大学肿瘤防治中心的实践，你认为大型公立医院在进行战略管理时需要重点把握的关键环节及关键因素有哪些？

2．你认为上级管理部门在医院战略规划中应该扮演怎样的角色？为什么？

3．对于医院战略管理，你还有哪些进一步优化的思考与建议？

教学指导

一、课前准备

1. 确定案例主题，收集案例资料，明确本案例教学的具体目的。

2. 制订详细的教学计划：案例讲解＋分组讨论＋师生互动＋总结交流。

3. 资料阅读：把案例正文文稿及与案例相关的背景资料一同发放给学生，要求学生仔细阅读案例内容，了解我国公立医院战略管理的相关背景及历程。

4. PPT准备。

5. 学生分组准备，可将学生分为若干个不同小组，在课前收集其他领域或医院的战略管理案例，在课堂上与中山大学肿瘤防治中心的案例进行对比分析，深化学习。

二、适用对象

本案例是为进行医院管理相关课程学习的学生以及从事这方面工作的人员设置的，也可作为"医院战略管理"课程的教学案例，对医院管理学术型硕士研究生也适用。另外，本案例还可以用于引导和激发在校的公共管理本科专业学生对医院战略管理、系统治理等方面的兴趣。

三、教学目的

通过本案例的学习，使学生明晰战略管理的基本概念、战略管理的基本流程以及常用的科学方法；通过案例的讲述进一步使学生深化理解医院开展战略管理的重要性，识别战略管理过程中的关键点，以及从中山大学肿瘤防治中心的实践中得到一些具体经验的启示。

具体教学目的如下：

1. 使学生了解战略管理的相关理论。

2. 通过阅读案例、讨论分析与交流，让学生理解和把握医院战略的制订、执行、反馈与完善等系统性的流程，同时思考公立医院实施战略管理的必要性与关键点。

3. 通过互动交流与讨论，让学生分析推广/提升医院战略管理（水平）可能存在的问题和难点，以及可操作的改进措施。

4. 提高学生对现实问题的分析能力、决策能力、协调能力、表达能力和解决问题的能力。

四、教学要点

企业的战略规划和管理案例已经较为丰富，但是公立医院作为一个特殊的服务供给方和市场主体，它的战略管理多自发进行，各医院开展此项工作的进程不一。

教学要点如下：

1. 通过对案例的剖析启发学生思考：医院在何种情况下需要进行战略管理？需要做好哪些方面的准备？通过生动具体的案例描述使学生明晰战略管理的基本步骤和常用的方法。

2. 让学生带着问题来学习，提高学习兴趣，通过自主学习寻找答案。在案例讲解前，提出问题：中山大学肿瘤防治中心开展战略管理的契机是什么？这种战略管理的路径有何借鉴意义？战略管理与宏观政策的协同性以及政府在其中应该扮演什么角色？

3．让学生进行情景还原，针对医院面临的形势进行分析并提出改进建议，模拟制订和选择战略的过程，并进行汇报交流。

4．总结点评学生的观点。教师在学生交流结束时，对学生讨论的观点进行评析，指出各自的优缺点，分析案例存在的重点难点，对学生讨论中存在的问题进行针对性点拨；在总结时，指导学生从不同的角度用不同的方法来解决案例中的问题。

（何　韵　张　黎　陶红兵）

案例2 党建引领促进公立医院现代化治理新实践

　　近年来，党建工作日益在公立医院现代化治理中发挥着重要的引领和推动作用。华中科技大学同济医学院附属协和医院作为国家卫生健康委直属（管）的综合性公立医院，坚持将医院党建工作与业务工作紧密融合，坚持以现代化管理模式完善内部治理机制，努力为人民群众提供优质便捷的医疗服务，精心打造"人民满意的医院"。本文结合华中科技大学同济医学院附属协和医院党建工作案例，为广大医院党建工作者提供了切实可供参考的经验和启示。

案例详情

　　为深入贯彻习近平新时代中国特色社会主义思想，2018年6月中共中央办公厅印发《关于加强公立医院党的建设工作的意见》，指出要按照新时代党的建设总要求，以党章为遵循，对加强公立医院党的建设提出系统要求，作出全面部署，从顶层设计层面提供制度保障，这是全面从严治党在卫生健康领域贯彻落实的具体表现。2021年5月国务院办公厅印发《关于推动公立医院高质量发展的意见》，勾勒公立医院高质量发展路径的同时，明确指出必须坚持和加强党对公立医院的全面领导，全面执行和落实党委领导下的院长负责制，这是坚持以人民为中心、确保医院公益性的根本保证，也是健全现代医院管理制度的重要保障。下面以华中科技大学同济医学院附属协和医院为例进行详细介绍。

一、医院概况

　　华中科技大学同济医学院附属协和医院（又称武汉协和医院）是国家卫生健康委直属（管）的综合性公立医院、"双一流"高校附属医院（华中科技大学同济医学院第一临床学院）、国家首批三级甲等医院、全国百佳医院，由主院区、肿瘤中心、西院区和金银湖院区组成，共有编制床位6000张，设49个临床和医技科室。其中，血液科、心血管内科、普通外科、泌尿外科、麻醉科等10个学科为国家重点（培育）学科；心脏大血管外科、整形科、骨科、妇产科、消化内科、内分泌科、胸外科等25个科室入选国家临床重点专科建设项目。医院共有省级质控中心挂靠专科15个。临床医学进入基本科学指标数据库（ESI）全球前1‰，入选教育部"双一流"学科。2022年，学科综合实力位列复旦大学医院管理研究所公布的"中国医院排行榜"全国第七，综合绩效考核稳居A＋行列，医院入选全国首批区域医疗中心建设输出单位。

武汉协和医院始终坚持社会主义办院方向，促进优质资源均衡布局，服务国家战略。医院积极参与健康扶贫、巡回医疗、突发公共卫生事件救治工作，获"中国消除贫困奖"及全国卫生系统抗震救灾、抗洪抢险先进集体等称号。面对新冠疫情，医院坚决落实党中央、国务院的决策部署，承担重症定点医院职能，构筑"诊断筛查、隔离收治、重症救治、康复管理"全链条防治网，全力落实"应检尽检、应收尽收、应治尽治"，成为武汉市行动较早、收治患者较多、救治质量较高的综合性医院之一，被中共中央、国务院授予"全国抗击新冠肺炎疫情先进集体"称号，被中共中央授予"全国先进基层党组织"称号。

二、武汉协和医院党建工作探索

加强公立医院党的建设工作，是党中央作出的重大决策部署，是各级公立医院加强党对医院全面工作的领导、坚持全面从严治党、贯彻落实党的卫生与健康工作方针、推动公立医院高质量发展的重要举措，是一项长期的、系统的、持续的重大政治任务。武汉协和医院作为国家委属委管公立医院，以公立医院改革为契机，聚焦党建工作发展的深层次问题，在健全党建工作领导体制，落实党建工作责任制，强化党建工作保障，创新党建工作品牌方面作出了积极探索，并取得了一定成效。

（一）突出政治引领，夯实体制建设

1. 坚持以政治建设为统领，落实党委领导下院长负责制

党的政治建设是党的根本性建设。医院党委旗帜鲜明地讲政治，把牢政治方向，自觉地向党中央看齐，在政治立场、方向、原则、道路上同党中央保持高度一致，坚决落实新时代党的卫生健康和教育工作方针，把公益性鲜明地写在医院发展的旗帜上。

（1）坚持和完善党委领导下的院长负责制，完成领导班子调整，形成分工明确、团结有力的领导集体，制定党委全委会议事规则，修订完善党委常委会、院长办公会议事规则，严格执行民主集中制，凡涉及"三重一大"项目，必经党委常委会和院长办公会讨论决定，出台科务会议事规则，强化科室民主决策。

（2）深入开展党的群众路线教育实践活动和"三严三实"专题教育，持续推进"两学一做"学习教育常态化制度化和"不忘初心、牢记使命"主题教育，引导督促党员干部加强党性锻炼，不断增强"四个意识"，坚定"四个自信"，做到"两个维护"。

（3）不断优化调整基层党组织设置，实现"支部建在科室上"。

（4）选优配强基层党组织书记，落实"双带头人"培育工程，每年开展党务培训，建立党建工作责任制和激励机制。

（5）坚持"三会一课"制度，扎实开展"主题党日"，认真落实院党委常委联系基层党支部制度。

（6）打造"党建创新项目""结对共建"两大品牌，激发创新活力。

（7）注重在优秀职工和青年人才中发展党员。

（8）干部带头，充分发挥党委中心组学习示范带动作用，抓住支部书记、科主任、部门负责人等中坚力量，以点带面确保学习成效。

（9）全员覆盖，以支部为抓手，督促全体党员群众常学常新，知行合一，把学习成效转化为推动发展的工作本领。

（10）创新现代医院管理体系，制定相关章程，修订武汉协和医院制度，完善专业委员会配置，构建学科评估体系，先后推进护理、医技序列绩效改革，初步建立现代医院管理制度。

2. 坚持以组织建设为基础，筑牢坚强战斗堡垒

筑牢战斗堡垒，全面提升基层党建工作质量。

（1）以组织体系建设为重点，认真落实新时代党的组织路线，在全院建立了"基层党委－基层党总支－基层党支部"的组织架构，出台《关于进一步发挥基层党组织书记在科室建设中作用的指导意见》《科务会议事规则》，建立民主决策机制，明确基层党组织书记职责权限，持续优化基层党组织书记队伍。

（2）建立党建工作评价制度，严格落实《中国共产党支部工作条例（试行）》，细化党建责任清单，探索建立科学量化的考评体系，健全调研、督导、激励机制，进一步压实党建责任。

（3）加强基层党组织干部队伍建设，坚持党管干部，努力建设一支适应现代医院管理要求的、高素质专业化干部队伍，建立基层党务干部培训体系，每年常规开展基层党组织书记培训班、组织委员培训班、统战委员培训班、宣传委员培训班、纪检委员培训班等，不断提升党务干部履职能力，提高党建工作水平，并打造党建品牌，持续激发创新活力。

（4）加强基层党员队伍建设，持续优化党员管理，聚焦提升"三会一课"质量；强化党员日常教育管理，深入开展党员示范岗、党员志愿服务活动等，不断彰显党员先锋模范带头作用；以树立典型为抓手，选树一批特色鲜明、成效显著的"红旗党支部"。

3. 坚持以人才建设为要点，发挥党员先锋模范作用

抓好关键少数，着力打造高素质专业化干部队伍。

（1）树立正确用人导向。

（2）坚持事业为上，落实"好干部"标准；提高干部考察质量，精准选人用人。

（3）提升能力素质，实施干部素质能力提升工程，完善分层分类培训体系；建立专业技术人员和管理专职干部双向交流机制；注重基层实践，加强年轻干部轮岗挂职。

（4）激励担当作为，严格干部日常管理，完善科学考核评价机制；探索建立主任助理、管理人员分级分档和党务工作队伍"双线"晋升制度，优化干部成长路径；建立容错纠错机制，为敢于担当的干部撑腰鼓劲。

（5）制订十年人才发展规划纲要，培养"三名一优"，构建多维度、全方位的人才引育体系，相继实施《高端科技人才登峰工程》《高层次人才引进管理规定》《优秀中青年出国奖励计划》等。

4. 坚持以从严治党为保障，筑牢廉洁意识

切实履行管党治党主体责任。

（1）出台落实"两个责任"实施细则，连续多年举行全面从严治党大会，签订党风廉政建设责任制承诺书，强化"党政同责、一岗双责"。

（2）坚持党风廉政教育，增强全院职工廉洁意识。

（3）积极支持纪委履行监督责任。

（4）推动纪委"转职能、转作风、转方式"，剥离行风工作，单独设置行风建设办公室，推动行风宣教、督导检查常态化，落实"九项准则"等规定，建立行风惩处机制，营造行业新风正气。

（5）着力健全权力运行制约和监督机制，以完善三级风险岗位（点）为抓手，强化风险预警。

（6）践行"四种形态"，坚持开展干部廉政谈话，严肃查办违规违纪违法问题。

（7）持续纠正"四风"，驰而不息强作风，把党的群众路线贯彻到办院治院全过程，始终坚持"行政以临床为中心、临床以患者为中心"的理念，完善大调研工作机制，继续深化特色管理活动等，不断加强干部队伍作风建设。

（8）紧盯"四风"新形式、新动向，巩固落实中央八项规定精神成果，深化治理形式主义、官僚主义问题，探索建立对不担当、不作为干部的问责机制。

（9）不断完善医德医风及行风建设责任制，落实医德医风常态化考评及建档工作。

（二）聚焦组织铸魂，党建赋能业务发展

1. 创新开展"党政班子联片点"活动

（1）出台背景：公立医院，特别是大型综合性公立医院，职能部门众多，临床科室及病区数量庞大，管理难度加大，管理效能不高。职能部门工作缺乏主动创新，导致执行力不强；部分临床科室存在本位主义、工作缺乏思路、学科人才发展后劲不足等问题。这二者间缺乏积极的沟通、交流，易诱发政策制定脱离实际，从某种程度上制约医院的长远发展。医院管理者联合职能部门对临床科室进行实地考察调研，以问题为导向，与临床科室的医护人员、患者面对面交流，是科学分析、妥善解决临床问题的最有效途径，能为患者提供更优质的医疗服务，为临床提供更高效的管理支撑，实现医院科学、可持续发展。因此，武汉协和医院开展"党政领导班子联片点"活动，通过科学配置，并有效整合、动员医院党政领导班子以及全院行政后勤职能部门的管理资源和力量，部分打破职能部门间的壁垒和工作界限。

（2）运行模式：一是建立多方协调的组织架构，成立活动领导小组，由党委书记、院长任组长，其余院领导班子成员任副组长，负责活动的组织领导工作；成立10个联片小组，每组由1位院领导、2位职能部门负责人、2位秘书组成。领导小组下设办公室，办公室设在党委办公室，具体负责活动的组织实施、督导落实工作。二是确定调研时间与次数。初定活动为期三年，第一年为试点期，开展2次联片活动；第二年为深化

期，开展2次联片活动；第三年为完善期，活动次数将根据之前两年联片活动的调研结果，实施动态调整。三是理顺联片流程，把握重点环节。具体步骤如下。步骤一，制作涵盖医疗、护理、人事、科研、绩效考核等临床科室核心数据的《联片工作手册》，为各组前期分析提供依据；步骤二，开展培训及动员大会，做好阶段联片工作部署，明确目标任务，规定联片时间；步骤三，各组召开会议，分析临床科室数据，明确各科室调研重点；步骤四，各组暗访调研科室，既发现问题，也找寻亮点，并将发现的问题，以书面形式先下发至各临床科室，待实地调研时与临床科室共同分析，共同探讨，共解难题，破除瓶颈。

联片中聚焦开展调研的内容与工作重点，秉持"耐心倾听、实地查看、分析问题、解决问题"的原则。在联片过程中，不仅要倾听科室负责人的声音，还要善于倾听科室其他人员及患者的声音，查找问题。与此同时，各组还要将医院的政策、制度等最新讯息传递给临床科室，并督促制度的落实与执行。联片问题督办要做到限时督办、件件落实、件件反馈、解决到位。联片时，可现场解决的问题现场解决。联片后，对于尚未解决的问题，协调相关职能部门，督办解决；涉及医院层面或是多个部门的问题，提交院长办公会统筹解决，定期公示结果。各联片组将每次联片活动情况形成阶段总结报告定期交至党办，党办定期在医院周会上通报、公示活动落实情况，接受临床监督，并组织召开1年3次的联片工作会议，以便各组之间互相交流工作经验，探讨工作方法。

（3）活动成效：一是提高决策科学性，提升管理效能。通过联片点，医院党政领导、职能部门在制定决策时会充分考虑临床实际，更加科学民主。下面以手术准点的落实、辅助检查时间缩短的落实为例说明。

1）手术准点的落实：在调研时，很多手术科室反映手术间数量严重不足，导致患者平均住院日延长。联片组分析后得知医院手术间数量已符合要求，但仍出现不足的原因是较多科室未能做到准点手术，联片组上报院长办公会讨论后，出台以下系列保障举措。食堂为手术室免费供应早餐，总务后勤调配2部接诊专梯；手术医师提前查房时间，确保手术时间；手术患者的术前准备由夜班护士提前完成。医院手术开台时间由平均9时40分提前至平均8时40分，有效地缩短了平均住院日。与此同时，医院出台相关制度，使手术准点制度化、常规化。

2）辅助检查时间缩短的落实：全院大多数科室存在着突出的共性问题，磁共振、CT、病理切片、B超检查的等候时间过长，导致患者住院天数延长，增加了患者就医成本，成为医院发展中的"瓶颈"问题。联片组经调研后发现原因来自多方面，如专业人员短缺、仪器不足、操作流程复杂、服务意识不足等。经联片组统筹协调，各职能部门大力配合，医院出台相应改进措施，各类检查等候时间均有不同程度下降，住院患者B超检查等候时间由2天降至1天，CT检查等候时间由5天降至2天，病理切片等候时间由6天降至4天，病理快检30分钟即可，磁共振检查等候时间由6天降至3天。在"两个瓶颈"破解之后，全院平均住院日从决策落实前的11.2天降至10.8天。

二是密切临床科室与职能部门关系。联片点中，职能部门实事求是的工作作风得到临床科室的欢迎和支持。医院在全院所有临床科室下发374份调查问卷，结果显示

98.9%的职工认为很有必要开展此项活动，98.2%的职工认为开展此项活动有助于提升医院管理效能，97.5%的职工认为此项活动对临床工作有推动作用。这一结果正是源于临床科室问题的及时解决，极大增加了临床科室对职能部门的信任度。

联片点活动的开展，不仅使医院综合管理效能有所提升，临床科室的工作效率、工作质量有所改进，更重要的是增进了职能部门的服务意识，转变了职能部门的工作作风，增强了临床科室对职能部门的信任度，形成了职能部门围绕临床科室服务，临床科室围绕患者服务的良性循环。由此可见，作为医院改进管理模式、提升管理效能的一个切入点，"党政班子联片点"活动是转变行政职能部门管理理念的载体，对医院管理效能的提升起到了促进作用。

2. 开展"直面问政"活动

（1）出台背景：2013年5月9日，中共中央印发《中共中央关于在全党深入开展党的群众路线教育实践活动的意见》，党中央决定开展党的群众路线教育实践活动，集中整治"形式主义、官僚主义、享乐主义和奢靡之风"这"四风"问题，着力解决人民群众反映强烈的突出问题。在全面从严治党大背景下，武汉协和医院于2013年创新开展"直面问政"活动，是加强公立医院党的建设、提升医院管理效能的有效手段。"直面问政"以问责为主要目的，通过曝光环境、医疗等方面存在的问题，找出在管理流程、管理细节、管理举措等方面的薄弱环节或不足之处，从而让干部脸红，让部门流汗，变压力为动力，实现以评促改。"直面问政"的活动应运而生。

一是构建全面从严治党新格局的需要。党的十八大以来，党中央作出全面从严治党重大战略部署。时任中央纪委书记王岐山提出"动员千遍不如问责一次"，问责被视作全面从严治党的利器，制度在完善，力度在加大，一大批在党的建设和事业中失职失责的问题被查处。公立医院也不例外，随着国家监察体制改革，监察对象范围扩大，公办医疗卫生单位管理人员被纳入其中。随着医疗领域反腐风暴的愈演愈烈，公立医院的外部问责在加强。公立医院实施内部问责，有助于推动全面从严治党在医院的纵深推进。

二是顺应深化医改新形势的需要。医改遵循"健康中国"战略要求，贯彻落实以人民健康为中心的理念，公立医院改革是医改重中之重。《"十三五"深化医药卫生体制改革规划》提出加快现代医院管理体制建设、加强综合监管体系建设等目标任务，明确公立医院责任、严格责任考核、强化责任追究势在必行。近年来，国务院印发三级公立医院绩效考核、国家卫生健康委实施大型医院巡查以及各级地方卫生主管机构施行控费约谈等，均为问责的手段之一。公立医院实施内部问责，既是适应外部监管加强新形势的有效途径，也是建设现代医院管理体制的重要方式。

三是加强医院内部治理的需要。大型公立医院规模大、人员多，一般实行院科两级管理，科室层面实施科主任负责制，专家治院的特点比较明显。科室管理者大多为临床学术见长的技术骨干，对快速变化的政策、形势认知度不高，职责履行不到位现象并不少见，甚至可能出现由于科主任负责制放大科室管理权力导致少数管理者独断专行、各自为政的现象。与此同时，医药购销领域商业贿赂呈现出多形式、多环节延伸特点，无论是管理者的职务权力，还是医务人员职业权力的风险都在增加，公立医院风险防控任务日益艰巨。问责作为一种责任追究和承担机制，是极为有效的内部管理方式，能够有效约束权力运行并督促职责履行，从而降低风险，提升医院管理效能。

（2）运行模式：医院纪委在院党委的统一领导下，由纪委书记负责，党务系统和医政医管等相关部门的联合工作组具体实施。每次问政从前期筹备、现场问责到后期督办贯穿全年工作日常，形成"监督常在、形成常态"格局。

一是问政前期强调问题搜集、责任定位。①医院提供多渠道的民意搜集方式：问政前期以问题为导向开展大规模的民意调查，在全院公开征集问题线索，提供多种渠道，包括建立民意征集平台、院领导对口联系临床科室调研访谈、联合工作组开展明察暗访等，以问题为导向，充分发现医院管理的薄弱环节与短板。②突出调查的深度和广度：问责强调运用多种工具去监测或评估履责情况，据此发展出了"证据文化"和"审计文化"。问政要求以专业主义、量化与证据的科学精神去阐释问题。联合工作组将调研情况提炼总结为问责素材时，要通过影像资料、数据挖掘、制度比较、同行对比等多种手段，深入挖掘原因，定位责任。这一阶段强调问题梳理与责任呈现的条理性、逻辑性、说服力和客观性。

二是问政现场强调民主对话、信息公开。①采取开放式现场问责：问政借鉴政府机构电视问政模式，通过全院周会平台，向全体职工公开，通过当场曝光前期调查的结论性资料，向问政客体（职能部门负责人、临床医技科室主任等相关责任人）发问并要求现场回答。群众可以通过信息互动平台现场提问、表态，所有意见通过大屏幕实时公布，以公开透明的运行机制对问责客体形成"红脸出汗"的高压态势。②体现协商与对话的民主精神：问政体现的是参与、协商和对话的民主政治与精神。问政建立了民主对话与协商的平台，通过广泛参与、信息共享、公开讨论等途径，针对新形势下医院转型发展面临的问题、矛盾、风险，进行平等探讨、协商决策、达成共识。

三是问政后期强调督促整改、责任落实。①院纪委及时督办整改：联合工作组对问责内容及职工意见分门别类，形成责任清单，由院纪委正式向相关责任部门督办，要求限期整改并回复，并跟踪督办。相关责任科室的答复在全院周会上反馈给全院职工。②突出结果应用：问政结果纳入医院绩效考核体系范畴，影响群众对干部满意度测评，测评成绩直接与责任人的绩效挂钩，对明显履职不力的责任人予以约谈或轮岗。此外，问责调查结论及有效的群众意见汇总形成报告，作为医院党政领导班子决策的重要参考。

（3）活动成效：自2013年起，武汉协和医院坚持每年开展"直面问政"，问政内容涉及医院管理的方方面面，如构建优质高效的医疗服务体系、多院区一体化建设、临床科室管理与学科建设等，问责内容针对性、指向性强。活动开展以来，全院上下掀起了以问题为导向的自查自纠、整改落实的浪潮，取得了一定成效。

一是有效约束和规范医院权力运行。问政要求当事人现场解释、回应、承诺整改，并通过事后纪委谈话、绩效惩罚等多种方式形成惩戒与约束，有力发挥了警示震慑作用，强化了监督制约，规范了权力运行。问责权力范畴广泛，既包括管人、管财、管物的职务权力,如设备采购是否经过集体决策、资源配置是否公平合理、科室管理是否存在"一言堂""一支笔"等不民主、不规范现象,后随着问责深入,逐步延伸到职业权力。以处方权为例,问政现场曝光当年度辅助用药前十名的科室及医疗组组长个人,对临床药师日常处方点评中发现的无指征用药以及不合理联合用药、不规范抗菌药物使用等典型案例予以曝光并问政,问政后纪委联合医管部门赴科室谈话督导整改。这种强有力的形式对规范医务人员诊疗行为起到明显成效,问政使年度医院药占比同比下降6.3%。

二是增强决策的民主性和科学性。问政不仅是对干部履职情况的监督,更是以民主协商与对话平台的建立,有力促进了医院民主决策的公众参与。在广大职工沟通、交流、表达、协商的基础上,帮助医院决策层发现问题、获取信息、优化方案、谋求共识,从而形成理性的、高质量的决策。如围绕手术室管理的瓶颈与不作为,通过充分曝光并问责手术室信息化建设滞后、流程不合理、首台手术准点监管难等问题,引起医院决策层高度关注,促进了整改共识的迅速达成,一系列决策得以出台,管理力度大幅加强。医院首台手术准点率由60%提高到95.8%,手术连台等待时间由85分钟缩短到32分钟,手术间使用率也由每间3.7台提高到每间5.1台。

三是促进医院管理效能整体提高。医院通过问政的倒逼机制督促整改,强化作风建设,撬动中层干部的积极性和主动性,对医院发展起到了强有力的推动作用。以改善患者就医服务专场问政为例,通过分析患者投诉,联合工作组发现大量投诉集中在出院最后一个环节,即病历复印。联合工作组经多次明察暗访,发现病案统计科管理松散、工作人员上班"磨洋工"现象普遍,通过现场播放暗访录像,对病案统计科负责人进行问责。问政后,病案统计科负责人被轮岗,科室进行彻底整改。经过持续半年追踪督导,科室管理显著加强,当年度即实现全年13.4万份病例的无滞留归档,患者有效投诉降为0例,病案统计管理的效能大幅提升。

2023年,"直面问政"采取"成熟一条曝光一条"方式在周会曝光,聚焦行政后勤管理等薄弱环节,收集素材、制作视频短片,进一步提升问政的时效性和针对性,倒逼医院职能部门改进工作作风、推动医院管理效能提升。"直面问政"活动既是监督执纪问责形式上的创新,更是医院纪委督促检查医院重大政策制度落实情况的职能发挥,已经成为医院常态化问责机制的重要一环,成效明显,多次获国家级媒体杂志报道,并被政府有关机构向全省医疗行业予以推广。

3. 创新开展"优秀管理团队"评选活动

(1)出台背景:随着医疗改革的深化,新形势对医院行政管理提出了更高要求。如何提升医院职能部门的管理效能,更好地为临床服务、为病患服务,成为医院行政管理的一项重要议题。随着我国医疗卫生体制改革不断深化,传统的医院行政管理工作模式面临巨大的挑战和冲击。传统医院行政管理体系中部分人员受形式主义、官僚主义、享乐主义、奢靡之风"四风"荼毒,价值观与管理理念与医院发展要求相左,对推进现代化医院管理发展形成了阻力。进一步转变医院行政后勤工作作风,强化服务意识,提升管理效能,成为医院行政管理发展的当务之急。

为了提升医院职能部门的管理效能，2012年，武汉协和医院创新性地启动了"优秀管理团队评选"活动，在医院所有行政、后勤部门中进行以工作作风、工作效率、工作质量三方面为主要内容的考核评比，在医院周会上由全体参会人员为每个参评科室打分作评价。这项活动的一个核心目的就是转变医院行政人员的管理作风，树立"以临床为中心"的服务理念，以群众评议的方式来促进医院行政管理整体效能的提升。

（2）运行模式："优秀管理团队"评选以一年为周期，参评对象以党务、行政、后勤这些服务临床一线的职能部门为主。参评科室主要考评内容为工作作风、工作质量和工作效率。活动考核形式也主要为两种，即周会评比、现场考评。一年的总成绩由每轮活动加权平均所得，取全年总得分前5名为当年度的"优秀管理团队"。

1）周会评比：周会评比充分体现了群众评议的重要性，职能部门负责人借助PPT等多媒体手段来展示本部门在工作作风、工作效率、工作质量三个方面的重要成绩或突出表现，由全体参会人员按照统一的考核标准进行打分（表2-1）。周会评比的成绩占参评部门活动总成绩的70%。

表2-1　行政后勤职能部门"优秀管理团队"评分表（占总分70%）

	工作作风 优秀（A＋，A） 良好（B＋，B） 一般（C） 较差（D）	工作效率 优秀（A＋，A） 良好（B＋，B） 一般（C） 较差（D）	工作质量 优秀（A＋，A） 良好（B＋，B） 一般（C） 较差（D）
参评科室一			
参评科室二			
参评科室三			
……			

注：1. 评价必须实事求是，可合理拉开差距。

2. 评分分值：①工作作风，A＋＝40分，A＝35分，B＋＝30分，B＝25分，C＝20分，D＝15分。②工作效率，A＋＝30分，A＝25分，B＋＝20分，B＝15分，C＝10分，D＝5分。③工作质量，A＋＝30分，A＝25分，B＋＝20分，B＝15分，C＝10分，D＝5分。

由表2-1可以看出，周会评比的考核指标密切围绕促进医院行政工作改进，工作作风占比最大（40%），说明了活动的关键作用是从思想上引起职能部门重视，只有思想上重视了，才会有所行动。因此，医院思想工作最先抓的就应该是价值观等思想意识层面的提升。同时，评价指标也重视行动力，工作效率和工作质量各占比30%，从思想层面到行动层面均有所考察。

用指标说话，由数据评分，体现的是考核标准的统一性和科学性。并且，周会评比不仅考虑了评价指标的具体性，也着重考虑了群众的可接受度。给群众分发的考核表评分项目设置简单清晰，用优秀（A＋，A）、良好（B＋、B）、一般（C）、较差（D）四个档次拉开打分距离，能够很好地方便群众理解，按照自身对参评部门的满意度给出相应的评级。经过十余年的发展，优秀管理团队的评选部门由最初的27个部门扩大到44个部门，评分也由分级制改为赋分制，参评部门更多，评分更细化。

2）现场考核：现场考核的关键在实地考察。由临床一线核心成员组成考评小组，按事先制定好的考核细则（表2-2）对参评科室进行一次阶段考核和评定，以"明察暗访"为主要方式进行。如果说周会考核是让群众来做部门的评审员，那现场考核就是医院管理层去深入群众中间去了解一线的情况，掌握一手的最能够反映基层工作实况和工作问题的数据。

由表2-2可以看出，现场考核与周会评比指标设置大原则完全一致，各项一级指标的占比也完全相同，这体现的是两种不同形式的考核方式的标准的一致性。不同的是，现场考核的二级指标设置更为具体、更加量化。

表2-2　行政后勤职能部门"优秀管理团队"现场考核评分表（占总分30%）

项目	序号	考 核 内 容	评分
工作作风（40分）	1	遵守医院各项规章制度（重点考察组织纪律）（5分）	
	2	为临床一线服务意识（重点考察是否存在推诿现象、是否热情主动、是否使用文明用语）（5分）	
	3	科室团结协作精神（重点考察是否设立了A、B岗，岗位职责是否清晰）（5分）	
	4	有无转变工作作风的举措（重点考察是否下临床调研、帮临床解决实际问题）（5分）	
	5	政治和业务学习（查看记录）（5分）	
	6	考勤情况（部门的日常考勤、参加全院性会议出勤）（5分）	
	7	党风廉政建设（5分）（如有违反廉政规定则一票否决）	
	8	创新精神（重点考察科室工作与往年相比在内容和形式等方面是否有所创新）（5分）	
工作效率（30分）	9	是否公示了本科室的管理制度、流程、办事程序（5分）	
	10	完成上级下达任务的及时性（协调、督办、上报情况）（5分）	
	11	处理应急或突发事件的反应能力和及时性（5分）	
	12	完成日常工作的及时性（是否存在时效差、质量差，有无沟通和反馈意识）（5分）	
	13	岗位职责执行情况（是否存在职能履行不到位的情况）（5分）	
	14	科室工作计划完成情况（年度工作计划和工作总结是否存在差异）（5分）	
工作质量（30分）	15	工作完成量（同期相比有无增或减）（5分）	
	16	工作成果（重点考察是否有调研报告或是院内院外的文章发表情况等）（5分）	
	17	办公文书规范（是否做到文书档案的规范、有序、全面）（5分）	
	18	人才培养（主要考察对本科室人才进行的培训、培养情况等）（5分）	
	19	与相关科室的配合或协调（5分）	
	20	成本控制情况（主要考察科室办公费用、招待费用和交通费用等的控制）（5分）	

"优秀管理团队"评选作为武汉协和医院党的群众路线教育实践活动的重要载体之一，以实现倾听群众声音、满足群众需求的本质宗旨来设置。活动方案经实践的不断检验，证明了科学性和合理性。周会评比让群众为职能部门打分，现场考核深入群众中去，两种方式互为补充，全面促进医院行政管理效能提升。

（3）活动成效：习近平总书记在全党工作会议上指出："开展党的群众路线教育实践活动是解决群众反映强烈的突出问题的必然要求。""优秀管理团队"评选的根本目的就是解决群众反映的问题，更好地为群众提供服务。活动方案设计的科学性、群众的广泛参与度和务实求真的特点保证了活动取得显著成效。

1）指标科学，流程公开，求真务实。"优秀管理团队"评选在方案设计上用足心思，做了大量调研准备工作，工作作风、工作效率、工作质量三大一级指标的设计紧扣活动目的，从思想上和行动上两个方面来切实提升行政后勤部门的管理效能，转变作风，推进保质保量行使工作职能。细化并且针对性强的二级指标保障了对行政后勤部门评价的可量化性，防止形式主义的出现，用数据说话，为行政后勤部门的工作给出具体评价等级。

流程的公开性是"优秀管理团队"评选活动的特点之一，活动方案做到了最大化的公开，让每个参评部门了解活动目的，切实依照要求作出改进。所有的评分数据都由两个以上部门负责人复核签字生效，保证了活动的公正性。同时，活动方案也在根据具体实践中的经验总结和群众反馈不断地进行改进。人员结构优化上，与2012年相比，考核小组进一步优化，从临床一线选拔出有丰富管理经验的医护人员，充实考核小组队伍。评选范围也在扩大，2012年参评部门25个，2014年扩大到28个，2022年扩大到44个。活动的组织者纪委监察科、党办、组织部同样是受评部门，但为保证公平，他们不接受奖励排名。活动也用奖惩分明的制度来进一步落实成效，体现出竞争性，评比前五名分别给予部门团队1000～5000元不等的现金奖励；后三名由纪委、组织部进行约谈，督促改进，部分负责人被轮岗。不仅如此，"奖团队、罚团长"，活动成绩还与部门处级及五级以上的职员年终考核相挂钩。奖惩分明、落到实处也是引起各职能部门高度重视的因素之一。

2）方式创新，大众参与，群众评议。传统医院行政管理存在缺乏创新与活力、"大锅饭"不敢动真格等问题，直接影响了行政后勤部门效能的提升。"优秀管理团队"评选的最大亮点就是管理方式上的创新，突破了传统医院行政管理中存在的一些痼疾。由临床一线广大的群众直接作为打分员来为行政后勤工作打分，变管理部门为服务部门。不仅活动本身是医院行政管理工作的一次创新，活动具体的方式也在不断根据群众的要求进行改进突破。2013年活动第二轮的周会评比打破部门述职惯例，引入"电视问政"的方式，让在场的群众直接提问，由部门负责人进行回答，群众根据对回答的满意程度来进行打分。这样一种直接的方式能够督促行政后勤部门负责人直面问题，正视问题，解决问题。

此外，活动的广泛参与度也是活动成效的有效保障。坚持大众参与、群众评审是活动开展的基本原则，目的是让全院职工来共同为行政后勤工作的改进献计献策。以某年活动的第一轮周会评比为例，两组周会评选，收到群众投票分别为246张和249张，无效票分别为3张和1张。评分票代表着群众的话语权，每组200多张评分票就是对医院行政后勤部门工作的一次最直接的评价。广泛的群众参与评分不仅是医院行政管理工作改进切实动真格的体现，也是医院践行党的群众路线的切实行动。

3）以评促改，成果丰硕，群众满意。群众评是方式，部门改才是结果。"优秀管理团队"评选不是阶段性评比活动，而是贯穿全年、敦促改进的有效机制，提供了一个群众反映意见的有效平台，督促相关职能部门去解决群众问题，不断满足群众需求。活动开展一年多以来，取得诸多实效。以医院院长办公室为例，在群众的监督下，队伍更加精干、管理更加规范、服务更加主动，周会管理制度、AB角工作制度等制度创新不仅有效提高了工作效率，更方便了群众、提高了群众满意度。

活动开展带来了行政管理工作整体提升，因此该活动得到了群众广泛认可。通过全院工作会议上的满意度调查显示，82%的职工认为自开展"优秀管理团队"评选以来，机关后勤工作作风、工作效率、工作质量有了明显提高；79%的职工认为这项活动很有必要（4%认为没必要，17%未填写）；73%的职工认为考核结果与心目中的优秀管理团队一致（11%认为不一致，16%未填写）。这一数据充分说明活动得到了群众的认可，群众满意度高，成效显著。

4. 创新开展"专项督查"活动

（1）出台背景：专项督查是加强公立医院党建的有效举措，现代医院管理要求"全面加强公立医院基层党建，认真贯彻落实《中国共产党党内监督条例》"，而专项督查通过明察暗访、调查研究等方式，监督和制约权力运行。医院党委围绕党的领导、党的建设、全面从严治党等重点，对内设党组织开展督查，能够有效促进党建提升。此外，专项督查是推动医院健康发展的现实需要，由于医疗行业的特殊性，医疗卫生领域廉政风险仍然较高。大型公立医院一般实行院科两级管理，科室层面实行科主任负责制。基层单位负责人，如科主任以专家型人才居多，党建、行风责任履行不到位经常出现。虽然医院一般以目标考核、述职述廉等进行监督，但触动作用相对有限，制约效果还不够明显。政治性的专项督查，能起到强有力的震慑作用，规范管理、推动发展。

（2）运行模式：组织架构包括三级，最高级为院级督查工作领导小组，组长由党委书记、院长担任，副组长由纪委书记担任，成员为其他院领导班子成员，负责整体部署决策。其次为日常办事机构，即督查办公室，挂靠在医院纪委，属于综合协调机构。最后为执行层，根据每次任务组建的督查组，实行组长负责制，组长由领导小组"一次一授权"。

督查人员即督查组组成人员，一般原则上从忠诚干净担当、敢于监督、善于监督的副科级以上干部或具备5年以上工作经验人员中挑选，实际操作中一般为党委委员、纪委委员、基层党委书记、重要职能部门负责人等。督查对象即被检查单位，涵盖全院临床医技科室和行政职能部门。专项督查以党的建设为主体，包含政治、思想、组织、作风、纪律建设等（表2-3）。但党建引领发展，也与基层单位决策机制和发展现状紧密相连。

表2-3　医院专项督查内容

类别	检查重点	具体内容
政治建设	落实上级和医院党委决策部署	科室核心组设置及民主集中制执行；党委常委会、院长办公会决议落地等
思想建设	学习习近平新时代中国特色社会主义思想	主题教育、全国教育大会和思政会议精神落实；意识形态责任制落实等
组织建设	党建工作责任制执行	新时代党的组织路线执行；干部出国（境）管理"三会一课"；党员教育管理等
作风建设	纠正"四风"	中央八项规定精神执行；医疗卫生行风建设"九不准"及医德医风建设；资源分配、晋升晋级、评奖评先等是否公平公正；学术诚信等
纪律建设	"六项纪律"执行	职工纪律教育；谈心谈话开展；是否存在利用职务之便谋取不正当利益行为等
全面从严治党	主体责任、监督责任落实	"一岗双责"履行；重点部位、关键岗位、重要环节廉政风险防控等

督查严肃性由流程的严格程度来体现，包含"准备—实施—总结—反馈—整改追踪"五个阶段。准备阶段为制订方案计划、组织人员培训、了解被督查单位情况等。实施阶段包括听取汇报、个别谈话、受理信访、调阅资料、集体座谈、列席会议、民主测评、走访调研等，程序化、多渠道查找问题。

督查结果及整改情况纳入年终考核范畴，作为干部评价、选拔任用、奖励惩处、评先评优重要依据。对发现的苗头性、倾向性问题，向医院班子主要负责人汇报，抓早抓小，防微杜渐；对发现的好的经验做法，及时总结、宣传和推介，弘扬正能量。

（3）活动成效：一是医院通过专项督查全面提升了医院基层党建工作水平，建立对基层党建定期"体检"、全面检视机制，帮助临床党组织剖析原因，促进党建与科室管理、学科发展等有机融合，补齐基层党建短板。

二是通过建设专项督查建立协同监督机制，有效加强了医院内部监督和权力运行制约机制，尤其是强化对资源密集、风险较高领域的监督检查和风险排查，有助于提高从源头上发现和处置苗头性问题的成效。

三是专项督查将一线普通职工纳入监督体系，构建了立体式综合性的舆情信息收集机制。每次督查时，与职工谈话覆盖面超过60%。尤其是对临床科室管理层（含科主任、书记、护士长）履职情况、决策民主程度、科务公开等重点，以无记名问卷调查形式，覆盖科室全员，有效收集反映基层管理运行的真实信息。这为医院党委"三重一大"决策时提供全方位信息。

随着全面从严治党深入推进，公立医院党建被提到前所未有的高度。公立医院要克服党建业务融合不够、创新不足等"通病"，就要在加强督导、增强实效上下功夫。专项督查力度和深度影响实效性取决于督查人员，下一步医院将进一步重视督查干部库建设和督查干部的培养，遴选一批同时懂党建、懂医院管理、懂临床业务的复合型人才。

医院在对党务、行政管理人员的培养和职业路径规划上，加强轮岗锻炼，培养一批党务业务都熟悉的"多面手"，充实人才库。医院督查将继续围绕党和国家对医疗卫生机构的要求，从医院改革发展实践和业务中查找管党治党问题，密切结合当年度党和国家提出的中心任务，弹性调整、有所侧重，突出目标导向，推动医院高质量发展。

三、党建工作取得成效

医院党委深入学习贯彻习近平新时代中国特色社会主义思想，在上级党委的正确领导下，把方向、管大局、作决策、促改革、保落实，坚持党委领导下的院长负责制，健全组织体系，夯实基层党组织建设，创建特色党建活动品牌，激发全院党员和职工凝聚力和创造力，使得医院党的建设和改革发展取得了丰硕成果。

（一）党建赋能"战斗力"，彰显公立医院性质

医院党委始终与党中央保持高度一致，牢固树立"四个意识"，坚定"四个自信"，做到"两个维护"。医院坚持社会主义办院方向，全面贯彻落实党的卫生、教育方针，加强党对医院的全面领导；坚持和完善党委领导下的院长负责制，形成分工明确、团结有力的领导集体；坚持公立医院公益性，全力推进医疗联合体建设，托管医院7家，技术协作基层医疗机构51家，助力分级诊疗。医院突出以患者为中心，上线互联网医院，覆盖就诊全流程，持续推进预约诊疗；组建多学科诊疗（multi-disciplinary treatment，MDT）团队，获评国内首批"血栓防治示范基地""国家高级卒中中心"等；探索日间诊疗，部分病种人均住院费用、平均住院日显著降低；积极承担社会责任，开展精准扶贫，帮扶湖北鹤峰、云南临沧、新疆博州、西藏山南等基层医疗机构；落实对口支援，完成万名医师支援农村、援疆援藏援外、国家巡回医疗等任务；获评"医疗扶贫贡献奖""中国消除贫困感动奖"等。此外，医院院党委受到习近平总书记亲切接见。

新冠疫情时期，院党委坚决执行党中央要求，举旗定向、全面部署、科学决策，第一时间成立防控领导小组，组建"三级抗疫梯队"和"一区两队"，构建高效运行的救治体系，凝聚援鄂医疗队协同作战，率先发布系列协和诊疗方案。医院先后开辟5大主战场，举全院之力，应检尽检、应收尽收、应治尽治，是国内行动较早、收治较多、质量较好的医院之一；同步支援7家托管医院及金银潭医院、火神山医院，为夺取"武汉保卫战""湖北保卫战"决定性成果贡献了协和力量，并与习近平总书记视频连线，获得全国抗击新冠肺炎疫情先进集体、先进个人等荣誉。

（二）党建赋能"引领力"，提升服务促发展

医院医疗服务能力大幅提升，主要医疗工作量实现倍增，各项医疗指标持续稳居全国前列，病例组合指数（case mix index，CMI）值和疾病诊断相关分组（DRG）组数居全省首位；开展特色技术，引导、鼓励专科打造核心技术，移植技术国内领先，累计完成重大器官移植逾3600例，心脏移植数连续4年全国第一。医院医疗质量稳步提升，加强信息化支撑，更新电子病历、HIS系统等，强化全过程实时质控。手术患者并发症发生率、低风险组病例死亡率等均优于国家标准，药占比、抗菌药物使用强度持续降低，获批"全国人文护理示范基地"。医院获"亚洲医院管理奖"、全国"医院管理突出贡献

奖"等荣誉。医院管理经验在国家卫生健康委《公立医院改革简报》专刊刊发。在全国首届三级公立医院绩效考核中，医院取得A＋，位列全省第一、全国前茅。医院坚持开放办院，一批学者在国际上发出"协和声音"，多个学科参与制定疾病诊疗国际专家共识，CAR-T临床研究获美国血液病学会年度最佳研究殊荣。

（三）以党建赋能"竞争力"，齐抓共管提质效

医院科研及学科建设屡获突破，连续8年国家自然科学基金数过百项，稳居全国前三，牵头国家重点研发计划项目、国家重大科技专项15项，居全国前列；发表一批高水平论文，在 *nature* 自然指数排行榜中，居全国第六；学科建设创历史佳绩，投身大学"双一流"建设，按照医院专科化、专科医院化的思路，鼓励专科细化与融合协作，初步建成一批国内一流学科群，累计获批国家临床重点专科建设项目25个，居全国前五；2022年，复旦排行榜和中国科技量值排行榜均位列第七；助力学校临床医学首次进入ESI全球前1‰。医院人才梯队日趋优化，2011年以来，引进双聘院士7人，新增杰青、优青、万人计划等国家级人才项目共计30人次，新增"中国医师奖"获得者2人，中国青年女科学家2人，国家级主要学会副主任委员及以上19人；院职工荣获全国先进工作者、全国工人先锋号、全国巾帼示范岗、全国三八红旗手、全国向上向善好青年、中国好医生等荣誉；发热门诊团队获"中国青年五四奖章"，心外科、血液科获"全国青年文明号"，医院影响力不断提升。

案例点评

该案例以公立医院改革为契机，在健全党建工作领导体制、落实党建工作责任制、强化党建工作保障、创新党建工作品牌方面作出了积极探索，特别是在如何聚焦组织铸魂、党建赋能业务发展的实践方面进行了大胆的实践创新。该案例针对大型综合性公立医院职能部门众多、临床科室及病区数量庞大、管理难度加大，管理效能不高等问题，通过创新性开展"党政班子联片点"活动、"优秀管理团队"评选活动、"直面问政"活动、"专项督查"活动，聚焦医院发展中的深层次问题，通过党建引领发现并解决这些问题，对医院领导干部的工作作风、职能部门的管理效能以及基层党组织建设起到了积极的影响，是一个具有实践性和创新性的典型案例，值得广大医院党建工作者借鉴和推广。

思考题

1. 武汉协和医院的党建工作实践有哪些特点？取得了哪些成效？
2. 结合武汉协和医院的党建工作实践，你认为在公立医院党的建设引领现代化治理中，还需要把握哪些关键环节和关键因素？
3. 你认为新形势下公立医院的党建工作如何发展？
4. 你对公立医院党的建设还有哪些进一步优化的思考或建议？

参考文献

［1］李奕，袁柏春，吕翼，等．公立医院党组织专项督查模式［J］．解放军医院管理杂志，2021，28（04）：389-390．

［2］张玉，周琼，刘小莉，等．基于提升公立医院管理效能的"党政领导班子联片点"模式探索［J］．中国医院，2014，18（05）：77-78．

教学指导

一、课前准备

1. 确定案例主题，收集案例资料，明确本案例教学的具体目的。

2. 制订详细的教学计划：案例讲解＋分组讨论＋师生互动＋总结交流。

3. 资料阅读：把案例正文文稿及与案例相关的背景资料一同发放给学生，要求学生仔细阅读案例内容，了解我国公立医院党建的相关背景及历程。

4. PPT准备。

5. 学生分组准备，可将学生分为若干个小组，在课前熟悉党建工作基本内容，并收集其他机构的具体做法，在课堂上结合武汉协和医院案例对医院党建工作进行总结分析。

二、适用对象

本案例是为进行医院管理相关课程学习的学生以及从事这方面工作的人员设置的，也可作为"医院党建"课程的教学案例，对医院管理学术型硕士研究生也适用。另外，本案例还可以用于引导和激发医院管理专业学生对医院党建工作等方面的兴趣。

三、教学目的

通过本案例的学习使学生明晰公立医院党建的基本概念、党建管理的要素；通过案例的讲述进一步使学生深化理解医院党建的重要性，医院党建在公立医院改革中的重要作用，以及从武汉协和医院的实践中得到一些具体经验的启示。

具体教学目的如下：

1. 使学生了解公立医院党建的重要性以及促进医院现代化治理的作用。

2. 通过互动交流与讨论，让学生分析公立医院党建存在的问题和难点，以及可操作的改进措施。

3. 提高学生对现实问题的分析能力、决策能力、协调能力、表达能力和解决问题的能力。

四、教学要点

1. 通过对案例的剖析启发学生思考，医院在改革发展过程中，党建作用的发挥。通过生动具体的案例描述使学生明晰党建工作对于医院发展的重要性。

2. 让学生进行情景还原，针对医院面临的形势进行分析并提出改进建议，提出切实可行的党建创新工作，并进行汇报交流。

3. 总结点评学生的观点。教师在学生交流结束时，对学生讨论的观点进行评析，指出各自的优缺点，分析案例存在的重点难点，对学生讨论中存在的问题进行针对性点拨；在总结时，指导学生从不同的角度用不同的方法来解决案例中的问题。

（汪宏波　常　瑞　陶红兵）

案例3　大型公立医院多院区管理实践

案例概要

　　公立医院一院多区布局是现代医院走向集团化发展的典型形态，尤其是新冠疫情之后，国务院办公厅明确发文支持实力强的公立医院在控制单体规模的基础上，可以适度建设发展多院区。多院区管理重在扩容而不是稀释优质医疗资源，因而对管理模式和同品质医疗提出了较高的要求。华中科技大学同济医学院附属同济医院是国内最早探索多院区有效管理模式的公立医院之一，通过借鉴同行的经验，结合医院的自身特点与发展需求，创造性地提出了"一体化管理，同品质医疗"的多院区管理模式。本案例从多院区建设背景、同济医院多院区管理实践、多院区建设成效、发现的问题等角度，系统剖析大型公立医院多院区建设理念和实施过程，便于学者和医院管理者更好地学习和掌握多院区管理知识。

案例详情

　　2010年前后，我国部分实力较强的大型医院开始建设和运营分院区，这与我国社会经济不断发展有关。一方面，人民群众就医需求不断高涨，导致实力较强的大医院负荷增大，需要扩容资源。另一方面，随着我国城镇化发展，许多城市纷纷建设新城区，需要配套优质医疗资源。2020年以前，对优质医疗资源的需求增大是推进多院区建设的最大动力；2020年以后，对疫情救治工作的反思和健全公共卫生防治体系则给了多院区建设更大的发展机遇。

　　2022年1月，国家卫生健康委正式发布《医疗机构设置规划指导原则（2021—2025年）》（国卫医发〔2022〕3号）政策文件，对公立医院分院区设置进行了规范和要求。2022年2月，国家卫生健康委发布《关于规范公立医院分院区管理的通知》（国卫医发〔2022〕7号），对分院区的设置、执业管理、管理机制等进一步明确。2022年12月，国家卫生健康委办公厅又印发了《国家卫生健康委属（管）医院分院区建设管理办法（试行）》（国卫办规划发〔2022〕15号），对委属（管）医院分院区建设进行规范。

　　国家在扩容优质医疗资源、健全公共卫生防治体系方面的需求，使多院区发展迎来了政策发展机遇。随着越来越多的医院开始兴建多院区，如何科学、有效建设和运营多院区成为当前医院管理领域极为有价值的研究问题。华中科技大学同济医学院附属同济医院（以下简称"同济医院"）于2015年10月28日在武汉市东湖高新开发区开设光谷院区，2016年10月8日在蔡甸区开设中法新城院区，与汉口院区构成一院三区的多院区格局（图3-1），在多院区的建设和运营方面积累了一定的经验，对当前医院管理者和研究者均具备一定的参考价值。

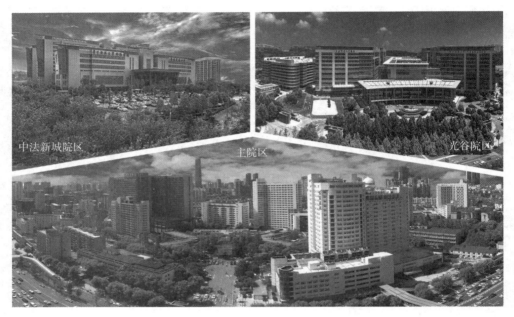

中法新城院区　　　　　　　　主院区　　　　　　　　光谷院区

图3-1　同济医院三院区俯瞰

一、同济医院多院区建设背景与概况

同济医院光谷院区的建设可以满足以下四方面的需要：一是满足湖北省、武汉市打造"中部医都"的战略需要；二是满足东湖高新区全面建成"世界光谷"的发展需要；三是满足华中科技大学实现医工医理交叉融合，创建"双一流"大学的建设需要；四是满足同济医院"强中做大、大中做强"的内在需要。中法新城院区的建设基于类似的理由，即充分贯彻国家卫生健康委在城市副中心建设专科特色医院的指导思想，助力武汉市建设国家卫生医疗服务中心和健康湖北的发展规划，为武汉市中法生态示范城配备高端医疗服务资源。

同济医院对三院区进行差异化布局。汉口院区，即主院区致力于建设疑难危重症救治和手术治疗基地，打造重点专科集群和多学科联合诊疗基地，承担高知高干医疗保健基地，发展国家医学中心（综合＋专科），加快建设国家区域医疗中心。光谷院区作为国家重大公共卫生医学中心的依托基地，以科创中心临床试验病房为依托，加强研发攻关和转化、建设平疫结合可转换病区、公共卫生应急演练仿真模拟培训平台、智慧化预警多点触发机制与重大公共卫生事件实时监测系统等，全面提升传染病等公共卫生事件医学救治能力。光谷院区二期工程主要建设光谷同济儿童医院，打造中国版本的儿童疑难危重症救治基地、儿童手术基地、儿童健康保健基地和儿科医师培训基地。光谷院区还是"中德友好"医院。中法新城院区重点突出肿瘤精准诊疗、空地一体化急救等特色，与同济医院科研大楼毗邻，建设实验动物中心和生物信息中心，形成一体化科研园区，着力于基础研究和临床研究，同时也是武汉市急救中心中法新城空地急救站点和"同济肿瘤医院"承载基地。

二、同济医院多院区管理目标与战略设定

2013年，同济医院领导班子在筹建第一家分院区之初，对新院区采取何种运营管理模式进行了充分的讨论。由于新院区几乎完全由医院自行筹资建设，因此应当在运行后达成如下目标：一是在业务运营方面，应该能尽可能地吸引患者就诊，使新院区新增医疗资源得到充分利用，避免医院投入被闲置或浪费；二是在品牌建设方面，应建立起分院区是"真同济"医院的概念，使广大人民群众相信分院区是同济医院的一部分，充分发挥医院的品牌效应；三是在服务感受方面，应让患者在分院区没有陌生感，使患者对医疗技术水准、质量与安全水平、医务人员形象、就诊环境与氛围等方面有与主院区一致的体验。总结起来，就是要实行"同质化"服务。因此，"实现医疗服务同质化"是同济医院建设一院多区的管理目标。

为了实现这一目标，医院还积极组织专班分别赴上海、浙江等地及武汉市内其他开设分院区的医院进行调研，通过分析和比较各类不同的多院区管理模式及效果，发现"一体化管理模式"最为适合同济医院。在组织构架方面，分院区被定位为同济医院主院区的延伸机构，属于非独立法人机构，而非一家具备独立法人资格的实体医院，分院区的最高领导和决策机构为同济医院领导班子，这是同济医院实行一体化管理模式的基础。在员工派驻方面，分院区的员工完全由主院区从现有职工中派出，而非单独招聘另外形成团队，由此延伸出完全的垂直管理构架，即主院区临床科室和职能科室对分院区实行全面的业务干预和管理。在绩效核算方面，主院区的临床科室和分院区的科室被设为同一核算单元，确保"资源共享、优势互补、协作公关"。通过上述战略构想，同济医院在不断探索和磨合中逐渐形成了"一体化管理，同品质医疗"的多院区管理模式。

三、同济医院多院区管理模式

2013年，同济医院在规划分院区建设方案之时，就提出了"一体化管理，同品质医疗"的管理模式，通过"行政管理一体化、人力资源一体化、医疗管理一体化、运营保障一体化、信息系统一体化、文化建设一体化"这六位一体的高度整合型管理模式（图3-2），促进人员、设备、物资、技术、信息、患者等资源在各院区充分流动与共享，在同一的医院文化价值观的熏陶下，将不同的院区紧密联系在一起。医院内部各类资源与信息交流通道发达通畅，使医院克服了空间距离的阻隔影响，整个医院集团构成一个紧密的实体，达成了优质资源不稀释、医疗服务同品质、服务人群稳增长的效果。

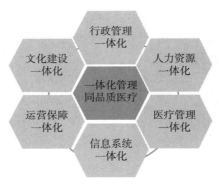

图3-2　同济医院六位一体的高度整合型多院区管理模式框架

（一）行政管理一体化

同济医院三个院区实行"五同"垂直管理模式，即同一品牌、同一法人、同一制度、同一人事、同一保障。

三院区实行党委领导下的院长负责制，两个新院区在所有权和运营权上完全归属同济医院，其院长由主院区派出副院长兼任，在同一套领导班子的领导下开展工作。三个院区分别命名为同济医院汉口院区（主院区）、同济医院光谷院区、同济医院中法新城院区，意为三个院区都是同济医院旗下的院区，共享"同济医院"品牌。

两个新院区的管理政策与业务流程与汉口院区一致，所有工作人员均由汉口院区选派，管理政策与业务流程与汉口院区一致，财务、信息、后勤等科室由汉口院区科室统一管理。这种"由主院区派驻工作人员，实行统一管理"的模式很好地保证了管理上的一体化，同时构建了"垂直化＋扁平化"管理的格局，提高了管理效率，减少了分院区管理驻扎人员数量，降低了管理成本。分院区主要增设两个部门，一是综合办公室，负责人由院长办公室副主任兼任，是在院区院长及主院区党委办公室、院长办公室等部门垂直管理下的党政综合办事机构，负责服务、统筹、协调院区内部的各项工作及党政、工会、宣传等业务；二是医疗办公室，在医疗副院长、医务处、护理部、门诊办公室等职能部门的垂直管理下，负责分院区门诊、住院、护理等一切医疗业务管理工作。

在具体的决策和管理操作上，主院区为决策中心、运营管理中心及资源配置中心，分院区一切重大事务由主院区院长办公会或党委常委会讨论决策；主院区对分院区实行垂直管理，即主院区相应职能部门直接管理分院区相应部门业务员。三院区实行"垂直化＋扁平化"医疗质量管理组织架构，实现多院区同品质医疗；实行条块结合，各院区设领导团队，负责人为医院领导班子成员。在同一套领导班子的领导下，两个分院区在部门设置上，设置了包括院区综合办公室、医疗办公室、财务科、保卫科、后勤科和计算机中心必备工作部门，由主院区对应的职能部垂直管理。

（二）人力资源一体化

通过构建一体化人力资源管理体系，同济医院实现了员工统一招聘、培训、考核及跨院区调动。为了满足医院规模扩张带来的人力资源需求，早在分院区筹建之初，同济医院就提前数年开展人才储备，科室规划提前3年储备医师，提前1年储备护理人员，费用医院承担，保障院区投入使用后人员充足、不同层次人员均衡以及人员诊疗能力和水平同质化。

当新院区运行以后，除新设置的院区综合办公室和医疗办公室由医院选派干部以外，职能部门工作人员由主院区对应职能部门派出，临床医技科室医务人员由主院区相应的临床科室派出。其中，院区高层领导及核心部门负责人员的选派与轮岗，由医院班子会议集体决议，干部由主院区组织部统一管理。

同济医院将人员调配权限下放到科室，分院区新增设的病区纳入主院区临床科室统一管理。对于分院区开展工作所需要的医务人员调动，由主院区科室核心领导小组议定，向主院区人事处提请用人计划。新设病区由主院区科室派出科室副主任担任主任，根据科主任负责制的管理机制，合理配置、调动三院区人员。

为了激励职工愿意去分院区工作，同济医院从经济和晋升两方面制定了激励机制。医院规定所有医疗专家每周必须在分院区有一定的坐诊量，以此纳入个人工作绩效考核和科主任工作绩效考核中，与收入挂钩。医院在考核员工绩效时，三个院区同一科室奖金统一核算，还规定分院区的工作人员按一定比例额外享受津补贴，以此在经济上形成激励。医院同时规定所有新晋副高级职称医师申请开设专家门诊前，必须首先在新院区完成一定的门诊量。

（三）医疗管理一体化

一体化管理的宗旨是实现同质化的医疗服务质量，同济医院基于三院区打通的"同济云"医疗信息平台，通过规范流程和环节质量、统一质量管理标准、针对关键环节进行重点监管，构建一体化医疗管理体系。

为了提高同质管理成效，医院实行了"垂直化＋扁平化"医疗质量管理组织架构。垂直化管理体系见图3-3。扁平化是对涉及医疗质量的多部门，减少岗位数量，将原医务处、护理部、门诊办公室整合成医疗办公室，消除过去部门间的沟通障碍，提高分院区医疗质量管理水平。将医务处作为医疗办公室构成主体，负责医疗质量监管，便于统一医院整体医疗质量标准。

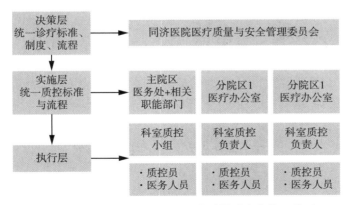

图3-3 "院—部—科"三级医疗质量垂直化管理体系

医院医疗工作例会、定期医疗质量简报等医疗质量改进机制扩展到两个院区。分管医疗的院区副院长每周召开一次医疗工作例会，针对各个院区日常工作中发现影响医疗质量的问题进行专题研究，共同寻找原因，制订整改措施，并定期反馈整改结果，追溯整改进度及结果。

为了确保两个院区与主院区医疗质量同质化，医院建立和完善了医院、科室、岗位三级考核评价机制。两个院区医疗办公室与主院区医务处等科室共同监控分院区医疗质量，各科室成立医疗质量控制小组，确定一名医疗质控员，由其负责科室内部医疗质量工作。

医疗办公室每周对临床科室进行日常医疗工作巡查，每月统计各科室主要医疗指标完成情况，将医疗质量指标细化到科室及个人。科主任和医疗副主任是所有院区同一专科的最高责任人，无论质量问题发生在哪个院区，质量考核结果都会与科室绩效考核挂钩，由此将主院区的医疗质量管理责任覆盖到分院区。

（四）运营保障一体化

同济医院建立了高度一体化的运营管理模式，即职能部门实行垂直管理、临床医技部门跨区设科。医院将内部管理职能与临床诊疗单元相互打通，分院区管理制度、服务流程、诊疗规范等均由主院区延伸应用。对于院区层面制定的管理文件或方案，需经院区管理核心讨论通过后报主院区班子会议通过后执行。对于职能部门业务层面的管理决策，由主院区职能部门或临床科室核心领导小组集体商议后决定是否执行。

分院区单独设置的院区综合办公室负责协调院区内部常规业务，医疗办公室则负责医疗质量与安全相关业务。两大核心部门还负责与当地政府主管部门对接具体业务，在接受主院区相应职能部门的垂直管理的同时，又在分院区领导的指示下负责院区的相关业务。对于分院区其他支持性业务，如财务、人事、后勤、保卫等，均由主院区职能部门实行垂直管理，即主院区对分院区人事、财务、物资等方面的管理是将其纳入医院总盘子进行统筹管理，而非将其当作一个二级机构进行事前规划审批、事中实时监督、事后监督审计的监管模式。

医院整合现有各系统之间的数据形成集团医院运营信息管理平台，建立了"运营共享服务中心"，对人员、药品、卫生材料、固定资产、会计核算、成本核算、医疗收费、医保结算、手术麻醉、检查检验报告等系统中的数据进行汇聚，实现人员统一调配、财务统一核算、物资统一配置，使医院能够对三个院区运营管理中涉及的财务、物流等资源进行统一规划管理（图3-4）。系统将各业务节点嵌入内控规则，保障运营规范性，优化流程内控，确保所有关联行为和数据可追溯。以物资采购为例，同济医院利用云采购平台实现三个院区物资采购管理的基础数据维护、企业和产品资质证照更新、产品调价、产品启用/停用、供应商变更、供应商授权链管理等功能，完成采购订单与结算订单收发、微信端验收、发票登记、院内二维码的赋码、与医院信息系统（hospital information system，HIS）业务数据实时交互等功能，根据产品自身属性、应用场景、物流差异、管理精度等进行分级分类库存管理，实现基于"淘宝模式"的普通低值耗材管理、高值耗材备货管理、术中耗材管理三大业务流程管理闭环，优化并规范医院采购流程，降低整体采购成本。

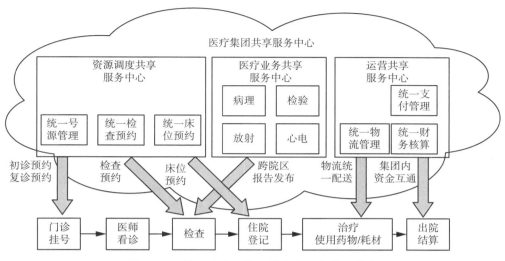

图3-4 同济医院集团化运营共享服务中心模式

（五）信息系统一体化

同济医院建设的"同济云"平台是国内上线最早、规模最大的大型医院云平台，实行同一套集团专网、同一套信息系统、同一套数据中心，实现了三个院区的信息系统互通（图3-5）。"同济云"基于多个院区之间统一开发与应用的信息系统，设计完善的系统结构和功能框架，实现不同院区之间的信息互联互通、数据同步，提高了信息的共享程度。各个院区的医疗信息均可以在信息系统中查询，构建的办公自动化（office automation，OA）办公平台保证了院区之间的信息沟通顺畅。

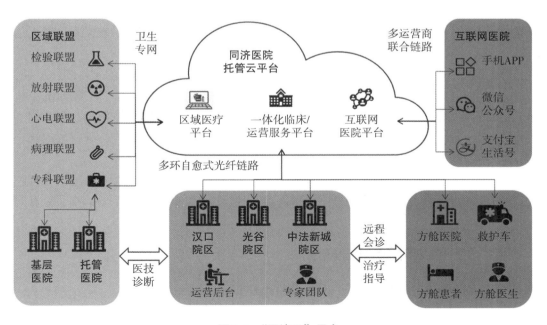

图3-5 "同济云"平台

基于"同济云"平台打造的"临床共享服务中心"，支持多院区就诊、结算、阅片、病历信息共享，以及检验、放射、心电、病理诊断能力的共享，使光谷和中法新城院区的标本、影像资料可及时传回主院区进行诊断、阅片，助力了三个院区线上与线下业务一体化，提高了一体化管理效率、降低了运行成本。

医院建立了贯穿三个院区医疗信息的医疗质控指标及信息监控平台，构建了院区医疗质量查询平台（住院医疗质量上实现了授权管理，护理质量管理中开展了护理风险评估，药事管理中设置了处方合格率、抗菌药物使用强度等数据定时分析等），实现了以患者为中心，包括门急诊、住院、手术、护理、院感和药事等方向的质量控制。医院后勤利用移动互联网和信息平台实时传递服务信息，构建后勤一站式服务中心，统筹协调、统一调度三院区所有后勤班组业务，统一服务质量、统一考核标准，提高服务体验感。

一体化的信息平台和系统杜绝了各院区之间形成信息孤岛，节省了医疗时间以及相关人员的工作时间，降低对医疗资源的浪费，同时也保证了医务人员和患者对信息系统服务水平的一致性。在统一的"同济云平台"下，无论患者在哪个院区就诊，其医疗信息可跨院区实现互通共享。患者可根据需要跨院区进行转诊和复诊。远程查房和会诊系统使医院可及时调配相关人力资源进行知识共享。

（六）文化建设一体化

同济医院注重在三个院区建设统一的医院文化。统一的物质文化有助于使患者和员工在感性上对三院区形成同品质认识。医院聘请同一设计团队对三院区新建项目进行设计，确保建筑风格的一致性。新院区的标识标牌和视觉系统直接沿用主院区的模式，各院区的标识标牌、文化展板、职工服饰均一致，病区色彩、标牌导视、夜景灯光均按照《同济医院形象识别规范手册》进行设计，颜色、规格、内容等外观上协调统一，同济医院"泰山石"和"三峡石"等文化标识物也在三个院区均同样摆放，确保到访者无论在哪个院区，感受到的氛围一致。

由于医院使用高度整合的管理模式，领导、战略、制度、流程等均出自统一口径，尤其是人力资源的一体化统筹，保障了各类管理制度、业务流程在三个院区的统一执行，形成了良好的制度文化。在精神文化层面，同济医院的院训、同济精神、服务理念等文化直接扩展到分院区，新老职工在一体化管理模式下实现顺利融合，确保形成统一的精神文化。

统一的组织文化不但让患者在不同院区感受到同济的医疗人文氛围，还让所有院区的医务人员在制度执行和业务操作层面贯彻同样的标准和理念，有效保障了医疗同品质。

四、同济医院多院区管理成效

（一）多院区建设有效扩容优质医疗资源，改善患者就医

首先是一体化的管理模式从组织和制度层面确保了同品质的医疗服务。同济医院两个分院区克服规模扩张带来的质量下降问题，吸引了大量的患者前往就医。近年来，医

院年门急诊服务量增长超50%，新院区占比近40%；住院患者服务量和手术量增长近30%，新院区占比分别约40%和30%。光谷院区日均门诊服务量和日均在院人数较开院初期分别增长200%和109%，日均手术量为开院初期的4.3倍；中法新城院区日均门诊量和日均在院人数较开院初期分别增长64%和65%。医院线下日门急诊服务量峰值达2.6万人次，有效缓解了患者看病难的问题。

　　其次，数据横向对比也证实了同济医院三个院区医疗服务的同品质。对全院科室医疗质量数据进行横向比较发现，三个院区之间CMI值（图3-6）、时间消耗指数、费用消耗指数、治愈率、好转率、病亡率等主要质量指标无统计学差异，同一专科多院区统一管理模式，实现了为患者提供同品质医疗服务的目标。

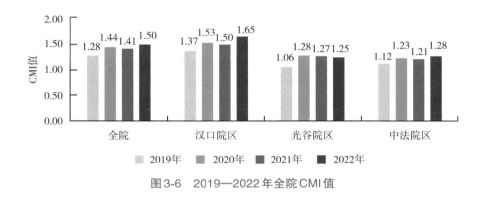

图3-6　2019—2022年全院CMI值

（二）"一体化管理"是一种科学有效的多院区管理模式

　　同济医院2015年实施的多院区"一体化管理"模式，实行"垂直化＋扁平化"管理，在保证新院区医疗水平和品牌效应的同时，节约了人力资源，特别是管理人员，缩减了成本，还避免了各院区之间恶性竞争及文化认同不一等问题。

　　其中统一的信息平台发挥了巨大的作用。在临床业务方面，通过信息系统配合物流系统，建成了集成的阅片中心、医技检查中心、效度供应中心，使分院区免于重复设置这些医疗设施，也减少了医务人员的奔波。在运营管理方面，统一的信息平台减少了分院区财务人员的设置。垂直管理模式减少了职能部门管理人员的设置。相当于无形中提高了工作效率，并减少了配置成本。

　　经过实践检验，证实同济医院多院区"一体化管理"模式科学有效，取得了良好的运营效果，值得同行借鉴。

（三）多院区有利于公共卫生防治体系建设

　　抗击新冠疫情的实践表明，应对突发公共卫生事件时，同济医院探索的多院区模式更契合"战时"功能迅速转换，光谷院区曾3天就被改造成新冠危重患者救治定点医院，成为救治核心阵地之一。多院区模式相比单院区模式，医院可以将单独的院区整体改造，其他院区保留日常医疗服务能力；而相比兼并、托管、医联体等形式，"一体化管理"机制更便于对单个院区的人、财、物等资源统筹调配，降低"战时"沟通和运转成本，实现快速反应、合理分配、高效运转。如疫情中各病区呼吸机的使用，正因为三院区日常运转中就是靠主院区一个中心来统筹，应急时才能高效调配，最后同济医院成为2020年新冠疫情期间国家卫生健康委员会调配武汉地区医疗物资的中枢。同济医院多院区模式为构建平战结合的重大疫情防控救治体系，提高应对重大突发公共卫生事件能力打下基础。

五、存在不足及未来展望

（一）多院区管理实践中遇到的问题

医院在多年的多院区管理实践中也遇到了一些问题，其中最大的问题是人员调配的问题。2018年，一项样本量为487人的针对本院职工轮转满意度的调查发现，仅31.6%的医务人员对目前的轮转方式表示满意。这说明有相当一部分比例的员工不愿意参与院区间的轮转工作，这一点也可以从医院强制规定"副高以上医师需选择二个及以上院区坐诊"这一政策看出。对于员工轮转积极性的调动问题，医院除了采用强制性的政策来调动，还通过将其纳入职称晋升条件、适度提高分院区医务人员每月绩效薪酬等手段进行激励。此外，医院还通过文化建设，宣扬"同舟共济"的医院精神，鼓励员工将个人价值实现与医院的发展、国家需求联系起来，激发员工到新院区干事、创业的精神。

尽管如此，医院仍然面临规模扩增与人员紧缺之间的矛盾。目前同济医院正肩负着托管四家医院、支援一个国家区域医疗中心建设的任务。近期，随着同济医院第四个院区车谷院区的筹建工作不断推进，武汉同济航天城医院、武汉同济汉江湾医院也相继纳入同济托管医院版图；第五批国家区域医疗中心建设名单中，同济咸宁医院、同济襄阳医院也赫然在列，未来将对同济医院外派人员提出更多的需求。要保障优质医疗资源扩容和同质化扩张，人员派出是最主要的因素。未来，医院需要在人员派出及轮换机制建设方面进行更多的探索。

（二）未来发展展望

随着公立医院高质量发展政策的全面铺开，多院区精细化运营管理逐渐成为新的课题。对于类似同济医院这种完全一体化、垂直化管理的多院区医院，有必要再建立精细化运营系统，对不同院区诊疗单元进行成本和效益测算，最大限度地提高多院区运营效益，减少成本支出，包括人员配置成本、人员流转成本、固定设备配置成本等；要根据实际医疗需求，在确保医疗同质化的前提下，进行成本最小的各类资源优化配置设计。

此外，分院区的规模对管理系统的要求可能存在一定的影响。当前不同医院对分院区的管理体系设置不同，究竟哪种模式最利于发挥多院区的布局效应尚需要进一步研究。有的医院设置分院区行政负责人，有的则不设置，并且下设的管理服务机构也各不相同。对一院多区院区行政管理体系进行深入研究和实际探讨，用科学的方法分析规模及各种设置模式对多院区医疗质量和效益的影响，可以为更多的医院在开设新院区时提供参考和启示。

案例点评

该案例基于"一体化管理，同品质医疗"的管理模式，通过"行政管理一体化、人力资源一体化、医疗管理一体化、运营保障一体化、信息系统一体化、文化建设一体化"六位一体的高度整合管理模式，促进人员、设备、物资、技术、信息、患者等资源在各院区充分流动与共享，在同一的医院文化价值观的熏陶下，将不同的院区紧密联系在了一起。医院内部各类资源与信息交流通道发达通畅，使医院克服了空间距离的阻隔影响，整个医院集团构成一个紧密的实体，达成了优质资源不稀释、医疗服务同品质、服务人群稳增长的效果。

同济医院多院区管理实践表明，一体化的管理模式从组织和制度层面确保了同品质的医疗服务。基于"垂直化＋扁平化"管理，在保证新院区医疗水平和品牌效应的同时，节约了人力资源，特别是管理人员，缩减了成本，还避免了各院区之间恶性竞争及文化认同不一等问题。同时，该案例也提示一院多区的管理在人员调配、员工轮转的积极性、规模扩增与人员紧缺之间的矛盾等方面还需要进一步关注。

思考题

1．请尝试分析同济医院"一体化管理"模式的优缺点。该模式对于促进三院区医疗同质化有哪些积极作用？该模式还存在哪些不足之处？

2．随着院区的持续运营，分院区的员工逐渐沉淀、岗位固定，面对院区间人员流动积极性下降的问题，未来可能带来哪些影响？

3．多院区布局是未来医院集团化发展的方向，一院多区的分院区数量是否可以无限增加？如何在规模和效益之间取得最优平衡点？

4．在当前局势下，新院区需要保持一定的业务量来避免经营亏损。作为医院主管领导，你是选择优先保品质还是优先保生存？

参考文献

［1］邓宇，袁权．医务人员多院区轮转对其心理健康状况的影响研究［J］．江苏卫生事业管理，2020，31（11）：1499-1502．

［2］高欢，廖家智，项莉，等．多院区医疗同质化管理内部评价方法研究［J］．中国医院管理，2022，42（4）：63-65．

［3］刘继红．武汉同济医院：一体化管理实现同质化医疗［J］．中国卫生，2022（10）：74-75．

教学指导

一、课前准备

1. 确定案例主题，收集案例资料，明确本案例教学的具体目的。

2. 制订详细的教学计划：案例讲解＋分组讨论＋师生互动＋总结交流。

3. 资料阅读：把案例正文文稿及与案例相关的背景资料一同发放给学生，要求学生仔细阅读案例内容，了解我国公立医院同质化管理的相关背景及历程。

4. PPT准备。

5. 学生分组准备，可将学生分为若干个不同小组，在课前收集其他领域或医院的同质化管理案例，在课堂上与同济医院案例进行对比分析，深化学习。

二、适用对象

本案例是为进行医院管理相关课程学习的学生以及从事这方面工作的人员设置的，也可作为"医院质量/安全管理"课程的教学案例，对医院管理学术型硕士研究生也适用。另外，本案例还可以用于引导和激发在校的公共管理本科专业学生对医院专科/学科建设等方面的兴趣。

三、教学目的

本案例从医院管理部门的视角出发，阐述了在新发展格局背景下，如何通过完善制度、制定工作流程、考核与激励并重推动医院同质化管理模式的施行，可为医院管理者提供机制改革经验参考，也可为在探索多院区和同质化管理中的医院、科室提供实践借鉴。

具体教学目的如下：

1. 使学生了解医院质量、安全、同质化管理的相关理论。

2. 通过阅读案例、讨论分析与交流，让学生理解和把握医院同质化管理的系统性流程，同时思考公立医院质量、安全和同质化管理的必要性与关键点。

3. 通过互动交流与讨论，让学生分析推广/提升医院同质化管理水平可能存在的问题和难点，以及可操作的改进措施。

4. 提高学生对现实问题的分析能力、决策能力、协调能力、表达能力和解决问题的能力。

四、教学要点

公立医院一院多区布局是现代医院走向集团化发展的典型形态，多院区管理重在扩容而不是稀释优质医疗资源，因而对管理模式和同品质医疗提出了较高的要求。本案例以同济医院为例，从多院区建设背景、多院区管理实践、多院区建设成效、发现的问题等角度，系统剖析大型公立医院多院区建设理念和实施过程，便于学者和医院管理者更好地学习和掌握多院区管理知识。

教学要点如下：

1. 通过对案例的剖析启发学生思考，医院在何种情况下需要进行同质化管理，需要做好哪些方面的准备。通过生动具体的案例描述使学生明晰同质化管理的基本步骤和常用的方法。

2. 让学生带着问题来学习，提高学习兴趣，通过自主学习寻找答案。让学生进行情景还原，针对医院面临的形势进行分析并提出改进建议，模拟制定和选择战略的过程，并进行汇报交流。

3. 总结点评学生的观点。教师在学生交流结束时，对学生讨论的观点进行评析，指出各自的优缺点，分析案例存在的重点难点，对学生讨论中存在的问题进行针对性点拨；在总结时，指导学生从不同的角度用不同的方法来解决案例中的问题。

（王留明　高　欢　刘晨曦）

案例4　儿科医疗联合体下转管理模式的实践探索

案例概要

　　本案例描述了复旦大学附属儿科医院在医疗联合体内部构建下转管理模式的探索历程。该医院为寻找下转模式的有效路径所做的努力，包括成立医疗联合体、分析症结、建立工作组织、搭建信息平台、开展人才培养、制定规范制度、构建服务网络、探索激励机制等举措。在这些举措推动下，医院下转模式不断优化，取得了专科覆盖扩大、信息共享、人才培养、制度建设等显著成效。该医院在医疗联合体内推行下转，体现了运用系统理论提升系统效能，发挥网络协同作用实现服务流程与资源优化等方面的理念，其丰富实践为其他医院提供了可资借鉴的经验。案例最后进一步阐述了医疗联合体内部下转需要重视顶层设计、完善法规和制度、推进信息化、创新激励机制等启示。

案例详情

　　当前，我国儿科医疗资源分布存在结构性不平衡的问题，高端资源集中在大医院，而基层儿科服务明显不足。为优化儿科资源配置结构，国家提出利用医疗联合体建设推进儿科分级诊疗。2017年国务院办公厅印发了《关于推进医疗联合体建设和发展的指导意见》，提出利用医疗联合体（以下简称医联体）这一组织形式来推进医疗分工协作，实现优化配置医疗资源的目标。作为国家儿童医学中心，复旦大学附属儿科医院（以下简称复旦儿科）于2014年牵头成立了复旦儿科医联体，在医联体内部探索建立下转管理模式，实现儿科资源优化配置。

　　在模式探索初期，复旦儿科确定了医联体内部下转面临的主要阻碍因素，并针对这些因素提出了一系列改革举措。在改革实践中，复旦儿科医联体下转专科数量增加，基层儿科培训平台初步建立，医联体内部下转管理模式不断完善。

　　从系统论看，医联体是一个开放系统。复旦儿科通过定义子系统功能、建立协调机制等措施，提高了系统效能。从网络论看，医联体是一个资源共享网络。复旦儿科通过加强网络联系、平衡网络配置等，增强网络服务能力。

　　复旦儿科医联体下转模式探索在推进儿科分级诊疗等方面具有重要价值，为医联体内部建立下转体系提供了宝贵经验和有益借鉴，但医联体内部下转还需要进一步完善激励机制、强化基层能力建设等。

一、医院概况及改革背景

（一）医院概况

复旦儿科创建于1952年，系国家卫生健康委预算管理单位、三级甲等医院，是国家儿童医学中心。医院学科综合实力领先，临床专科优势突出，连续两次荣膺"全国文明单位"称号，2017年获批成为国家儿童医学中心。

（二）改革背景

儿童健康事关家庭幸福和民族未来。我国儿童人口位居世界第二，儿童健康服务需求持续增长导致儿科服务资源不足。同时，儿科资源配置结构不合理导致资源利用不均衡。2017年国务院办公厅印发《关于推进医疗联合体建设和发展的指导意见》，提出开展医联体建设，有利于调整优化医疗资源结构布局，促进医疗卫生工作重心下移和资源下沉，更好地实施分级诊疗和满足群众健康需求。

复旦儿科是一所具有70年历史的三级甲等综合性儿科专科医院。作为国家儿童医学中心，复旦儿科在学科建设、人才培养、科研平台、临床诊疗等方面均位于国内领先水平。随着医疗体制的深刻变革，尤其是医疗联合体这一新型组织形式的提出，复旦儿科面临着新的挑战和发展机遇。中国医疗体系的变革不仅涉及优化医疗卫生资源的配置，更指向了基层医疗服务能力的提升和医疗资源分布的均衡化。这些变化对复旦儿科提出了新的发展要求。面对这些挑战与机遇，2014年，复旦儿科在上级主管部门的大力支持下，牵头组建了覆盖上海市多个区县的复旦儿科医联体。通过医联体的组建，复旦儿科与成员医院形成了横向联盟，共同推动区域内儿科医疗水平的提高。此外，在医联体的成功运行基础上，为弥补儿科资源紧缺的短板，助力儿科分级诊疗建设，复旦儿科从2020年起探索建立复旦儿科医联体多元化下转管理模式，旨在为儿科医联体建设及分级诊疗建设提供"复旦儿科"方案。

二、儿科医联体下转模式实践的理论基础

（一）系统论

系统论强调从整体角度分析问题，重视系统内各组成部分的关系。它提出系统具有整体性、相互依赖性等特征。系统论的核心在于通过提高系统内部各组成部分的协调性，达到优化系统整体目标的效果。

在本案例中，医联体是一个开放的医疗服务系统。系统目标是实现儿科资源的合理配置。系统的输入包括政策支持、医院自身资源等，输出是提高儿科服务能力。系统中的各医院既保持相对独立性，又相互依存，复旦儿科发挥核心作用，与其他医院形成有机整体。它通过转诊平台、培训项目等手段提高系统内部的协调性，明确各医院的分工，使系统整体效能提高，资源得到优化利用。这体现了运用系统论方法的理念。

（二）网络论

网络论研究网络参与者之间的非线性关系，强调网络互动产生的复杂效应。网络论认为网络要增强参与者之间的信任和默契，形成协作文化，实现资源的最优配置。

从网络论看，医联体是一个由医疗机构组成的服务网络。网络的效应来自节点之间的互联互动。复旦儿科发挥关键节点作用，带动整个网络合作。它通过培训、建立转诊平台等举措增强网络联系，提高网络活力，促进不同层级之间的资源共享，实现网络内部的协同发展。这体现了运用网络论方法的理念。

三、儿科医联体下转模式的具体实践

（一）锐意改革，找准症结所在

医联体的成功组建，对促进上海市域内儿科医疗资源的整合与合理配置，推动区域内不同层级儿科医院的密切协作，提高儿科医疗服务水平具有重大意义。但复旦儿科管理团队也清醒地意识到，要真正实现资源优化配置，仅仅依靠横向的医院联盟还不够，还需要在医联体内部构建纵向的转诊体系，实现优质资源的上下流动。

出于这样的认识，复旦儿科开始积极探索在医联体内部建立系统性的下转管理模式。为更好地组织领导这项重大工作，医院于2018年成立了上海市儿科医疗联合体（南片区）办公室（以下简称医联体办公室）。办公室设在医院院长办公室内，由医院医疗副院长任办公室主任，负责医联体日常运转的组织协调工作。

为推进下转体系建设，医联体办公室牵头，邀请医院康复科、儿童保健科等临床科室的主管医师进行广泛交流，以康复科的下转实践为重要样本，对推进医联体内部下转工作进行全面系统的思考。

2020年，复旦儿科医联体正式启动了下转管理模式的探索之旅。探索之初，对于如何顺利实现从三级医院向基层医疗机构的下转，管理团队思前想后，意识到要想取得实质性进展，就必须先明确阻碍下转的原因，以对症下药。要找到阻碍下转的症结所在，就需要采取全面、科学的调研分析方法。为此，医院组织相关专家采用文献研究、头脑风暴、鱼骨图等多种分析方法，深入研讨医联体内部下转工作面临的主要障碍。经过反复论证，管理团队成功确定造成下转困难的五大原因：基层医院"接不住"下转患者、无转诊信息系统、缺乏下转激励机制、缺少下转标准及流程、未形成转诊网络（图4-1）。

解决这五大痛点，下转之路才能畅通。复旦儿科管理团队随后以上述五大痛点为抓手，制定出相应的改革方案，将解决思路具体化、操作化，以求尽快推进医联体内部下转工作，造福更多患儿。

（二）有力推动，构建组织架构

为了更好地组织领导各项改革举措的实施，院长还亲自挂帅，成立了下转工作领导小组，以保证工作指导的权威性。同时，医院专门设立了矩阵式的下转工作组织架构，明确了不同组织在分工中的定位。

首先，医院成立了下转工作领导小组，负责制定下转的顶层规划和方针政策。

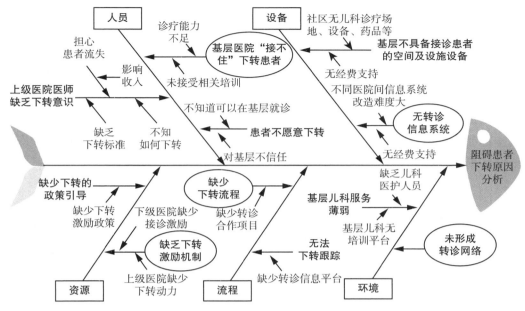

图 4-1　阻碍患者下转的主要原因（鱼骨图）

其次，在领导小组之下，医院又成立了下转工作小组，成员为医院临床科室负责人及区县医院儿科主任。工作小组负责制定下转的具体标准和流程，研究解决实际问题，把领导小组的方针政策变成细则制度并组织实施。

此外，两大组织之间还设置了下转工作协调小组，成员包括医院职能部门负责人及第三方技术支持机构成员。协调小组负责统筹各方力量，解决下转工作中的各种衔接问题，保障任务顺利推进。

三个组织分工明确、相互配合。这种矩阵式的项目化管理模式，集中了医院高层对下转工作的重视，也提高了资源利用效率，不同部门形成合力，保证重点工作快速推进。从系统论视角看，这样的组织设置明确了医联体内各组织的定位，有助于提高系统的协调性，也使复杂工作在专项管理下高效完成。

正是依靠这样科学的矩阵式组织架构，复旦儿科才得以顺利开展下转体系建设这一复杂工程。它为业内其他医院提供了一个经得起考验的管理范例，值得借鉴和推广。虽然医改道路漫长，但有了这样的组织保障，定能阔步前行。

（三）搭建平台，打通信息壁垒

复旦儿科医联体正式启动下转管理模式的改革实践后，面临的第一个痛点就是，三级医院信息系统与基层医疗机构系统之间存在鸿沟，严重制约了患者病历数据的共享和双向转诊的顺畅进行。在推进下转过程中，信息联通与共享是重要保障。但是复旦儿科与成员医院原有的信息系统并不互通，医院意识到需要尽快打通信息壁垒。为改变这一局面，复旦儿科与上级主管部门密切配合，迅速启动了医疗信息化建设。

2018年9月，复旦儿科与中国卫生经济学会、上海医学创新发展基金会签订"儿童疾病分级诊疗试点实践效果评价研究项目"。该项目由复旦儿科牵头，上海医疗质量研究中心承办，在复旦儿科医联体内开展儿童疾病分级诊疗试点实践效果评价，同时探索建立基于互联网的儿童疾病分级诊疗体系，以期在儿科分级诊疗体系建设和运行机制等方面取得突破性进展。

2019年，复旦儿科医联体儿童疾病分级诊疗项目正式启动。以该项目为契机，复旦儿科迅速掀起了专病网络建设的热潮，先后成立了多个专病诊疗网络，并以此为契机搭建了服务于这些网络的专病转诊信息平台。这些网络里，分别汇聚了具备相关专业能力的三级综合医院和基层医疗机构。疾病网络平台的搭建，有助于整合医联体之间的"协作、交流、培训、服务"四大功能。医联体以儿童专科疾病为抓手，开展下转工作。平台的应用极大简化了下转流程，提升了工作效率。

信息共享是医联体合作的基石。复旦儿科还在进一步扩大平台覆盖面，以及探索与成员医院内部系统对接，实现信息支持下转向纵深发展。

（四）人才培养，加强基层后盾

在推动医联体内部下转的过程中，复旦儿科管理团队深刻意识到，下转工作还有一个重要前提，那就是基层医疗机构必须具备对应的诊疗能力，才能够"接得住"从上级医院下转的患者。如果基层医院无法胜任患者的后续诊疗，上级医院也就失去了下转的基础。为此，抓好基层医院人才培养势在必行。

其中，复旦儿科与上海市闵行区卫生健康委合作的培训项目，直接覆盖了该区13家社区卫生服务中心的全科医师和护士。项目制定了集理论学习和临床轮转为一体的培训方案，还向培训学员提供脱产补贴，确保培训效果。几年间，数百名基层医护人员通过培训快速提升了业务能力，基层儿科服务水平也得到显著提高。

培训模式的成功，激励了复旦儿科团队将其推广至更广阔的领域。以复旦儿科医联体在闵行区的基层医护人员儿科培训方案为模板，复旦儿科与国家卫生健康委人才交流中心共同成立了"国家基层儿科医护人员培训项目"（以下简称"国培儿科项目"）。该项目由国家卫生健康委医政司作为指导单位，由上海医疗质量研究中心承办。并且，为了满足不同区域基层儿科临床培训需求，该项目在学员超过3000人的区域基地录制区域基地理论课程。此外，为配合国培儿科项目的推进及发展，上海医疗质量研究中心与复旦儿科自主研发国培儿科项目培训系统，并于2020年5月正式上线。54节基层医护人员培训基础课程陆续上线。

如今，这一国家级培训项目已成功建立起覆盖全国的30多个区域性培训基地。丰富的课程内容覆盖儿科各病种的诊疗规范。并且，为了让知识传播更广，所有课程均对外免费开放。

（五）制度建设，规范下转行为

在下转管理进程中，建立规范的制度和标准尤为关键。没有规范的制度和标准，下转很难开展，质量也难以控制。为此，复旦儿科成立了专门的工作小组，会同成员医院，围绕下转的业务规范和操作流程展开研究制定。

经过反复论证，该规程明确了上下级医院在下转过程中的具体职责和分工，确定了可下转的病种范围，细化了患者转出和转入的准入标准，并针对首次转诊患者提供了详细的转诊操作指引，以减轻患者的不适应。通过制度的建设，下转流程标准化，医务人员的操作规范化，下转质量也得到保障。

与此同时，医院编制了一系列管理制度文件，形成了较为完备的制度框架支撑下转工作，如医联体章程、培训管理办法、双向转诊办法等，在组织权责、业务流程、资源使用等方面进行规范，对加强下转管理起到了重要作用。各项制度的建立使下转工作守纪律、守章程，为下转提供了法规保障。

这些规范化的管理模式不仅使复旦儿科受益，也许还能为业内其他医疗机构提供可借鉴的范例。

（六）多方协作，共建转诊网络

专病网络和信息平台搭建了医院之间的联系沟通桥梁，人才培养夯实了下转的基础，规范的制度则为下转工作提供了遵循的规则。与此同时，复旦儿科也意识到推进下转不能依靠单个医院之力，还需要在区域范围内打造广泛的医疗服务网络，汇聚更多力量。

在上海市徐汇区卫生健康委的大力协调下，复旦儿科迅速与区内的基层医疗机构签订了合作协议，共同建立起了覆盖全区的儿科医院及社区诊疗基地联合体。2020年，该项目升级为2.0版，复旦儿科在上海市徐汇区4家社区卫生服务中心及徐汇区妇女保健所合作建立基层孤独症早期干预基地，制定孤独症双向转诊流程及制度，在原有的上转工作基础上，复旦儿科将符合基层医疗机构干预的孤独症儿童下转至合作的基层基地。复旦儿科儿童保健科主任及骨干每月8次到基层基地开展孤独症干预适宜技术推广、培训及督导。干预及督导费用由徐汇区卫生健康委通过专项拨付，实现项目的可持续性。每个医疗机构根据自身优势开设了相应的儿科诊疗基地，实现了资源互补与分工合作的格局。

转诊网络的建立加快了复旦儿科与基层医疗机构之间的双向转诊。通过网络化管理，患者可以选择就近的基层医疗点接受后续治疗，极大地提高了就医便利性。同时，基层医师也可以根据患者病情直接在网络内实现上转预约。合作网络打破了过去医院相对封闭的运作模式，实现了优质医疗资源的优化配置和共享。

医联体内最宝贵的财富在于厚实的合作关系。多年来，复旦儿科与成员医院建立了稳固的合作基础。在此基础上，推进区域医疗网络建设，集结更多力量，共享更多资源，实现互利双赢，是医院当前和今后努力的目标。

（七）激励并举，增强工作主动性

激励机制直接影响医务人员的工作积极性，是保障各项举措落实的重要一环。为此，复旦儿科与政府部门积极探讨构建科学的激励机制。

通过与区卫生健康委的深入合作，医院实现了对承担下转任务的医师给予适当补贴，并对督导基层工作的专家提供劳务报酬，以体现下转工作的价值。为激励上级医院及基层医疗机构开展下转工作，复旦儿科与区卫生健康委合作开展双向转诊项目，由区卫生健康委提供项目和经费支持。如复旦儿科与上海市徐汇区卫生健康委合作开展"儿童孤独症社区早期筛查及干预"项目，根据社区医师筛查及干预工作量给予工作补贴，对于复旦儿科到社区基地督导的专家给予劳务报酬。

此外，激励基层医疗机构开展儿科服务，鼓励基层与上级医院开展双向转诊合作，还需要从政府层面完善基层医疗机构儿科从业人员的绩效体系。例如，上海市闵行区提高基层儿科标化工作量权重，提高基层儿科医师或全科医师开展儿科服务的绩效和工作积极性。根据基层医师开展儿科服务的数量，实行按量提成的模式。这些举措的推出对激发基层医师的工作热情发挥了重要作用。

与此同时，复旦儿科也在内部进行机制创新。医院将参与下转工作的情况纳入临床科室年度目标考核与奖励范围，并向参与下转的科室提供科研经费支持。这推动了更多科室主动参与到转诊工作中来。

这或许只是开始，未来复旦儿科还会进一步完善激励机制，让每一位承担下转任务的医师都能从中获得成就感，也进一步激发出基层医师的积极性。

（八）卓有成效，实践见真知

2014年，复旦儿科在上级指导下积极参与医联体建设，并于同年牵头成立了覆盖上海多区的复旦儿科医联体。经过八年多的辛勤耕耘，如今这个服务上海近千万居民的大型医联体，在构建内部下转体系方面已积累了丰富的经验。这些宝贵实践为推进分级诊疗、促进资源优化配置提供了可资借鉴的范例。

下转专科的增加，直接影响资源下沉的广度和深度。在探索之初，复旦儿科开展下转的仅有康复科。经过多年努力，到2022年已成功增加到四个科室，范围扩展到康复科、儿童保健科、内分泌遗传代谢科以及中医科，涵盖面不断拓展。

信息壁垒的打通，直接影响下转效率。复旦儿科通过独立开发转诊信息平台，实现了基层医师对上级医院号源一站式预约和病历查询，大幅简化了下转流程。

在成功应用的基础上，医院还在探索与成员医院内部系统对接，实现真正的信息互通。这种信息化赋能，是规范下转、提升患者体验的重要支撑，也使医联体由过去的"虚拟联盟"向"实体合作"迈进。

下转工作顺利进行的前提，是基层医疗机构要具备对应能力。医联体目前已建立30多个区域培训基地，医护人员积极参与。专项的人才培养，直接增强了基层诊疗能力，也为下转工作提供了人才支撑，可复制可推广。

医联体的力量源自网络。复旦儿科携手政府部门，与基层医疗机构共建了覆盖区域内的医院及社区诊疗基地联合体。每个机构根据优势开设专科基地，实现了资源优化配置。基层医师可以根据患者情况直接在网络内实现上转预约。

推进下转过程中，激励机制的作用不可忽视。复旦儿科与多个区县政府开展合作，探索建立下转激励机制。通过政府支持的项目，医院现已初步建立起对下转医生的津贴补助、对督导专家的劳务报酬以及对基层医师的按量提成激励。

经过八年的辛勤耕耘，复旦儿科医联体的下转体系日渐成熟，在专业覆盖、信息支撑、人才培养等方面均取得重大进展。展望未来，复旦儿科还在继续致力于医改实践，以创新精神开拓更广阔的儿科医疗服务领域，为造福更多患儿而不懈努力。

四、经验与启示

（一）主要经验

从该医联体下转案例可以看出，复旦儿科在推进医联体内部下转过程中，形成了一整套较为完善的工作机制。这套机制的建立，使下转工作在医联体内得以顺利开展和不断改进，具有重要的示范和引领作用。

1. 成立专门机构负责领导和组织医联体内部下转工作

复旦儿科设立了矩阵式的下转工作组织架构。这种项目化的管理模式，体现了医院领导对下转工作的高度重视，明确了各个组织在分工中的不同角色定位。决策层、执行层和协调层相互制衡、相互促进，有效推进了下转规划的制定和执行。这种做法值得其他医联体借鉴。

2. 搭建信息平台和转诊系统支撑下转工作

复旦儿科抓住信息技术这一手段，搭建转诊平台和信息系统，实现下转患者信息互通共享。信息平台加强了医联体网络中的节点联系，优化了网络的配置结构。同时，规范化的信息管理也使下转过程标准化，保障了下转的连续性诊疗和服务水平。信息化的下转支持为其他医联体提供了可资借鉴的做法。

3. 重视基层人才培养，提升基层服务能力

人才培养是下转工作的重要一环。复旦儿科对基层人才的培养直接提高了基层子系统的服务能力，有助于推动整个医疗服务系统的均衡发展，也使医联体网络中的薄弱环节得到加强，实现网络的共享发展。基层医疗机构的医疗服务能力，直接影响医联体内部下转工作的成功实施。复旦儿科与政府部门合作，专门制定了面向基层医师和护士的培训方案，持续推进基层儿科队伍建设，这种做法切实可行且行之有效。

4. 探索构建激励机制，调动各方积极性

探索建立科学的激励机制，调动上级医院和基层医院的下转积极性，是推进医联体内部下转的关键。激励机制的建立直接影响各医院的工作积极性。本案例中，复旦儿科正与政府部门合作探索科学的激励模式，这将整合不同主体的力量，推动医联体内部下转的开展和规范。医院本身也在作为示范带头者，发挥关键节点作用，以带动整个网络形成合作文化和发展动力。复旦儿科与政府合作，通过项目经费和绩效工资等形式，探索构建激励机制，同时该案例也表明该机制需要不断地进行完善。

5. 加强顶层设计和制度建设

从该医联体下转案例来看，复旦儿科高度重视对下转工作的顶层设计和制度建设，这直接影响了下转工作的顺利开展和效果的取得。医联体内部下转是一个系统工程，如果没有科学规范的顶层设计和配套制度的支撑，很难形成工作合力，实现资源优化配置的目标。复旦儿科通过制定一系列制度文件，对下转工作进行了程序化和规范化的管理。这种做法体现了医院以系统观念指导下转工作，并运用规章制度进行系统治理的管理理念。医院通过制度建设发挥了系统的规范功能和绩效导向作用。

（二）启示

该医联体促进下转案例启示我们，要进一步完善顶层设计、法规制度、信息建设、人才培养、绩效考核等方面的工作，形成强有力的体制机制保障，以推动医联体内部下转的开展和规范。

1. 加强顶层设计和规划

医联体内部下转是系统性工程，需要国家层面统筹规划和设计，制定明确的政策体系，提供政策红利。具体而言，国家卫生健康部门要高度重视下转工作，制定专项规划和路线图，明确时间节点和推进路径。

2. 完善规章制度建设

医院要建立健全医联体内部下转的法律法规和规章制度，落实到具体的操作流程，使之制度化、规范化；要对下转的标准、流程、责任主体等进行规范，对下转工作进行程序化和规范化的管理。

3. 推进医联体信息化建设

信息化建设直接影响下转工作效率，医院要把信息系统纳入医联体规划内容，实现信息系统无缝对接和业务数据互通，以信息技术改造业务流程、优化资源配置。

4. 加强医联体队伍能力建设

基层医疗队伍能力是下转工作的基础，医院要采用多种方式扩充人才队伍，提升业务能力和服务水平；专门面向基层医疗队伍培训模式不仅可以加强医联体网络的薄弱环节，也有助于实现医联体内资源和知识的共享，可以有效促进医疗体内部整体队伍的能力提升。

5. 调动下转积极性

医院还要探索构建激励机制，调动上级医院和基层医院的下转积极性。复旦儿科作为医联体内部示范带头者，应充分发挥关键节点作用，积极带动整个医联体网络合作发展，通过与政府部门的合作探索多样化的激励模式（如项目经费和绩效工资），推动医联体内部下转工作的关键。

五、附录

1. 医疗联合体（medical consortium）

医疗联合体简称医联体，是指在区域内通过合作协议建立起来的跨机构、跨层级的医疗服务网络。医联体整合区域范围内的医疗资源，实现横向和纵向的密切协作，可以更好地满足居民多层次的医疗需求，提高医疗服务效率。医联体的建立有利于推进分级诊疗制度，优化配置医疗资源，促进基层医疗发展。

2. 分级诊疗（tiered healthcare）

分级诊疗是指根据疾病的严重程度和医院的服务能力，将患者分配到不同层级的医疗机构就诊的制度。分级诊疗可以防止医疗资源的重复建设和浪费，实现资源的优化配置。实行分级诊疗，按病情轻重将患者分流到不同级别机构，是国家推进医改的重要举措。

3. 下转（referral downward）

下转是指上级医院根据病情需要，将患者转诊至下级医疗机构继续治疗的过程。下转是实现医疗资源优化配置的重要环节，可以促进医联体内部上下沟通，加强协作。

案例点评

本案例全面阐释了复旦大学附属儿科医院在推进医联体内部下转过程中的丰富实践与宝贵经验。作为国内领先的儿科专科医院，复旦儿科响应国家关于建立医联体、推进优化配置医疗资源的号召，在医联体内探索建立下转管理模式。该案例充分反映该模式实践符合系统论和网络论的科学理念，具有较强的示范引领作用。

首先，复旦儿科重视组织领导，成立了矩阵式下转工作组织架构。这种项目化管理模式明确了各子系统在分工中的定位，提高了系统协调性，有效推动下转规划执行。这种科学的组织模式，提高了系统资源利用效率，值得医院学习借鉴。其次，信息支撑是网络发展的关键。复旦儿科高度重视信息化建设，搭建转诊信息平台，实现了不同层级之间信息无缝对接，简化了下转流程，也使得患者得到连续的医疗服务。信息化支持提高了网络服务能力。再次，复旦儿科开展了系统的基层医护人才培养。这直接增强了网络中的薄弱环节，使网络发展更均衡，快速提升了效果。这种培训范例可推广至更多医疗机构。最后，复旦儿科制定了标准的制度文件，对下转的各个环节进行规范，实现了流程的标准化管理。

综上所述，复旦儿科构建医联体内部下转体系的做法科学系统，管理经验丰富，对当前我国推进医改具有重要借鉴作用。我们要学习其经验，不断完善医联体内部的顶层设计、法规体系、信息平台、人才队伍建设等工作，以有效推进医疗资源优化配置。总体而言，本案例描绘了医联体内部建立下转管理模式的一条可行路径，对当前推进医改、构建分级诊疗新格局具有很强的参考价值。

思考题

1. 当前我国医疗资源分布存在哪些突出问题？该案例反映出构建医联体、推进下转体系建设对优化资源配置有哪些积极意义？

2. 复旦儿科是如何识别医联体内部下转的障碍因素的？分析出主要症结有哪些启发意义？

3. 复旦儿科在推进下转过程中采取了哪些关键举措？这些举措的意义及其管理规律是什么？

4. 从系统论和网络论角度看，复旦儿科下转工作体现了哪些管理理念？这对其他医院有哪些借鉴作用？

5. 推进儿科医联体内部下转还面临哪些问题和挑战？我们又可以从哪些方面去完善？

参考文献

［1］高璇，徐婕，马琦，等．复旦儿科医联体门诊就诊患儿家长满意度及影响因素分析［J］．复旦学报（医学版），2020，47（05）：700-706．

［2］侯佳，张丽斐，陈曦，等．复旦儿科医联体双向转诊在上海市松江区的实践与成效［J］．复旦学报（医学版），2022，49（03）：384-389+410．

［3］杨杪，贺焜，高解春，等．复旦儿科拓宽国家儿童医学中心建设路径［J］．中国医院院长，2021，17（21）：82-83．

［4］喻月慧，李珍．中国儿童健康保障现状、问题及三医协同治理策略［J］．社会保障研究，2023（03）：18-28．

教学指导

一、课前准备

1. 案例准备

（1）确定案例的教学主题和目标，即医联体内部下转模式的探索与实践，帮助学生全面了解医联体下转的意义、过程及经验。制订详细的教学计划，设计案例介绍、案例解析、学生讨论、经验总结等教学环节及时序，并对应准备充分的PPT、文本材料等，以便授课时调整使用。

（2）准备提前发给学生的案例及相关数据材料，要包含医联体下转的背景信息、复旦儿科医院开展下转的具体措施与过程、取得的效果等详细资料。

（3）全面准备好课堂的各个环节，包括案例引入、案例讲解、学生讨论、经验总结、思考拓展等，专门设计引导性问题、设定讨论题目、准备讨论支撑材料等，并在实际教学中注意根据学习情况适时调整，把控教学节奏。

2. 学生准备

（1）提示学生仔细阅读提供的案例材料，全面了解医联体及医联体内部下转的意义、目的、过程等相关背景，以便理解案例。

（2）要求学生在预习的基础上，再查阅国内外医院开展医联体下转模式的相关信息，为与案例进行比较分析做准备。

（3）提前将全体学生分成若干个讨论小组，每组人数适中，让学生带笔记本等准备充分参与小组讨论环节。

二、适用对象

本案例面向医院管理、卫生政策与管理相关专业的大学生，以及从事医院管理工作的医务管理人员。

三、教学目的

具体教学目的如下：

1. 使学生深入理解当前我国医疗资源分布存在的结构性问题，认识到建立医联体下转模式的意义所在。

2. 使学生全面掌握复旦儿科在医联体内推进下转模式的经验做法，包括思路、举措、效果等内容。

3. 使学生深入了解医联体内部建立下转模式的关键环节、重点工作以及应该注意的问题。

4. 让学生总结医联体内部推行下转模式的核心经验与启示，获得工作指导。

5. 让学生学以致用，将所学知识应用到其他医疗机构开展医联体及下转工作的实践中。

四、教学要点

为全面达成教学目标，本案例教学融合了案例介绍、讲解解析、小组讨论、经验总结和知识应用等环节。

教学要点如下：

1．案例引入：先介绍医联体建设的背景，如《关于推进医疗联合体建设和发展的指导意见》等政策支持。引出医联体内部建立下转模式的重要意义，提出本案例以复旦儿科为例的研究视角，引起学生学习兴趣。

2．案例讲解：结合案例详细讲解复旦儿科在医联体内推行下转模式的具体举措，包括成立工作组织、搭建信息平台、开展人才培养、建立激励机制等做法，解析每一举措的意图、方法和效果。增加与学生的互动，形成真实实践场景的讲解氛围。

3．小组讨论：讲解结束后，组织学生进入预先规划的多个讨论小组，给出问题让小组展开讨论，如医联体内部下转的意义，复旦儿科医院的经验对其他医院的借鉴作用等。教师在全班范围内走动指导，鼓励学生畅所欲言，记录学生优秀观点以备课堂交流时使用。

4．经验总结：最后教师做全面的总结，归纳该案例反映的医联体内部下转的关键环节及核心经验，如加强顶层设计、完善法规、建立激励机制等，并就如何汲取经验提供导向性建议，帮助学生形成完整知识体系。

5．知识应用：在总结的基础上，引导学生思考如何将案例的经验教训应用到相关实务工作中，提高医疗机构开展医联体及建立下转模式的能力，实现理论联系实践。

（黄国英　翟晓文　徐　婕　杨　帆）

案例5　疾病诊断相关分组（DRG）支付下专科运营管理效率提升实践与创新

案例概要

推动公立医院高质量发展，需要进一步提高医院运营管理的科学化、规范化、精细化、信息化水平，需要医院管理者对医院的资源进行科学谋划。武汉大学中南医院通过探索疾病诊断相关分组（DRG）支付下的专科运营管理，推进了医院精细化运营管理改革；通过全面组织医院运营分析、绩效工资改革、资源配置与流程优化、成本管控等一系列突破性举措，切实提升了医院整体运营效率。本案例从中南医院DRG支付下专科运营管理的改革背景、理论基础、改革具体过程以及取得的成效等方面，系统阐释了医院运营管理与创新的理念和实施过程，为相关研究者和医院管理者学习和开展专科运营管理实践提供参考。

案例详情

医院运营管理是对医院提供医疗服务的直接资源进行有效的整合利用，以实现投入产出活动的效率、效益和效能的最优化过程。医院运营管理者按照医院工作和发展的客观规律，运用运营管理的理论和方法，对医院的人、财、物、信息、时间等资源进行计划、组织、协调和控制，以充分发挥系统整体运行功能，达到资源配置最优化和最佳综合效益，满足患者医疗服务需求。

目前公立医院收不抵支现象普遍，医院持续良性运营面临挑战，急需彻底扭转重资源获取轻资源配置、重临床服务轻运营管理的倾向，提升精细化运营管理水平，向强化内部管理要效益。提高医院运营管理精细化水平是推动公立医院高质量发展的必经之路。传统粗放式发展致使医院运营管理目标定位不清、层级模糊，导致资源投入与目标定位发生错位，影响投入产出效率。公立医院应秉持以人民健康为中心的理念，结合医院实际情况进一步明确运营管理的目标定位并选择合适的管理策略，才能有效提升资源投入产出效率，推动医院战略目标的实现。

2017年，武汉大学中南医院开始探索疾病诊断相关分组（diagnosis related groups，DRG）支付下的专科运营管理，推进了医院精细化运营管理改革，并通过全面组织医院运营分析、绩效工资改革、资源配置与流程优化、成本管控等一系列突破性举措，切实提升了医院整体运营效率。医院2018—2021年连续4年在三级公立医院绩效考核中取得A＋成绩，医院综合影响力稳居全国百强，精细化运营管理模式受到上级主管部门以及同行的认可，被各大媒体竞相宣传报道，省内外多家医院也开始借鉴中南运管模式，助力医院管理模式由粗放型向内涵质量效益型转变。

一、医院概况及改革背景

（一）医院概况

武汉大学中南医院（以下简称中南医院）建于1956年，坐落在武昌东湖之滨，占地面积32.5万平方米，现有编制床位2738张，全院职工4036人。医院坚持党建引领，注重科技创新和转化。医院综合实力位列复旦版中国医院排行榜百强，科研学术影响力跃居全国30位，国际最新Nature指数跻身全国医疗机构前10。为推动学科进步，中南医院精心打造国家胸痛中心、卒中中心等医疗诊疗中心，建立妇儿医院、肿瘤医院、心血管病医院，启动骨科医院、脑科医院等"院中院"；通过打造以疾病为导向的特色专科群，建立清晰的亚专业或专病为主线的多学科诊疗模式，践行"患者利益最大化"的中南医院价值观。在抗击新冠疫情中，中南医院勇于担当，采取"1＋3"模式，先后接管武汉市第七医院、武汉客厅方舱医院、武汉雷神山医院，是武汉收治新冠感染患者人数最多的医院；并率先出版防疫指南，为国家和国际防疫作出贡献，获得了中国科学技术协会颁发的"全国创新争先奖"。

（二）改革背景

随着新医改政策的实施，药品和耗材零加成的推行，公立医院的收入主要来源于医疗服务收入和财政补助。医疗服务收入增幅受到公立医院绩效考核的影响，而财政补助预算不能补偿到位，导致公立医院的经济压力大，督促医院要加强运营管理，改革创新精细化。从医院组织管理模式的角度来看，大型公立医院的组织模式大都采用直线职能制模式。在这种管理模式下，医院各部门之间的横向和纵向沟通与协调异常烦琐复杂，难以实现医院战略目标，给医院高质量发展带来困难和挑战。

自2009年新医改至今，中国的医保支付方式改革在规范医疗行为、遏制过度医疗、提高医疗质量方面不断探索，逐步推动医疗机构提质控费增效，取得了积极成果。国家先后出台了一系列文件要求公立医疗机构逐步建立新的运行机制，加强组织领导与制度创新，推动医改向提质增效转变。在此背景下，技术竞争、效率竞争、成本竞争、服务竞争日趋激烈，传统的医院组织架构和运行模式已经无法满足外部环境需求，无法实现未来可持续健康发展。公立医院正式进入从量变到质变的探索阶段，运营效率成为医院管理者重点关注的领域。

DRG付费改革，是近年除带量采购、国家医保谈判之外，又一个医保控费的核心手段。DRG是根据年龄、疾病诊断、合并症、并发症、治疗方式、病症严重程度及转归和资源消耗等因素，将患者分入若干诊断组进行病例组合分类，将资源消耗相似或成本相似的诊断和操作组合到一起，形成诊断相关组，进行打包付费，不再按项目逐项付费。在此基础上，保险机构不再按照患者在院的实际费用（按服务项目）支付给医疗机构，而是按照病例所进入的诊断相关组的付费标准进行支付，也就是通常所说的"按病种付费"。自2019年6月中国30个DRG试点城市的发布，到2020年6月国家医疗保障疾病诊断相关分组（china healthcare security diagnosis related groups，CHS-DRG）细分组方案的发布，再到2021年底各试点启动DRG实际付费，DRG的支付方式改革正在从局部向全面、从部分到全体、从粗放式向精细化发展。

二、改革的理论基础

公立医院应秉持以人民健康为中心的理念，只有结合医院实际情况明确运营管理的目标定位并选择合适的管理策略，才能有效提升资源投入产出效率，推动医院战略目标的实现。传统的粗放式发展方式致使医院运营管理目标定位不清、层级模糊，资源投入与目标定位发生错位，影响投入产出效率。因此，提高医院运营管理的精细化水平是推动公立医院高质量发展的必经之路。

然而，现阶段我国大部分公立医院的组织管理模式采用的是直线职能制模式。在这种传统模式下，运营管理过程中涉及的横向和纵向沟通协调变得烦琐复杂，不利于医院管理向精细化、科学化转型。此类问题在2014年显得更加突出，医院亟须一个富有创新力，贴近临床一线，统筹协调跨部门复杂专项工作的部门，能更及时发现院、科不同层级的运营问题并予以改进，持续优化流程，为医院管理者提供数据和决策建议，从而带动提升医院运行效率，促进临床科室提质增效。

在医疗服务过程中，由于不同科室之间收治患者不同、技术难度不同，不同医疗服务提供者技术能力有别，导致很多医疗技术指标很难量化，医疗服务质量上的差异不能直接体现。在DRG分组付费制度推行以前，医疗服务评价主要采用出院人数、住院患者死亡率、平均住院日、病床使用率等传统的医疗统计指标评价方法，这些指标并没有把不同病例的严重程度、临床治疗难度和治疗风险考虑在内，而这些因素才是体现医院服务能力的重要指标。

三、改革的具体过程

（一）准备阶段

2014年末，中南医院召开战略研讨会，首次提出了"弯道超车，实现跨越式发展"的战略思路。为实现这一战略发展目标，医院通过借鉴中国台湾长庚医院的"直线幕僚体系"和四川大学华西医院的"专科经营助理"模式，创新性结合医院战略管理，建立本土化特色的"中南运管"模式。2015年，中南医院在华中地区率先成立运营管理部，以"一线调研＋运营分析"为工作模式，以全面预算管理和业务流程管理为核心，以全成本管理和绩效管理为工具，针对医院内部运营各环节，开展成本管控、医院绩效改革、资源配置、流程优化等工作，实现医院人、财、物、技术等核心资源的科学配置、精细管理和有效使用。此发展路径与《关于加强公立医院运营管理的指导意见》（国卫财务发〔2020〕27号）中运营管理重点任务高度吻合。

为推动医院高质量发展，提高医院运营管理效率，中南医院积极探索中南运管人才培养新模式，培养一批服务于临床、具有创新思维、以问题为导向、以联动协作为基础的复合型运营管理人才。医院采取业务学习配合理论实操的方式不断提升中南运管人员的综合业务能力，具体培养模式包括：①通过深入临床科室蹲点学习与交流，提高专业服务能力。②定期安排运管人员参加国内相关专题学术论坛及培训班，并分享交流学习心得。③每周定期开展学习交流，共同探讨分享临床医技科室运营情况及难点问题。④举办部门内部演讲比赛，轮流安排与外来学习的医疗机构人员交流分享经验。

（二）实施阶段

1. 调整运营模式，开启精细化管理转型

公立医院运营管理要坚持公益性、整体性、融合性、成本效率和适应性五项原则，以新时期卫生与健康工作方针和公立医院事业发展战略规划为指引，推动临床业务与运营管理工作深度融合，提升运营管理效益和投入产出效率。中南医院运营管理部的理念是"不能发现问题就是最大的问题；没有调研就没有评价，没有评价就没有管理"，其成长经历了三个重要阶段。第一阶段（2015—2018年），中南医院在华中地区率先成立运营管理部，凸显服务型部门定位，开启精细化管理转型系列探索，其目标设定为做临床医技科室的"好管家、好助手、好朋友"。第二阶段（2019—2021年），强化运营管理部作为参谋型部门的功能，做医院的"小发改委"，资源配置、流程优化、成本管控、绩效评价四位一体促发展。第三阶段（2022年至今），将运营管理部更名为规划运行部，强化发展规划部门功能，凸显"公益性"，参与医院顶层设计与战略规划布局。

2. 建立跨部门协作运营管理例会制度

随着运营管理部的建立以及工作的开展，中南医院发现很多医院的运管问题单靠一个部门不能有效解决，于是筹划建立了跨部门协作的运营管理例会制度。运营管理例会一般在每周二上午9时召开，必要时可临时召集。会议由分管运营管理部副院长主持，由运营管理部、医务处、医保部、护理部、财务处、设备处、信息中心等行政部门及临床主要护士长参与，重点讨论、协调、落实院内难点症结问题，并按照"难易程度、问题类别"分层分级把控（图5-1），确保主体责任落实落地。会议内容主要包括传达国家最新医改政策、医院重要指示和会议精神；协调解决院内管理、发展面临的难点症结问题；加强各部门间的交流与互动，推动解决落实医院各项决议、问题；各部门人员外出学习后的交流分享。

3. 打造职能部门MDT工作模式

为有效推进医院DRG工作进展，充分学习DRG最新政策要求，提升医院管理水平，中南医院未雨绸缪，早在2017年成立了跨部门DRG业余研究小组，开始关注DRG最新政策动向，针对DRG政策、文献、各地区先进经验学习交流。根据《关于印发疾病诊断相关分组（DRG）付费国家试点技术规范和分组方案的通知》（医保办发〔2019〕36号）等文件精神，2019年医院通过党政联席会成立医院DRG专项工作小组，建立专项小组定期会议制度；建立信息互联互通机制，打造沟通闭环。2023年医院成立临床路径与DRG管理工作小组，建立多部门协作工作机制，分工划片下临床；针对性分析各科室存在的问题并提出解决建议。如图5-2所示，在DRG管理团队中，医务处负责医疗

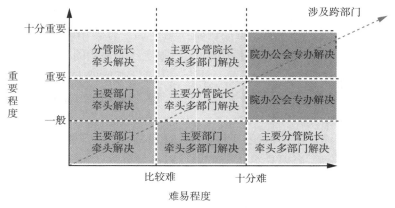

图 5-1 运营管理例会制度

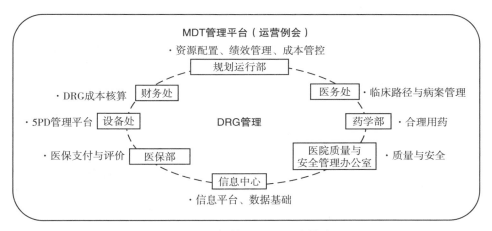

图 5-2 DRG 管理 MDT 工作模式

质量监管和病案首页的规范化填写；规划运行部（原运营管理部）负责一线调研、运营分析和 DRG 绩效评价体系的构建；医保部负责医保支付与评价；财务处负责 DRG 成本核算；药学部监控用药，加强抗生素和辅助用药管理；设备处监控耗材使用情况，加强重点耗材管理。医务处、医保部和规划运行部共同推进 DRG 下的临床路径管理，通过分析病例费用结构，结合临床路径，对其医疗行为进行合理性分析。规划运行部联合财务处共同推进 DRG 病组成本管控，在保证医疗质量的前提下，控制医疗成本。

4. 做好成本管控，优化费用结构

医院应明确成本管控的重点，关注人力成本、药品成本、耗材成本、固定资产成本。

人力成本管控方面，中南医院运用标杆分析法，通过科室对比、同行对比、同期历史数据对比等方式，对医院人力资源进行科学分析和决策。例如，通过每名医师日均门急诊工作量和住院床日，判断临床医技科室医师工作量是否饱和；根据科室工作量科学动态调整医护配比，激活现有人力资源发展动力，创新多种用工方式，降低人力成本。

药品成本管控方面，一方面，中南医院严格遵循"合理用药""专科专用"原则，限定科室药品使用品种，严格管理用药适应证，限定药品采购的品种和采购量，限制每月重点监控药品的使用额度；另一方面，结合"国考"指标要求，重点聚焦抗菌药物使用强度的管理，推行专职临床药师科室负责制，加大临床药师处方点评频率，并将临床合理用药情况纳入月度绩效考核。

耗材成本管控方面，中南医院持续关注科室耗材情况，采取三大措施帮助医院合理控制耗材占比。第一，高值耗材管控方面，以神经外科为例，对开颅肿瘤类以及动脉瘤类手术医师个人所用的耗材进行严格管控。第二，低值耗材管理方面，强调规范化使用，动态管理与实时监督相结合，规范低值耗材选择机制，坚持"零库存"管理。第三，新技术适当支持，例如在耗材考核中将脑深部电刺激术（deep brain stimulation，DBS）耗材单独列出，不占科室耗材占比。

固定资产成本管控方面，一方面，中南医院对医疗设备的购置进行事前预测及评价；另一方面，加强对资产的使用监控和效益分析，对于使用率不高的专科设备，在全院范围内实行低成本共享制，盘活存量资产，提高资产使用效率。

5. 搭建高效的信息化建设，建立DRG运营数据平台

信息化建设是实现医院DRG管理的关键所在。DRG支付制度下，医院对信息化的要求提高，精细化管理对数据的需求提升，靠传统的手工统计工作量大增，基本无法满足精细化运营管理需求，倒逼信息化水平提升，为医院精细化运营提供基础支撑。因此，中南医院把医院信息化建设作为重要支撑点，不断完善医院的各项流程再造工作，逐步实现医院精细化运营管理，真正完成医院管理模式的转变。中南医院于2019年引进DRG应用系统（图5-3），经过与前期病案系统的对接、调试，完成了临床科室病案首页填写培训、疾病与手术操作编码对照等工作，为开展以DRG为基础的临床科室绩效评价奠定了基础。

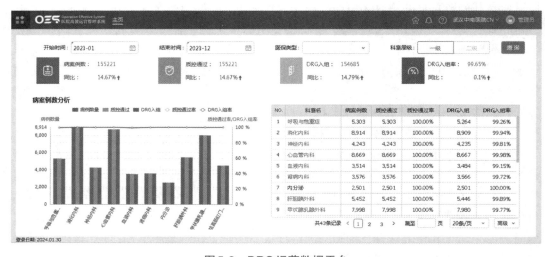

图5-3　DRG运营数据平台

四、DRG支付背景下专科运营管理效率提升案例

（一）DRG支付背景下的医院绩效评价体系改革

在DRG支付改革的大形势下，中南医院主动适应DRG付费模式，调整收入结构，关注学科建设，采用DRG指标对临床科室医疗服务进行评价，以充分调动医护人员的参与度，优化医院资源配置，促进各亚专科技术的进步和发展，实现以患者为中心的全过程诊疗。

1. 一线调研配合运营分析，深入挖掘DRG超支结余原因

运营管理部采取"一线调研+运营分析"的特色工作模式，将管理数据与临床实际紧密结合，帮助临床医技科室发现问题、解决问题。一方面，从工作量、运营效率、资源配置以及超支结余情况等方面进行综合分析，为构建DRG绩效评价体系提供基础数据和参考。另一方面，深入临床一线调研，通过参加科室早交班、质量控制会等形式，了解科室发展现状，将DRG运营数据分析情况及时反馈科室，与科室紧密协作沟通，深入挖掘DRG超支结余原因，为管理决策提供依据与支持。

2. 引导科室优化病种结构，控制DRG病种费用

医院运营管理部的专科经营助理通过分析医院各临床科室和医疗组CMI值及收治病种组数，了解主要病种收治情况。医院的运营管理部及相关科室常态化持续监控DRG关键指标，帮助科室有针对性地校准短板；积极开展医院间、同学科不同医疗组间病种实际均次费用结构对比分析；针对具体超支病例，逐一深入分析，并提出合理化建议。经过调研分析，病种亏损的主要原因包括：一次住院多次手术，治疗多种疾病，住院时间过长；高值耗材、抗生素使用较多或检查较多；患者可能存在出院带药等情形导致药品费用偏高；体检患者入院，费用极低，进入极低组别；医师病案填写不准确或填写错误。由此确定下一步DRG病种控费的重点工作包括以下三个方向：第一，关注病种结构，提高收治病种的难度；第二，聚焦专科发展，提高病种治疗质量；第三，加强病种成本控制，减少不合理费用。

3. 建立DRG医疗服务绩效评价体系，鼓励科室收治疑难重症

与传统的以出院例数、平均住院日、次均费用为主的常规指标相比，DRG绩效评价综合考虑了科室收治病种疑难程度的差异以及医疗资源消耗程度，并采用了绩效指标的风险调整和指数概念，从产能、效率、安全与质量等维度对科室进行综合全面的评估，客观反映相同专业不同科室之间的服务效率差异，使绩效评估结果更加客观、可靠，有效解决了医疗服务"不具有可比性"的问题。因此，中南医院在构建科室绩效评价体系时，在以往医疗质控、医疗纠纷、院感、合理用药等指标的基础上，将DRG部分指标（如CMI、费用消耗指数等）逐步纳入考核体系。医院采用DRG诊断组管控不合理医疗费用，同时逐步将DRG科室指标和三级公立医院绩效考核指标引入内部绩效评价，完善薪酬激励机制，发挥经济管理在业务发展中的杠杆作用。

4. 绩效政策倾斜，鼓励发展新技术、新业务

针对临床科室开展的新技术和新业务，中南医院在绩效考核方面会特殊考虑。例如，体外膜氧合器（extracorporeal membrane oxygenation，ECMO）主要用于对重症心

肺功能衰竭患者提供持续的体外呼吸与循环，以维持患者生命，其作为急危重症患者抢救的新技术新业务，在中南医院的开展例数逐步增加。由于该项技术使用耗材较多且无法替代，因此医院在每月绩效考核中免除临床科室5例ECMO耗材费用。又如，随着微创技术发展的突飞猛进，手术机器人在临床应用中带来全新的技术升级与诊疗体验。2019年9月27日，一台全球最先进的第四代"达芬奇"手术机器人落户中南医院。作为目前全世界最先进的手术机器人，第四代"达芬奇"拥有裸眼三维高清视野，可以模拟人手腕在狭小的空间进行操作，但比人手更稳定，令患者创伤更小，可以精准切除肿瘤并对其他器官没有任何损伤。针对"达芬奇"手术机器人，中南医院采取鼓励型绩效政策，每例机器人手术绩效提比类比四级手术中难度最高的手术，以鼓励临床科室开展机器人手术，致力于把最优的技术带给患者，更好地为江城百姓健康保驾护航。此外，医院为鼓励科室发展学科特色，对肝胆研究院的肝、肾、心脏移植术进行绩效倾斜。

（二）多部门协作实现医院精细化管理

医院以DRG管理为枢纽，联动运营管理部、医务处、医疗保险管理部、药学部、医院质量与安全管理办公室、信息中心、设备处和财务处等多个部门，搭建多部门协同的管理平台。为实现精准管理，让措施有效落实，医院还构建了责任管理体系，将政策宣贯、支付规则解读、效率提升、成本控制、医疗质量与安全保障等责任目标，全面、系统和科学地落实到各个职能部门。通过多部门合作，2021年当年即实现了支付率由78%到96%的提升。因管理成效明显，中南医院被武汉市医疗保障局推荐为"DRG管理国家示范点"。

1. 组建DRG管理MDT团队

从2021年开始，武汉市医保开始按DRG支付执行，医院组成DRG管理MDT团队，由医院运营管理部、医务处、医保部、财务处、药学部、设备处、信息中心、质量管理办公室等部门组成，设立了医保支付与分析组、病案质控组、成本核算组、药品耗材管控组、信息支撑组、医疗质量与安全组共6个小组。通过团队合作，发挥DRG管理集团军的优势，每个组负责对每个月医疗保障局反馈的支付结果进行相应的管理内容的分析，然后汇总各组的分析结果，落脚点在提高医院医疗质量与安全前提下进行医疗费用管控。具体分析内容包括：每月对全院DRG支付的整体情况进行分析，各临床科室和医疗组重点病种数据分析、临床路径分析、DRG成本核算分析、药品合理性和经济性评价、耗材使用合理性点评等。要求从特殊病例、病组、医疗组、科室各个维度进行分析，最后落脚到规范化医疗行为的管理。各DRG小组的分工如下：从支付结余的角度分析做得最好和最差的科室、医疗组（医保支付与分析组、信息组）；分析最好和最差组的相关病例，评价其药品、耗材使用合理性，并通过临床路径对照分析医疗行为合理性（药品耗材组、医疗质量组）；对病历书写的质量进行分析（病案组）；对发生严重并发症和死亡病历的支付情况进行分析（医疗质量组）；在疾病成本核算的基础上，对临床科室和医疗组提出成本控制建议（成本核算组）。

2. 临床科室DRG管理思路

DRG支付制度改革倒逼医院加强成本控制，整合资源，提高医疗质量。针对临床科室的DRG管理工作，DRG管理小组考虑分两条线进行。一方面，改善费用超支问题，对严重超支的病组和医疗组进行分析，对临床原因造成超支的病组提出明确改进方法，达到保质量降成本的目的，从而将医院损失降至可控范围；另一方面，根据中南医院既往数据和支付标准，明确科室主要病组的控费规则及控费方法，并结合临床路径管理实现病组治疗同质化效果。

具体工作可以从三个方面入手：第一，对于费用未超标的病例，从其收费项目、诊疗流程方面挖掘典型病例，作为规范临床路径及收费的范本；第二，基于同一DRG病组在不同医疗组费用差异较大的问题，在排除病案首页编码问题后，考虑从临床路径的角度对费用差异较大的病组进行DRG临床诊疗规范标化；第三，进一步分析DRG病组在医疗组之间的费用结构差异，从而找到管控点，优化病种结构，控制不合理的费用支出。

3. DRG临床科室巡讲

为了让临床科室尽快适应、应对DRG支付制度改革，中南医院组成DRG巡讲团，将分析结果逐一反馈到各临床科室，对DRG支付方法、诊断入组原理、DRG病组支付标准、重点病种药品耗材对比分析进行讨论总结，现场向临床医务人员进行答疑解惑，协助临床科室认识到在DRG病组管理上存在的问题，不断改进医疗工作，规范医疗行为，最终达到提升医疗质量和学科建设的作用。其中，运营管理部负责对各临床科室的DRG数据进行分析，重点分析医院超支严重的DRG病组，分析比较不同医疗组开展同一病组的费用情况。

下面以神经外科为例，先分析重点病组的DRG入组规则，再逐步分析DRG病组权重、不同医疗组的CMI及费用结构，最后对药品耗材进行点评。

（1）神经外科DRG入组规则（图5-4）。

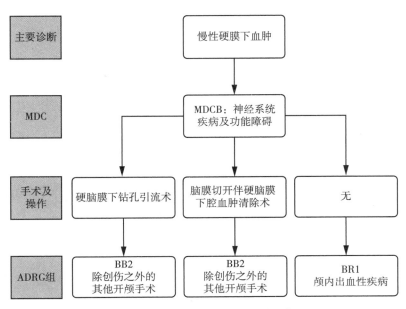

图5-4　神经外科DRG入组规则

（2）神经外科DRG病组权重分析（表5-1）。

表5-1　神经外科DRG病组权重顺序

序号	DRG编码	DRG名称	病组权重
1	BC19	伴出血诊断的颅内血管手术	16.5
2	BD29	神经刺激器植入或去除	15.26
3	AH11	气管切开伴呼吸机支持≥96小时或ECMO，伴有严重并发症与合并症	14
4	AH1B	气管切开伴呼吸机支持≥96小时或ECMO，不伴有严重并发症与合并症	12
5	BE29	脑血管介入治疗	10.07
6	BB21	除创伤之外的其他开颅手术，伴有严重并发症与合并症	8.58
6	BB23	除创伤之外的其他开颅手术，伴有一般并发症与合并症	7.15
6	BB25	除创伤之外的其他开颅手术，不伴有并发症与合并症	6.6
7	BB11	脑创伤开颅手术，伴有严重并发症与合并症	7 84
7	BB1B	脑创伤开颅手术，不伴有严重并发症与合并症	5.52
8	BD11	脊髓手术，伴有严重并发症与合并症	6.96
8	BD1B	脊髓手术，不伴有严重并发症与合并症	4.55
9	BC29	脑室分流及翻修手术	6.87
10	BE19	颈及脑血管手术	6.17
11	BJ11	神经系统其他手术，伴有严重伴发症与合并症	1.42
11	BJ1B	神经系统其他手术，不伴有严重并发症与合并症	1.09

（3）医疗组分析：经过医疗组数据对比分析，该临床科室DRG病组费用结构中耗材及药品总体占据的比例较大，超过60%（表5-2）。并且，尽管不同医疗组之间药品占比和耗材占比的差距较大，但是药耗总体占比都维持在60%上下。因此，运营管理部挑选重点病组和重点病例进一步分析，并请药学部和设备处对药物和耗材使用的合理性进行评价。

表5-2　神经外科不同医疗组CMI及费用结构分析

医疗组名称	组数	例数	CMI	总权重	平均住院日	药品占比/%	耗材占比/%	化验占比/%	检查占比/%	手术费占比/%	其他费用占比/%
A医疗组	16	24	3.76	90.16	15.54	29.55	32.39	4.73	8.56	10.51	0.19
B医疗组	9	12	5.84	70.03	12.17	24.83	43.01	5.53	7.33	3.55	0.04
C医疗组	5	11	3.5	38.45	6.73	14.24	47.01	5.61	7.25	5.16	0.09
D医疗组	5	10	5.75	57.46	22.4	22.24	45.52	3.44	5.01	9.82	0.22
E医疗组	8	9	5.9	53.12	23.78	41.67	19.57	4.68	7.01	7.21	0.27

续　表

医疗组 名称	组数	例数	CMI	总权重	平均住 院日	药品 占比/%	耗材 占比/%	化验 占比/%	检查 占比/%	手术费 占比/%	其他费用 占比/%
F医疗组	6	7	5.98	41.89	17.86	31.41	24.38	6.55	9.55	11.78	0.17
G医疗组	4	5	0.84	4.2	5.8	25.09	22.80	10.67	16.28	14.33	0.00
H医疗组	5	5	3.08	15.38	10.4	29.87	28.53	6.02	6.66	10.63	0.40
I医疗组	3	4	5.38	21.53	16.75	30.82	28.88	4.65	6.17	12.17	0.23
J医疗组	1	3	14	42	45 67	29 58	30 14	5 94	6 74	6 26	0.59
合计	62	90	4.82	434.22	16.01	28.96	33.25	5.17	7.39	8.27	0.24

（4）重点病种药品耗材评价分析：推行DRG后，医院只有用最好疗效、最低成本的药品治好病，才能获得最大结余。临床路径中必须使用的辅助用药，在DRG规范诊疗后，会遏制滥用；而价格昂贵、疗效不明确的辅助用药则从医院退出。因此，在药品控费方面，由医院药学部的临床药师以DRG病组为基础，多维度点评处方用药的合理性，一方面，关注新技术、新疗法中创新药物的管理，以相关指南、规范为指导原则，规范临床用药，必要时协助临床申请超说明书用药备案；另一方面，重点关注DRG病组中高倍率病例用药的合理性，协助控制药费的不合理增长。

经过数据对比分析发现，该神经外科超支较大的DRG病组是AH11（气管切开伴呼吸机支持≥96小时或ECMO，伴有严重并发症与合并症），由DRG工作小组找出典型病例进行详细分析。

典型案例：64岁男性，因"头晕，左耳听力下降8年"入院，入院后行"左侧大脑中动脉瘤＋前交通动脉瘤＋右侧大脑前A2-A3段动脉瘤＋左侧大脑前A2-A3段动脉瘤夹闭术"，术后复查头颅CT示硬膜下血肿，急诊予以患者颅内血肿清除术＋颅骨去骨瓣减压术＋暂时性气管切开术，术后予患者抗感染、促醒、脱水、护胃、营养支持及对症支持治疗。

经过调研和数据分析发现，该患者费用超支的原因主要是患者有多个部位动脉瘤，使用耗材较多，术后发生出血、感染等并发症；耗材方面，使用了3个品规、共11个动脉瘤夹；药品方面，使用了多种高强度抗生素（多黏菌素B、注射用亚胺培南西司他丁钠、注射用盐酸万古霉素、三代头孢），辅助用药较多（地佐辛和纳洛酮）。

药学部对该临床病案的药物使用合理性进行评价，通过分析重点药物的可替代性和必须性，预估可为患者节约的药品费用，为下一步药品控费管理提供数据基础。

（5）超支病例用药存在的共性问题及建议：根据对临床科室用药的合理性和经济性评价，对药品存在的问题进行汇总分析。以神经外科为例，总结该临床科室用药存在的主要问题，并提出合理用药的建议，促进其改进。经过调研分析，神经外科用药存在的问题主要包括：Ⅰ/Ⅱ类切口手术预防性使用抗菌药物品种选择（β-内酰胺＋酶抑制剂）及疗程不适宜；脑脊液漏患者高级别、长疗程抗菌药物预防性使用（万古霉素＋美罗培南）；特殊使用级抗菌药物升级指征把握不严；两种β-内酰胺类抗菌药物联合使用；常规使用地佐辛镇痛治疗；补液类药品常规选用转化糖、混合糖等制剂；气道管理类药存在无指征用药情况，如二羟丙茶碱；辅助用药品种较多，如醋谷胺、注射用石杉碱甲、醒脑静、体外培育牛黄等。

针对以上问题，由医院药学部提出合理用药建议，包括选用1、2代头孢菌素预防用药，术后及时评估病情，如无感染，术后24～48小时停止抗菌药物治疗；根据神经外科相关指南，颅底骨折伴脑脊液漏患者无须预防性使用抗菌药物；根据患者病情及药敏升级抗菌药物，并根据病情调整治疗方案；避免两种β-内酰胺类抗菌药物联合使用；颅内高压引发的头痛慎用阿片类镇痛药，因其可能影响呼吸功能；选用葡萄糖氯化钠注射液；根据呼吸道临床表现选用气道管理类药；停止不必要的辅助用药使用。

运营管理部建议将下一步药品管理的重点放在以下几个方面：第一，比较相同DRG病组在不同科室治疗方案中的差异并分析其用药合理性，优化临床路径；第二，梳理相同DRG病组不同医师的用药差异及合理性，促进临床合理用药；第三，结合临床路径制定相关标准，汇总临床应用现状及专家意见，参与建立特定DRG病组的个性化临床路径，优化临床路径用药规范，助力临床诊疗效率的提高。

（三）临床科室DRG病组管理

2021年，运营管理部基于中南医院DRG系统对神经外科2020年出院病历展开分析，根据DRG组进行计算，包括DRG指标（CM、CMI、RW）、手术分级、病种结构等。

1. 数据分析

利用DRG信息系统提取2020年神经外科住院病案首页数据，剔除住院天数超过60天、病历书写不规范等病例，并通过CHS-DRG分组方案进行分组。结果显示，2020年神经外科出院人次2611人次，CM总量14101.40，CMI值5.40，DRG组数107组。

（1）CM总量：CM总量排名前10的DRG组具体见表5-3。其中，排名前3的DRG组共计1122例，占比43%；CM总量8846.05，占比63%。

表5-3　2020年神经外科CM总量排名前10的病组

排序	DRGs代码	DRGs名称	RW	例数	CM
1	BB25	除创伤之外的其他开颅术，伴一般或不伴并发症或合并症	6.7466	637	4297.58
2	BB21	除创伤之外的其他开颅术，伴严重并发症或合并症	8.7425	312	2727.66
3	BE29	脑血管介入治疗	10.5249	173	1820.81
4	BE19	颈及脑血管手术	6.3346	129	817.16
5	BC19	伴出血诊断的颅内血管手术	17.3823	38	660.53
6	AH11	气管切开伴呼吸机支持≥96小时或ECMO，伴严重并发症或合并症	9.7412	67	652.66

续 表

排序	DRGs代码	DRGs名称	RW	例数	CM
7	BD29	神经刺激器植入或去除术	13.8845	44	610.92
8	BC29	脑室分流及翻修手术	6.8932	64	441.16
9	BM13	脑血管介入检查术，伴严重或伴一般并发症或合并症	1.9273	209	402.81
10	KC19	垂体手术	4.6065	73	336.27

（2）科室疑难病例分析：RW为相对权重，能够反映疾病的严重程度、诊疗难度和消耗的医疗资源。2020年神经外科RW区间统计具体结果见表5-4。

表5-4 2020年神经外科RW区间统计结果

RW区间	人次	占比/%	组数
（0，0.5]	47	1.80	14
（0.5，1.0]	282	10.80	45
（1.0，1.5]	227	8.69	16
（1.5，2.0]	423	16.20	7
（2.0，2.5]	18	0.69	2
（2.5，5.0]	94	3.60	7
（5.0，7.5]	880	33.70	9
（7.5，10.0]	382	14.63	3
（10.0，∞）	258	9.88	4

从RW的分布情况可以看出科室收治的病例难易程度，三级医院应符合诊治疑难杂症和急危重症的功能定位，RW的分布情况应偏向中高难度即1.5以上。2020年神经外科RW＞1.5为2055人次，占比78.7%。其中，1.5＜RW≤5.0为535人次，占比20.49%；5.0＜RW≤7.5为880人次，占比33.7%；7.5＜RW≤10.0为382人次，占比14.63%；RW＞10.0为258人次，占比9.88%。出于国家政策（分级诊疗）及医院发展考量，区域综合性大医院与基层医院将会逐渐形成医联体合作模式。综合性大医院应更加关注疑难杂症的诊疗，逐渐将简单的、小的疾病下沉到基层医院，通过优化医疗资源的合理分配，从而达到分级诊疗的目标。

（3）科室病种结构：神经外科2020年收治患者人次病组排序中，第一位为"除创伤之外的其他开颅术，伴有一般并发症与合并症"，第二位为"脑血管介入检查术，伴有严重或一般并发症与合并症"，第三位为"气管切开伴呼吸机支持≥96小时或ECMO，伴有严重并发症与合并症"，详见表5-5。

表5-5 2020年神经外科收治患者人次排名前10的病组

MDC	DRG编码	DRG分组名称	风险级别	占比/%
MDCB	BB23	除创伤之外的其他开颅术，伴有一般并发症与合并症	高	21.43
MDCB	BM1A	脑血管介入检查术，伴有严重或一般并发症与合并症	中低	10.48
MDCA	AH11	气管切开伴呼吸机支持≥96小时或ECMO，伴有严重并发症与合并症	高	8.57
MDCB	BB21	除创伤之外的其他开颅术，伴有严重并发症与合并症	高	8.10
MDCB	BB25	除创伤之外的其他开颅术，不伴有并发症与合并症	高	5.71
MDCB	BR13	颅内出血性疾患，伴有一般并发症与合并症	中低	4.76
MDCB	BE19	颈及脑血管手术	高	4.29
MDCB	BM15	脑血管介入检查术，不伴有并发症与合并症	低	4.29
MDCB	BC29	脑室分流及翻修手术	高	2.86
MDCX	XJ1B	其他接触健康服务的诊断伴手术室操作，不伴有严重并发症与合并症	低	2.38

注：权重≤1.0为低风险，1.0＜权重≤1.5为中低风险，1.5＜权重≤3.0为中高风险，权重＞3.0为高风险。

2. 病区医疗服务能力评估

神经外科下设4个病区，分别用A、B、C、D代表，规模相当，具有一定的可比性。未引入DRG之前，病区医疗服务能力评估主要采用出院病例数、平均住院日、次均费用、死亡率等常规指标，计算综合得分评价各科室绩效。具体计算方法为：分别对4项指标进行纵向排序，其中出院病例数为正向指标，次均费用、平均住院日、死亡率为反向指标；4项排名相加求其平均数为综合得分，综合得分越低，说明相关指标完成得越好，反之则越差（表5-6）。结果显示，2020年D病区出院病例数最多，B病区次均费用最少，C病区的平均住院日最短且死亡率最低。综合得分显示，B病区相关指标完成得最好，排名第一，其次是C病区，A病区排名最低。

表5-6 2020年神经外科常规指标评价结果

病区	出院病例数	次均费用/元	平均住院日/天	死亡率/%	综合得分/分	排序
A	360	89.24	20.1	2.39	2.75	4
B	796	45.29	14.1	0	1	1
C	810	60.08	14.0	0	1.5	2
D	818	53.25	19.9	0.12	1.75	3

注：此表做了数据脱敏处理，次均费用指标值为实际值除以同一数值显示。

引入DRG管理模式之后，DRG指标从医疗服务产能、效率、安全3个方面对神经外科四个病区整体情况进行评估（表5-7）。根据DRG运营数据平台管理系统可知，神经外科四个病区收治病例入组率均达99%以上，说明CHS-DRG分组方案适用于医院数据。

表5-7 2020年神经外科DRG指标评价结果

病区	入组病例数	产能指标		效率指标		安全指标	排序
		DRG组数/组	CMI	时间消耗指数	费用消耗指数	低风险死亡率/%	
A	300	36	6.16	0.78	1.25	0	3
B	778	68	4.91	0.98	0.92	0	2
C	785	46	5.94	0.89	0.96	0	1
D	748	78	5.04	1.05	1.00	0	4

（1）产能指标：产能指标包括DRG组数和病例组合指数（CMI），分别代表了病区收治疾病类型的范围以及收治病例的难度水平。结果显示，C病区入组病例最多，CMI值较高，即收治疾病的整体治疗技术难度较高；A病区入组病例少于其他三个病区，但CMI值最高。由此可见，科室发展不仅要注重收治患者的例数，还应提高收治病种的难度，进而提高科室整体诊疗水平。同时，B病区和D病区DRG组数多于其他病区，说明收治疾病类型的范围较广。但在目前专科细化情况下，应注意将DRG组数控制在一定的范围，以利于科室发展专科特色。

（2）效率指标：效率指标包括时间消耗指数和费用消耗指数，主要反映某专科收治同类疾病所花费的时间和费用。两者平均水平为1，若大于1，说明该病区在收治同类疾病时治疗时间较长、费用较高，服务效率不高。结果显示，A病区时间消耗指数最低，但费用消耗指数在四个病区中最高，说明平均住院日控制相对较好，但需加强对医疗费用的管理。结合常规指标结果，对比各病区医疗服务效率发现：A病区平均住院日最长，但其时间消耗指数最低，说明A病区在治疗同类疾病时时间少于其他病区，时间消耗指数比平均住院日更能反映客观实际；同理，C病区的次均费用较D病区高，但其费用消耗指数较小，说明C病区对住院费用的控制优于D病区。

（3）安全指标：由于收治患者危重程度存在差异，仅用死亡率不能客观反映科室医疗质量与安全。DRG将收治患者分到不同层次风险组，注重对低风险死亡率的评估，每月公示各科室低风险死亡率及同期增长情况，并在院周会上进行讲评，同时分析死亡原因、诊疗过程，查找科室医疗安全和管理方面存在的问题。数据显示，2020年神经外科虽出现过死亡病例，但低风险组未出现死亡病例，安全得分较高。

（4）综合得分：对比表5-6、表5-7结果显示，各病区绩效结果排名存在一定差异，如D病区在常规指标排名中位列第3，但在DRG指标中排名末位；B病区在常规指标中排名第1，而在DRG指标中排名第2。究其原因，常规指标仅是对病区所有病例指标的累加或平均；DRG通过病例组合，考虑了疾病的严重程度、复杂性及医疗资源消耗的差异性，并对相关指标进行了标准化，使绩效考核结果更加客观、科学。

3. 发现的问题

（1）病历书写问题：DRG分组对诊断信息非常重视，DRG依据病历信息进行分组，病历书写至关重要。病案首页最重要的是患者的诊疗信息，而患者的诊断信息则是诊疗信息中最为重要的信息之一。常见的病历书写问题有以下三种：

一是患者基本信息采集不准确。患者的基本信息采集不全或不准确，会导致DRG分组时的错分。

二是诊断信息填写不全或有误。一方面，医师在书写病案首页过程中，有时并未将患者目前所患的所有疾病填写完整；另一方面，当临床表现作为病因诊断的必然表现时，可能会误将临床表现作为主要诊断。以上问题可能会导致DRG分组时错分，进而影响医保支付费用的测算和对医院各科室的绩效评价。

三是手术操作书写不规范。病案首页中的手术操作名称不仅是在手术室做的，有时内科医师为治疗某种疾病实施的医疗操作常被漏填（比如胃镜、肠镜检查）；除此之外，外科手术的书写也可能存在入路或术式填写不完整等问题，这些都严重影响DRG分组的准确性。

由于DRG的本质是在广泛的疾病中完成诊断、操作及个体特征相似病历的聚类，DRG应用于医院运营管理的基本前提是病案首页的正确性与完善性，使其能够提供足够的信息。即信息系统可以依据病案首页有效提取并计算DRG所需数据和信息，是DRG能顺利运用在医院绩效管理中的保障。

（2）同一DRG病组费用差异较大问题：首先，基于同一DRG病组在不同科室中费用差异较大问题，在排除病案首页编码问题外，考虑从临床路径的角度对费用差异较大的病组进行DRG临床诊疗规范的标化和科室重点诊疗病组的优化。其次，进一步进行DRG成本核算，从类似DRG病组科室费用差异角度分析DRG病组科室和医疗组之间的成本差异，分析同一医疗服务项目在不同执行科室或医疗组间成本差异，从而找到管控点。最后，促进分级诊疗，由于住院患者的费用主要集中在前几日，住院后几日费用逐渐减少，此阶段可以建议患者出院治疗或转往下级医院或社区医院进行进一步治疗，以减少患者住院费用。

（3）医院信息化程度不强的问题：在调研中发现，病案首页的必填字段无法从全部病历中自动提取，且信息系统缺乏有效校验功能，无法有效核实病案首页与病历书写内容是否相符，病案质控还需人工检查，工作量较大，医院信息化程度有待进一步加强。

4. 制定下一步DRG管理工作方向

（1）建立基于DRG的医疗服务绩效评价体系：与传统的以出院例数、平均住院日、次均费用为主的常规指标相比，DRG绩效评价综合考虑了科室收治病种疑难程度的差异以及医疗资源消耗程度，并采用了绩效指标的风险调整和指数概念，从产能、效率、安全与质量等维度对科室进行综合全面的评估，客观反映相同专业不同科室之间的服务效率差异，使绩效评估结果更加客观、可靠，有效解决了医疗服务"不具有可比性"的问题。因此，医院在构建科室绩效评价体系时，应在以往医疗质控、医疗纠纷、院感、合理用药等指标的基础上，将DRG全部指标或部分指标（如CMI、费用消耗指数等）逐步纳入考核体系。医院可根据实际关注的重点来选取考核指标，如三甲医院鼓励各科室收治疑难患者，可将CMI纳入绩效评估；如医院更关注费用、成本核算，则将时间、费用消耗指数作为重点考核指标，最终促使医院由规模数量型向质量效益型转变，实现资源精细化管理。

（2）保证病案首页质量：病案首页是患者在住院期间全部诊疗过程的精练总结，是患者病例数据的摘要。DRG数据全部来源于病案首页，其中主要诊断、手术及操作等13个字段的完整性、准确性直接影响DRG分组结果。医院应制定详细的病案首页填写培训计划，针对科室病案首页存在的问题、常用编码选择、DRG系统操作、DRG数据应用等方面采取"一对一"专项培训，确保全员掌握。同时，建立病案首页考评机制，每月检查归档病历，将病历得分纳入绩效考核；建立病案室编码员专科负责制，每个临床科室设置一名病案质控员，每个编码员固定负责临床科室的病历编码，按时整理负责科室常用编码以及病案首页书写存在的问题，及时与临床科室的病案质控员联系沟通，保证病案首页的完整性、规范性，使DRG结果真实反映各科室的实际情况，为医院绩效评价、运营管理提供可靠的参考依据。

（3）完善信息化建设：医院应在现有信息化基础上，收集临床科室需求，与信息科沟通，完善信息系统，减轻临床医师病历书写负担。同时，医院应尽可能实现病案首页数据自动化提取和校验，简化病历质控流程，提高病案首页书写准确性；加强各系统之间的数据接口对接，保障数据传输统一、完整，进而促使DRG分组结果准确、无误。

5. DRG管理思路下的临床科室医疗服务评价指标体系的构建

医院通过文献政策资料的整理分析，参考现有的医疗质量、医疗绩效、医疗风险与医疗安全管理的考核评价体系及指标，结合当前DRG在医院付费、管理领域的应用情况，并访谈了大型三甲医院的管理专家、临床一线医务人员，筛选出具有DRG特点、适用于医院临床科室和主诊医师组动态管理和持续改进的医疗服务评价指标，初步拟定"DRG管理思路下临床科室医疗服务评价指标体系"。然后经过三轮德尔菲专家函询，在征求各方意见、统计分析各级指标数据后订正修改，最终确定"DRG管理思路下临床科室医疗服务评价指标体系"。该指标体系包含一级指标3个，二级指标9个，三级指标21个。最后运用层次分析法对"DRG管理思路下临床科室医疗服务评价指标体系"的各层指标进行权重计算，最终得出DRG管理思路下的临床科室医疗服务评价模型（表5-8）。

表5-8　DRG管理思路下临床科室医疗服务评价模型

一级指标	权重	二级指标	权重	三级指标	权重	综合权重
A1医疗质量	0.35	B1环节质量	0.32	C1病案首页填写合格率	0.41	0.046
				C2非计划再手术发生率	0.28	0.031
				C3手术并发症发生率	0.31	0.035
		B2终末质量	0.14	C4低风险死亡率	0.72	0.035
				C5中低风险死亡率	0.28	0.014
		B3服务能力	0.38	C6病例组合指数（CMI）	0.42	0.056
				C7DRG组数	0.21	0.028
				C8总权重	0.37	0.049
		B4服务效率	0.16	C9费用消耗指数	0.5	0.028
				C10时间消耗指数	0.5	0.028
A2医疗绩效	0.45	B5收支结构	0.31	C11药占比	0.37	0.053
				C12耗占比	0.63	0.090
		B6运营效率	0.46	C13CMI校正后的平均住院日	0.38	0.080
				C14每权重均次费用	0.4	0.085
				C15日间手术占比	0.22	0.047
		B7持续发展	0.23	C16三四级手术占比	0.63	0.067
				C17异地患者占比	0.37	0.039
A3医疗安全	0.19	B8合理用药	0.32	C18抗菌药物使用强度	0.66	0.040
				C19住院患者人均药品费用	0.34	0.021
		B9患者安全	0.68	C20院内感染率	0.53	0.068
				C21不良事件发生例数	0.47	0.061

6. 经验启示与未来改进方向

（1）加强临床科室和主诊医师组精细化运营管理，发展亚专科合作模式：主诊医师组负责制是兼顾医疗质量、效率与安全，提高医院精细化管理水平的具体探索，它是医院发展过程中产生的一种新的医院管理模式，特别是医院在追求规模与效益发展的关键时期，主诊医师组管理模式可以调动医务人员的主观能动性，在强化医疗特色、提高医护质量、改善医患关系、减少医疗纠纷、遏制医疗事故方面具有重要意义。结合DRG指标管理，对主诊医师组医疗指标进行细化评价，是促进医院内部公平有序竞争，加强专科运营管理与亚专科建设、优化人才结构、完善激励机制的积极探索。

（2）DRG为临床科室和主诊医师组管理提供了科学的考核维度和标准：在国家大力倡导DRG支付改革的形势下，医院应主动适应好DRG付费模式下的竞争格局。区别于以平均住院日、次均费用、住院病例死亡率等传统医疗质量、绩效的评价指标，DRG根据"临床过程相近，资源消耗相似"的特点，将医疗服务评价细化到医疗服务能力、医疗服务效率和医疗安全三个维度，对不同的医疗单元，特别是个性化差异较大的主诊医师组、医师的管理提供了科学的标准。

采用DRG管理指标对科主任负责制下的主诊医师医疗服务进行评价，调动了全院医护人员的积极性，改善了科室经营管理机制，盘活了科室医疗资源，有力地促进了医疗主业和亚专科技术的进步，实现了以患者为中心的全过程诊疗。

（3）未来可能的改进方向：由于时间、精力和阅历知识受限，所咨询专家的数量有待增加，指标的合理性判别与权重设置的结果还需进一步论证；因DRG分组规则、版本差异和适用条件有限，医院门诊、慢性病、精神心理及中医科等科室的诊疗组不适用于DRG评价；同时，对尚未推行DRG支付和管理的医院，本案例产出的指标体系也不能配套使用。在下一步对医院临床科室服务评价指标体系的补充完善中，可纳入不同地区、不同医院、不同科室进行数据的横纵向比较，以期提升研究成果的推广使用价值。此外，因国家、地方卫生政策的不断更新，推行DRG付费改革不是一蹴而就，指标体系也不是一成不变的，要结合国家顶层设计和政策导向，在医院管理实践中不断对主诊医师组医疗服务评价指标进行有益的探索调整、细化补充。

五、取得的成效

国家对三级公立医院的定位是"收治疑难复杂和危急重症患者，下转常见病、多发病和疾病稳定期、恢复期患者"。医疗能力与学科发展是医院生存之根本。中南医院作为大型综合性三甲医院，应重点提升医疗服务能力和技术水平。十三五期间，中南医院学科发展取得较大突破，医院在复旦医院排行榜、科技量值方面均有大幅提升，成为进步较快的医院之一。

从医疗能力角度来看，CMI值是代表医院收治患者疾病能力的重要指标，2018—2022年中南医院CMI值整体呈上升趋势。作为大型公立三甲及教学医院，中南医院需进一步提升医疗服务能力，扩大影响力。下一步将加大对权重（RW）大于2的患者收治人数，进一步提高收治疑难重症患者数量。

从医院业务量角度来看，医疗运行情况稳中求进，指标呈现增长趋势。在医院业务量方面，门诊和住院人次除了2020年因受新冠疫情影响有较大幅度下降以外，其他年份均稳步增长；2021年医院门诊、住院业务量已经恢复到疫情之前。在手术业务指标方面，中南医院近五年手术人次、四级手术人次以及出院患者四级手术占比具有大幅提高。

从效率效益角度来看，2018—2022年，中南医院平均住院日分别为9.53、8.83、9.73、7.68、7.48天，呈显著下降趋势，2020年主要受疫情因素影响较大。医院将进一步优化收入结构，提高手术、护理等反映医务人员技术劳务价值的收入，提高医疗收入的含金量。医疗服务收入占比指标近五年呈稳定上升趋势，药品、卫生材料收入占比逐年下降。

从费用控制角度来看，为进一步控制医疗费用的不合理增长，切实减轻患者负担，中南医院严格贯彻落实"双控双降"工作要求。2018—2022年，门诊和住院次均药品费用均呈明显下降趋势。2020年起，中南医院在综合目标考核体系中，由关注传统的药品比目标转向关注次均药品费用、合理用药因素，并创新药品分类考核方式，在药品费用管控方面取得一定成效。

案例点评

本案例全面阐释了武汉大学中南医院在开展DRG支付下专科运营管理效率提升的丰富实践与宝贵经验，具有较强的示范引领作用，值得医院管理者学习借鉴。在DRG支付改革背景下，中南医院开展医院绩效评价体系改革，采用DRG指标对临床科室医疗服务进行评价，充分调动医护人员的参与度；以DRG管理为枢纽，联动多个部门，搭建多部门协同的管理平台；开展临床科室DRG病组管理，构建DRG管理思路下的临床科室医疗服务评价指标体系。创新运营管理改革不仅能够促进运营效率提升，还能够提升医疗服务能力、提高医疗服务质量与效益，进一步控制医疗费用不合理增长。其大胆创新得到的丰富经验对其他医疗机构具有重要借鉴作用，对医疗机构主动适应政策变化、提升运营管理效率有积极意义。

思考题

1．医保DRG支付对医院经济运行及管理有哪些影响？
2．在DRG支付背景下，武汉大学中南医院在运营管理上做了哪些应对措施？
3．分析武汉大学中南医院在DRG支付下专科运营管理效率提升方面的举措是否成功，有哪些值得借鉴的管理方法？

参考文献

［1］任在方，张秀伟，张春瑜，等．主诊医师负责制对医疗效率的影响研究［J］．中国医院，2021，25（01）：80-81.
［2］吴少玮，余晓云，贺哲，等．主诊医师负责制下医疗组管理制度的实施策略与思考［J］．中国医院管理，2022，42（01）：57-59＋63.
［3］熊瑶，邹伏英．通过主诊医师负责制提升医疗质量管理水平［J］．中国卫生质量管理，2022，29（08）：25-27＋32.
［4］尹璇．基于主诊医师层面的病案质控问题与对策［J］．中国病案，2020，21（10）：30-32.

教学指导

一、课前准备

1. 确定案例主题，收集案例资料，明确本案例教学的具体目的。

2. 制订详细的教学计划：案例讲解＋分组讨论＋师生互动＋总结交流。

3. 资料阅读：把案例正文文稿以及与案例相关的背景资料一同发放给学生，要求学生仔细阅读案例内容，了解DRG支付制度改革以及DRG分组方式。

4. PPT准备。

5. 分组安排：把学生分成若干小组，3或4人一组为宜，便于课堂讨论。

6. 多媒体教室及案例讨论室的布置。

二、适用对象

本案例是为卫生管理、医疗管理、医院管理等专业相关课程学习的学生以及临床从事相关工作的人员设置的，可作为"医院运营管理"课程的教学案例。

三、教学目的

具体教学目的如下：

1. 让学生探讨在深化医改的宏观背景下，国家对公立医院运营管理的基本要求和目标任务，以及医院管理者在医院运营管理转型中面临的难点和困惑。

2. 通过阅读案例、讨论分析与交流，让学生理解如何通过运营管理工作推动医院精细化管理，引导公立医院回归功能定位，推进公立医院运行模式的转变，从而为患者提供更优质高效的医疗卫生服务。

3. 通过互动交流与讨论，让学生进一步深入分析案例中的运营管理方法，以及值得医院管理者学习和借鉴的管理思想。

4. 提高学生对现实问题的分析能力、决策能力、协调能力、表达能力和解决问题的能力。

四、教学要点

本案例展现了公立医院通过全面组织医院运营转型、绩效工资改革、资源配置与流程优化、成本管控等一系列突破性举措，切实提升了医院整体运营效率。案例中有很多值得探讨的问题，但因课程时间有限，不能再课堂上充分讨论所有的问题。因此，在实际授课中，通过师生互动讨论，引导鼓励学生进行更深层次的思考。

（段　琛　张丽华　徐　娟）

案例6 大型公立医院核心人力资源绩效管理

案例概要

核心人力资源是医院生存与发展能力的关键因素，它是指拥有关键的医疗技术和掌握着管理上的秘密的核心人才。2004年开始，同济医院在国内外率先提出"医院核心人力资源"概念，建立了核心人力资源绩效考核体系，目前已开展近20年。同济医院核心人力资源绩效管理的创新点在于突破了医院绩效管理的技术难题，创新性地运用平衡记分卡方法和360度考核方法构建了医院核心人力资源绩效考核体系和绩效反馈与改进体系模型；突破了传统的人事考核和内部分配制度，充分体现了核心人力资源的价值，克服了单纯的成本效益考核，实现了数量、质量及效果的综合考核与评价，体现了公立医院的公益性，为医疗改革进行了有益的探索。

案例详情

核心人力资源是医院生存与发展能力的关键因素，它是指拥有关键的医疗技术和掌握着管理上的秘密的核心人才，核心人力资源人数约占全院职工总人数的20%。医院对核心人力资源进行绩效考核，建立核心人力资源绩效考核体系，对核心人力资源在分配上适度倾斜，是医院可持续发展的运营战略。

医院绩效管理通过对医院战略目标建立、目标分解、业绩评价，将绩效管理的结果应用于医院日常医疗业务和管理活动中，以约束和激励医务人员实现业绩的持续改进，并最终实现医院的战略目标。医院绩效管理是协调医院发展与个人发展的重要工具，通过绩效管理模式创新，有利于健全和完善医院内部激励与约束机制，进一步营造"人尽其才""人才辈出"的良好局面。

自2004年开始，华中科技大学同济医学院附属同济医院（以下简称"同济医院"）在国内外率先提出"医院核心人力资源"概念，科学地界定了"医院核心人力资源"的范围。目前，同济医院已开展核心人力资源考核近20年，极大地调动了核心人才的积极性，医疗、教学、科研均取得了快速发展，同时也为现阶段医院高质量发展夯实了基础。

一、医院概况及改革背景

（一）医院概况

同济医院位于长江之滨，黄鹤楼下，是一所海内外闻名遐迩的医院。1900年，同济医院由德国医师埃里希·宝隆创建于上海，1955年迁至武汉，经过120余年的建设与发展，如今已成为学科门类齐全、英才名医荟萃、师资力量雄厚、医疗技术精湛、诊疗设备先进、科研实力强大、管理方法科学的，集医疗、教学、科研、公共卫生和培干于一体的现代化综合性国家卫生健康委委管医院，综合实力居国内医院前列。

同济医院医疗服务立足华中，辐射全国，主要医疗指标居全国前列，荆楚前茅；积极开拓新服务，打造新医疗，全面建设"同济云医"，2022年互联网医院服务量达216万人次；全国三级公立医院绩效考核A＋。同济医院始终坚持管理创新，打造质量强院。推出一系列具有同济特色的医疗管理、绩效管理、多院区管理、科室管理新模式，积极推进质量认证、质量强院。2012年同济医院通过德国医疗透明管理制度与标准委员会（KTQ）质量认证，2015年通过德国KTQ认证复评；2017年外科学系获"中国质量奖提名奖"，医院获"第七届武汉市市长质量奖"；2019年医院荣获"湖北省长江质量奖"；医院两次荣获中国医院协会医院科技创新奖一等奖。

（二）实施核心人力资源绩效管理的背景

"人才是第一资源"，医院的高质量发展和核心竞争力的关键是人才。高效地激励和调动人才的积极性和创造性需要强有力的科学管理工具的应用。绩效管理是对人才业绩尊重和改进的有效工具，通过客观和科学系统的绩效评价能体现人才价值创造的差异，克服医院内部分配的平均主义，有效调动人才积极性。

目前，绩效管理仍然是困扰国内外医院管理和高质量发展的关键点，特别是对核心员工的绩效考核体系模型的研究与应用相对比较欠缺。医院绩效管理的难度和深度，客观上要求必须从理论和实践上不断去寻求突破。如何破解医院绩效管理和高质量发展的难题，创造医院绩效管理的抓手，推进医院深层次绩效改革，是本案例的出发点和目的。

近几年一系列重磅医改政策出台，包括《关于加强三级公立医院绩效考核工作的意见》（国办发〔2019〕4号）、《关于深化公立医院薪酬制度改革的指导意见》（人社部发〔2021〕52号）、《关于推动公立医院高质量发展的意见》（国办发〔2021〕18号）、《关于印发公立医院高质量发展促进行动（2021—2025年）的通知》（国卫医发〔2021〕27号）等文件。在新医改背景下，积极开展医院绩效评价，有利于医院经营战略目标的实现和核心竞争力的培育，为内部人事改革、成本核算、质量管理、科研教学等工作的深入进行创建激励平台，为人事选拔、聘任及薪酬制度改革提供依据。破解医院绩效管理的难题，创造医院绩效管理的抓手，成为医院管理者的重要课题。

作为知识密集型较鲜明的组织，医院具有人才相对集中、人员专业化性质强等特点，均体现出医院人力资源管理的特殊性和重要性。同时核心人才的竞争也是医院竞争过程中最为关键的因素。从我国医院人力资源管理的整体情况来看，受传统计划经济体制下管理思维惯性的影响，当前仍有一大部分医院的人力资源管理仍处于传统的人事管理阶段，对核心人才管理的工作明显不到位，甚至在很大程度上成为制约医院发展的主要因素。因此，如何通过深化医院人事改革，通过专业、有效的医院核心人力资源管理推动医院的健康持续发展成为摆在我们面前的一个重要课题。

二、医院核心人力资源绩效管理的实施及效果

通过管理创新与实践，同济医院于2004年在国内率先提出"医院核心人力资源"概念，并界定了"医院核心人力资源"的范围，通过总结医院核心人力资源绩效评价目标、方法、指标体系、分值设计、奖励方案、反馈制度，建立了医院核心人力资源绩效评价体系框架模型。

结合近20年同济医院绩效管理实践以及新医改方案关于医院绩效考核的要求，构建医院核心人力资源绩效评价体系，完善核心人力资源的激励与约束机制，具有科学性、可操作性和推广价值。

（一）医院核心人力资源评价体系的理论基础

1. 核心管理理论

人力资源是医院的"第一资源"。特别是核心员工，他们担负着医学科学、技术创新、护理、管理制度创新以及提高医疗机构经济效益和社会效益的双重责任，是医院核心业务和核心技术的拥有者和创造者，核心员工工作的积极性和创造性的发挥，直接决定医院在今后的核心竞争力。

医院核心员工是拥有核心能力并对医院战略实施不可或缺的人才，是能够帮助医院获得核心竞争力优势的起关键作用的人。作为医院核心竞争力的医疗核心技术、经验是依附在医院核心人力资源上的，他们掌握了自己医疗领域内最多的隐性知识，这些隐性知识是医院最稀缺、最宝贵的资源，直接关系到医院的治愈率、声誉，具有不可替代性。

2. 帕累托理论

20世纪初意大利统计学家、经济学家维尔弗雷多·帕累托指出：在任何特定群体中，重要的因子通常只占少数，而不重要的因子则占多数，因此只要能控制具有重要性的少数因子即能控制全局。这个原理经过多年的演化，已变成当今管理学界所熟知的二八法则——即80%的公司利润来自20%的重要客户，其余20%的利润则来自80%的普通客户。在医疗行业中，20%的核心人力资源创造了其80%的价值，因此，医院核心人力资源的作用至关重要。

3. 医院绩效管理理论

医院绩效管理是医院管理的重要内容，它是将医院发展与科室和个人发展协调起来的重要工具，它具有激励、导向、评估、沟通、协调等方面的功能，是医院实现战略目标的重要管理工具，需要医院整体规划、整体实施。医院核心人力资源评价是医院绩效管理的重要组成部分，它对于推动医院绩效改革，吸引和留住高级人才起关键性作用。

（二）同济医院核心人力资源绩效评价体系

在医院的职工中，医师占全院职工人数的20%左右，医师学历普遍很高，医师职称

中的高级职称比例大大高于全院总的高级职称的比例。医师具有人数少、学历高、职称高的显著特点。医疗是医院的核心业务，医疗技术水平是医院核心竞争力的标志，代表着医院核心业务、拥有较高技术水平的一批核心员工是医院的核心人力资源。同时，医院的中层管理干部是医院的中坚力量，也可能成为阻碍力量，也许一个小小的决策会给医院带来一个大的进步或酿成一个大的损失，医院中层管理干部是医院战略实现的执行者，是医院管理人员的核心力量。

1. 医院核心人力资源的范围

根据核心人力资源的界定，医院核心人力资源一般应占全体职工人数的20%左右，由于医院的门诊与病房资源占用比例和学科布局与发展状况，导致医院员工的结构差异，有的大型公立医院的核心人力资源的比例可能少于20%，也更加突出核心人力资源的重要性。

医院核心人力资源主要分为四大类，包括医师系列、护理系列、技师系列和行政后勤的副高级以上职称人员。根据某医院的副高级职称以上核心人力资源的人员分布结构看，四类核心人力资源的比重为医师:护理:技师:行政后勤＝7.0:1.5:1.0:0.5，医师系列核心人力资源人数占全部核心人力资源的70%。根据公立医疗机构薪酬制度改革的要求，医院绩效核算和分配应该重点向临床一线人员倾斜，其中医师系列核心人力资源的绩效考核与激励必然成为绩效管理工作的重中之重。

综合以上理论和医院实际，医院核心人力资源主要分为三大类，即A类、B类和C类。A类核心人力资源是指临床医技核算科室主系列副高以上（含副高）人员，辅系列科主任和管理层中副处级单位正职，总支书记；B类核心人力资源是指临床医技科室辅系列副高职称以上（含副高）人员，护理、行政后勤副高（含副高）以上人员，五级职员和主系列院内副高职称人员；C类核心人力资源是指护、技、药等辅系列院内副高职称人员。

2. 医院核心人力资源绩效评价方法

（1）360度绩效考核法：又称全方位绩效考核法或多源绩效考核法，是指从与被考核者发生工作关系的多方主体那里获得被考核者的信息，以此对被考核者进行全方位、多维度的绩效评估的过程。这些信息的来源包括：来自上级监督者的自上而下的反馈（上级）；来自下属的自下而上的反馈（下属）；来自平级同事的反馈（同事）；来自企业内部的支持部门和供应部门的反馈（支持者）；来自公司内部和外部的客户的反馈（服务对象）；来自本人的反馈。这种绩效考核过程与传统的绩效考核和评价方法最大的不同是它不仅仅把上级的评价作为员工绩效信息的唯一来源，而是将在组织内部和外部与员工有关的多方主体作为提供反馈的信息来源。

医院核心人力资源既包括临床一线的副高以上人员，又包括医院的核心管理人员，针对后者，应采用360度绩效考核法来对其进行有效的考核，从而全方面地评价其尽职尽责状况，提升医院管理水平，促进医院科学发展。

（2）平衡记分卡绩效考核法：平衡记分卡，是在对业绩评价方面处于世界领先地位的12家公司进行的为期一年的项目研究基础上，于1992年首先被提出来的管理理论，它是一种以信息为基础、系统地考虑企业业绩驱动因素、多维度地平衡指标评价因素的业绩评价指标体系；同时，它也是一种将企业长期战略目标与企业业绩驱动因素紧密结合、动态实施企业长期战略的战略管理系统。

运用平衡记分卡的方法开展医院核心人力资源绩效管理，通过建立绩效评价体系，客观评价核心人力资源的绩效水平，可以引导核心人力资源把工作的重点放在提高工作质量和效率、追求技术的不断进步、努力创造更好的社会效益上来，从而保证医院战略目标的实现。

（3）定量分析与定性分析相结合方法：绩效考核指标是判断科室或个人的每一项成果好坏的尺子。虽然多数管理者认为量化指标最好，但是并非所有的东西都能用数据来衡量。有些企业在考核时已经陷入绝对量化的误区，但是什么都想量化有时会带来毫无意义的指标。好的指标是可见的、是能够被别人核实的。因此，不仅可以用数据，也可以用文字来描述判断一项工作是否优秀的标准，医院在对核心人力资源进行绩效考核时应注重定量分析与定性分析相结合。

定性指标是指难以具体计量，需要通过服务对象、上级、同事或部门进行评议来反映核心人力资源的"软性"绩效。考核指标分类为：医德医风、服务态度、医疗差错、合理用药、医疗责任心、学术地位、创新能力、团队协作精神、考勤纪律。主要通过患者、临床医技科室、职能部门等维度进行百分制评分，赋予各指标不同的权重，将进行汇总计算后的指标综合分作为定性指标分数。

定量指标是指可计量、能客观地反映核心人力资源的工作效率和效果，突出反映其劳务贡献的指标，是核心人力资源的"硬性"绩效。定量指标要求从量化的角度，对核心人力资源的工作效率、发展能力和成本效益等方面进行评价。定量指标包括工作量指标、工作效率指标、成本效益指标、科研和教学可量化的指标（课题数、论文数、获奖数、教学时长等），主要通过统计报表系统提取统计工作量及效率数据、DRG系统提取DRG相关指标数据、财务系统提取收入和成本数据、科研和教学管理系统提取可量化的相关数据，绩效核算部门将所有数据汇总至核心人力资源绩效考核指标体系，进行客观考核和评分。

3. 医院核心人力资源绩效考核框架

核心人力资源绩效考评体系主要从医疗工作量及质量、教学、科研和成本效益四个层面对核心人力资源进行考核和评价，医疗工作量及质量以医疗组绩效和个人绩效综合考核评分，教学和科研以个人绩效评分，成本效益以医疗组绩效和所在科室绩效综合评分。

同济医院结合国家三级公立医院考核和高质量发展要求，并按照科室医疗资源使用效率状况考核进行了指标设计，具体指标包括：门诊量（线上和线下）、专家门诊率、手术量、DRG总权重、出院患者手术率、四级手术率、CMI、抗菌药物使用强度（DDDs）、时间消耗指数、费用消耗指数、医疗质量、科研项目、学术地位、教学、医疗服务收入占比、医疗服务贡献值等。通过科学的指标设置，规范的考核流程，建立了同济医院核心人力资源绩效评价体系，提高了医院可持续发展能力，促进了医院高质量发展和医院战略目标的实现。

（1）核心人力资源A类临床医技人员和B类主系列院内副高级职称人员绩效考核内容

1）指标考评体系从2004年到2022年不断地被优化与改进（表6-1）。

表6-1 2004、2012、2022年三年的医院医师系列核心人力资源绩效考核指标变化

2004年考核指标	2012年考核指标	2022年考核指标
门诊量	门诊量	门诊量
手术量	手术量	专家出诊率
出院人数	出院人数	手术量
科研	科研	总权重
教学	教学	四级手术率
总费用	人均总费用	出院患者手术率
医疗质量	人均贡献值	时间消耗指标
	床均贡献值	费用消耗指标
	医疗质量	药占比
		耗占比
		CMI（难度与风险）
		DDDs超标比
		医疗质量（低风险死亡率等）
		科研综合能力
		学术地位
		教学能力
		医疗服务收入占比
		医疗服务贡献值

2）考核评分具体办法：①门诊量包括线下专家门诊量、线下普通门诊量和急诊量、线上门诊量。②总权重以各科室划分的医疗组进行归类，同一医疗组人员享有该医疗组所完成的出院人数量，其间有变更医疗组的人员，在量上进行按月度分摊计入。有转科和跨他科管床所产生的出院人数，该出院人数均计入两科对应医疗组成员。③手术量按特大、大、中、小四类级别分别予以每台手术的评分，器官移植手术每台按两倍于特大手术计分。科内开展的手术视同小型手术计分。同一医疗组中，有教授、副教授的，教授享有该医疗组所有手术量，副教授除自己执行的手术外，享有教授手术量的1/3 ～ 2/3部分；有特殊情况的，科主任协商确定。④科研、论文以当年获得的课题和发表论文予以计分，其中课题按级别大小和经费额度分别评分；发表论文中含本人为第一作者的论文和研究生论文；按期刊级别高低分别计分。年内已发表论文，但在指定的时间内并未到科研处登记的，不作为当年度发表的论文。学术地位按科研处制度的任职标准进行评分。⑤教学以教学课时和教学质量评分。⑥CMI疑难程度和技术难度均由医务处进行考核与评分，综合考核科室的CMI以及操作技术难度等一系列指标。⑦资源利用效率和费用控制，以各科室实际完成情况评分，同一科室的人员享本科室评分，考勤中有因休

假、外出会诊、会议出差及出国等在40天以上的按比例扣减评分。⑧医技科室工作量按工作量实际完成与增长情况评分。⑨在担当外出医疗支援或其他公益性医疗活动或其他医院公共事务期间，按科室平均分依时间长度调节评分；科主任按个人绩效50%、科室绩效50%予以计分。⑩返聘人员指标统计及评分参照以上标准，按实际分值单独排名，不纳入在职人员系列，其中，对参与科内病区查房、病例讨论和会诊的人员，按本科室出院人数平均分的1/5～1/3给予出院人数评分（具体比例由科主任上报其工作量并讨论确定），只看门诊的人员不计该分。

3）绩效奖励：为充分激励核心人力资源的积极性，医院根据核心人力资源绩效考核分数分别赋予不同的奖励标准，绩效考核分数越高，绩效奖励力度越大，充分体现多劳多得、优绩优酬的绩效管理理念。①非量化指标体系评分为绩效前提分，低于60分的，不予绩效奖励，60分至100分的，按分值系数调节绩效奖励。②量化指标考核得分，按分值累进制，给予实际年度绩效奖励。A类人员量化指标考核绩效奖励见表6-2。B类人员量化指标考核绩效奖励分值区间与A类人员分值区间相对应，奖金额为A类人员同比的50%，见表6-3。

表6-2 A类人员量化指标考核绩效奖励

分值区间/分	分值奖励标准/（元·分$^{-1}$）
90～100	A
80～89	B
70～79	C
60～69	D
50～59	E
40～49	F
40分以下	0

注：A、B、C、D、E、F为相对应分值的绩效奖励标准，每年根据医院的运营情况进行调整，本案例均以字母代替具体金额。

表6-3 B类人员量化指标考核绩效奖励

分值区间/分	分值奖励标准/（元·分$^{-1}$）
90～100	A×50%
80～89	B×50%
70～79	C×50%
60～69	D×50%
50～59	E×50%
40～49	F×50%
40分以下	0

注：A、B、C、D、E、F为相对应分值的绩效奖励标准，每年根据医院的运营情况进行调整，本案例均以字母代替具体金额。

（2）核心人力资源A类副处级干部绩效考核内容：实行360度考核法，由院组织部组织考核评分，具体由院领导、部门负责人、相关联系部门负责人、职工代表等进行百分制打分，各项分数按加权计算综合评分。量化指标考核绩效奖励见表6-2。

（3）核心人力资源B类主系列院内副高级职称以外人员以及C类人员绩效考核内容

1）考核方法：①护理、医技类核心人力资源实行个人量化指标和科室量化指标相结合。具体为同行评分、科研、教学和科室绩效四个指标，各指标所占比重见表6-4。各指标按加权计算综合评分。②行政、后勤类等核心人力资源实行360度考核法，由院领导、部门负责人、相关联系部门负责人、职工代表，实行百分制打分，各项分数按加权计算综合评分。

表6-4　护理、医技类核心人力资源绩效考核四个指标所占比重

指标	比重/%
同行评分	40
科研	5
教学	5
科室绩效	50

2）绩效奖励：B类人员量化指标考核绩效奖励见表6-3。C类人员量化指标考核绩效奖励分值区间与A类人员分值区间相对应，奖金额为A类人员同比的25%。见表6-5。

表6-5　C类人员量化指标考核绩效奖励

分值区间/分	分值奖励标准/（元·分⁻¹）
90～100	A×25%
80～89	B×25%
70～79	C×25%
60～69	D×25%
50～59	E×25%
40～49	F×25%
40分以下	0

注：A、B、C、D、E、F为相对应分值的绩效奖励标准，每年根据医院的运营情况进行调整，本案例均以字母代替具体金额。

随着一系列绩效激励政策的出台，特别是习近平总书记提出的"两个允许"的要求，同济医院在绩效考核与分配中始终坚持多劳多得、优绩优酬、同岗同酬的原则，绩效激励重点向临床一线、业务骨干、关键岗位和有突出贡献的人员倾斜。医师系列的核心人力资源奖励力度也不断加大，经历了绩效奖励标准的5次调整，目前医师系列核心

人力资源的每分值奖励标准已经增长了5倍，基本达到了绩效激励的预期效果。以医师系列核心人力资源绩效奖励标准及分数为例，2004年和2022年绩效奖励标准及占比见表6-6。

表6-6　2004年和2022年绩效奖励标准及占比

分值区间/分	2004年标准	2022年标准	分数占比/%
90～100	A	A×5	3
80～89	B	B×5	15
70～79	C	C×5	43
60～69	D	D×5	17
50～59	E	E×5	15
40～49	F	F×5	4
40分以下	0	0	3

4. 医院核心人力资源绩效评价的反馈

核心人力资源绩效评价的结果应采用有效的方式进行反馈，有效的绩效反馈是核心人力资源绩效管理系统的重要环节，通过绩效反馈使核心人力资源管理成为一个完整的系统，能够不断循环，不断向前发展；使核心人力资源清楚自己的成绩和不足，特别是有效的正面反馈，可以使其从心理上得到满足，从而使自己得到尊重。通过反馈，核心人力资源也可以明确目标以及差距，从而激发动力去缩短差距，这也是一个不断提升个人或组织绩效水平的过程。同济医院主要采取信件的方式进行绩效反馈。

（三）同济医院核心人力资源管理评价体系应用效果

同济医院自2004年开展核心人力资源绩效评价，用近20年来的实践证明了其评价体系的科学性和合理性，通过核心人力资源的绩效管理措施，克服了传统人事考核的弊端，使医院对个人的管理有了更明确的方向和量化的指标，完善了医院内部核算与分配制度，使各生产要素在内部分配中的地位得到体现，大大提高了核心人力资源的薪酬水平，进一步完善了对核心人力资源的激励与约束；同时，通过开展核心人力资源绩效评价工作，使医院行管职能部门的工作更加精细化和科学化，部门之间的合作更加有效，极大提高了行政管理职能部门的工作效能。

随着核心人力资源绩效评价的不断发展与完善，同济医院取得了举世瞩目的成绩。核心人力资源工作量屡创新高，各项医疗指标不断提高。实施核心人力资源绩效考核后，核心人力资源门诊量、出院人数和手术量大幅提升。同时，同济医院各项医疗工作量及效率指标数据居省内第一，全国前十。

此外，医院内科研创新，呈现"同济现象"。同济医院2021年度中国医院科技量值和五年总科技量值均位列全国第四、中南第一；连续11年国家自然科学基金项目数超过100项，2017年达157项，居全国医疗机构第一；有5次十年国际论文被引用次数居全国医疗机构第二；2021年度医院SCIE收录论文数量在医疗机构排名第3位，国际论文被引次数在医疗机构中排名第3位，卓越科技论文数量在医疗机构中排名第5位；11项成果荣获国家级科技进步奖、发明奖和自然科学奖二等奖；教学质量不断上升，成果丰硕，学科建设进一步增强；医疗质量得到进一步的提高，多次检查评比名列湖北省第一名；连续四次荣获"全国文明单位"称号。

基于本案例研究申报的项目《大型公立医院核心人力资源绩效评价体系的研究与应用》于2013年荣获中国医院协会科技创新奖一等奖、湖北省科技进步二等奖。

三、实施核心人力资源绩效管理的难点和启示

（一）核心人力资源绩效考核中的难点和困扰

1. 基于医疗组的指标数据统计是所有指标获取中的难点

核心人力资源的出院人数、手术量、CMI、时间和费用消耗指数等指标主要以医疗组的数据为主，由于医疗组成员流动性较大，对核心人力资源的工作量统计工作造成了较大的困扰。一个医疗组可能由两名以上的核心人力资源构成，且包括主治医师、住院医师等，其中住院医师的流动最大，但其对核心人力资源工作量影响有限，然而组内非组长核心人力资源在科室内部不同医疗组之间的流动则会对数据的获取造成较大困难。例如，某个副高级职称核心人力资源在一年内可能在3个以上的医疗组工作，其出院人数、手术量和CMI等数据采取何种方式统计和采用将是个难题，其对医疗组总体工作量的统计也将构成严重影响。

2. 物质激励效果不断减弱

若要提高核心人力资源的医疗质量、效率和创新能力，就必须要有合理和完善的绩效激励制度，而激励制度是否有效，则取决于激励方法和程度是否能满足其个人需要，然而当个人物质需要不是十分强烈时，可能激励效果反而变得不明显。医院在核心人力资源绩效考核实践中发现，核心人力资源的物质激励远没有其个人绩效排名的精神激励效果明显。医院核心人力资源基本都是医疗行业院内外专家，社会地位较高，职业的荣誉感强，因此，随着核心人力资源绩效考核成为一种常态化的激励手段时，物质激励效果会逐步递减，精神激励的效果会不断增强，想要提高核心人力资源的满意度和幸福感，医院应及时对绩效反馈方式和内容进一步优化和改进。

3. 不同类别核心人力资源的综合绩效排名困扰

医院临床医技科室主要分为手术科室、非手术科室和医技科室，由于考核指标的不同和病种差异等一系列因素，同济医院在对医师系列核心人力资源进行综合绩效排名时，主要是采取纵向排名和横向排名的方式，纵向排名是指科内排名，横向排名则依据所属类别的不同分为手术科室排名和非手术科室排名。一名核心人力资源既要关注自己的科室内部排名，又要关心自己在全院手术/非手术科室的排名。而如何采取合理的方法或工具将手术科室和非手术科室核心人力资源综合绩效优化为可比较的成绩，进行全院医师系列核心人力资源的综合排名是一个亟待解决的问题。

（二）医师系列核心人力资源绩效管理的优化建议

1. 重点推进医疗组绩效考核工作，加强医疗组管理的信息化建设

医疗组数据的准确性和完整性是核心人力资源绩效考核工作的基础，医院应重点推进医疗组绩效考核系统的信息化建设。一方面构建基于DRG的医疗组绩效核算与分配体系；另一方面根据医疗组绩效核算与分配面临的一系列信息化需求，建立完善的医疗组人员管理系统和基于DRG的医疗组绩效考核与分配系统，并与医师系列核心人力资源绩效评价系统相对接，提高核心人力资源绩效考核的质量与效率。医院可以利用高质量的医疗组绩效考核数据，对医师系列核心人力资源开展更公平、更公正的评价与反馈。

2. 持续优化考核体系，合理设置指标权重

随着医保支付改革的深入，DRG指标更能反映核心人力资源的绩效水平，有利于不同类别核心人力资源的疑难程度、风险和资源消耗的比较，医院应综合运用DRG工具持续优化核心人力资源绩效考核体系。医院要合理设置考核指标的权重，综合运用德尔菲法、排序法和经验法等对医师系列核心人力资源绩效考核体系指标权重进行赋值，并根据绩效考核结果持续进行权重的动态性调整。持续的动态性调整和及时的优化措施有利于医疗行为的及时纠错，有利于核心人力资源医疗质量和成本效益的双提高。

3. 对专职科研、教学、门诊的医师系列核心人力资源进行科学评价

专职科研、教学和门诊的医师系列核心人力资源属于特殊类别，医院在考核时应予以指标特殊设置和权重的特殊赋值，才有利于科学地对其进行评价和纵向与横向比较。专职科研和教学的核心人力资源缺乏临床的工作量、质量及效率指标等指标，专职门诊的核心人力资源缺乏病房的工作量及效率指标。基于此，对他们的空白指标既可以采用科内均值或历史数据均值予以评价分数，也可将空白指标的权重调整至与其工作重点相关的考核指标，并参考科主任的意见，充分保证对专职科研、教学、门诊的医师系列核心人力资源的客观评价和积极性调动，促进学科发展。

4. 加强对绩效考核结果的分析与研究，促进绩效管理水平提升

持续加强对绩效考核数据和结果的分析与研究，才能促进绩效管理水平的提升，更进一步完善医师系列核心人力资源绩效考核体系。考核部门可以从医院、科室、个人三个层面重点分析医师系列核心人力资源绩效考核结果。从医院整体的角度多层次、多维度对全院核心人力资源考核数据和结果进行分析与总结；从每个科室的角度分析各科室核心人力资源总体水平与其他科室及全院核心人力资源绩效水平相比的优势与劣势，找出差距，改进绩效；从个人的角度重点分析绩效水平较差的核心人力资源，及时进行绩效沟通与反馈，给出合理的改进建议，提升个人绩效水平。

5. 提高绩效考核结果反馈效率，推动核心人力资源绩效水平提升

医院可以采用书面绩效信反馈、面对面沟通反馈和其他直接或间接反馈的形式开展核心人力资源绩效反馈工作。坚持充分及适当性、易于理解性、关键性、及时性和可比性等原则来选择核心人力资源绩效反馈指标，并提供建设性的改进核心人力资源绩效水

平的建议，不断深化绩效反馈指标的创新和绩效考核结果反馈效率，促进医师系列核心人力资源绩效水平的提升。

四、案例总结

医院绩效管理事关医院资源的有效利用和医院运营的效率、效果。核心人力资源是医院核心竞争力的关键，医院可以通过核心人力资源绩效管理，引导核心员工注重提高工作质量和效率，努力创造更好的社会效益，从而促进医院战略目标的实现。本案例在医院的核心人力资源绩效管理方法上进行了创新性探索。在新医改背景下，积极开展医院核心人力资源绩效管理，有利于医院经营战略目标的实现和核心竞争力的培育，为内部人事改革、成本核算、质量管理、科研教学等工作的深入进行创建激励平台，为人事选拔、聘任及薪酬制度改革提供依据。

本案例属于医院管理研究领域，主要内容是界定了医院核心人力资源的概念及范围，构建和完善医院核心人力资源的绩效评价体系，建立医院核心人力资源的激励与约束机制，充分调动核心人力资源的积极性，以提升医院核心人力资源的绩效水平，使医院具有可持续发展的能力。

核心人力资源绩效管理已在同济医院开展近20年，随着新医改政策调整和医院高质量发展的要求，在实践过程中，核心人力资源绩效考核指标不断丰富，考核方法不断创新，考核体系不断完善，考核效果良好，极大地调动了核心人力资源的工作积极性，考核结果应用于核心人力资源年度绩效水平的综合评价，并作为其晋升、职称评定、薪酬奖励的标准，提高了核心人力资源的整体绩效水平，并为充分吸引和留住优秀人才提供了可靠的保障。

不同于以往的医院绩效评价和奖金分配模式，医院核心人力资源绩效管理着眼于医院内部员工的分层绩效考核，通过建立核心人力资源绩效评价和薪酬分配体系，激发核心人力资源的积极性，从而改进医院整体绩效，实现发展战略。该体系在同济医院运行近20年，取得了良好的社会效益和经济效益，深受其他医院的好评。

案例点评

本案例基于对现代人力资源管理和我国医院绩效管理的理论和实践的研究，在新医改的背景下，分析医院绩效管理和薪酬分配的现状、存在的问题，以帕累托理论、医院绩效管理理论、核心管理理论等为理论基础，在国内率先提出"医院核心人力资源"这一概念，并结合大型公立医院及同济医院人员构成、人员职称、医师学历、医师职称状况的比较，总结医师职业特点及其对医院核心竞争力的影响，创新性地界定医院核心人力资源的范围，提出高风险、高业绩客观上要求医院从战略上给予核心人力资源有效的激励措施。同时，建立在绩效考核基础上的核心人力资源绩效奖励是对核心人力资源价值的认可，是物质和非物质激励的融合。

同济医院通过创新性地提出医院核心人力资源绩效评价理论，采用平衡计分卡、

360度绩效考核和定量与定性相结合的分析方法，全面地进行了医院核心人力资源绩效评价体系的构建与发展，通过反复的绩效反馈和绩效改进，核心人力资源评价体系得到了不断的完善，以此为契机，在全国其他医院进行了推广和应用，实践证明，医院核心人力资源绩效评价体系是一个科学的、实用的、具有可复制性的绩效评价体系。

本案例有以下三个创新点：

1. 在国内外首次提出"医院核心人力资源"概念，并科学地界定了"医院核心人力资源"的范围。

2. 创新性地构建了医院核心人力资源绩效评价体系和模型。

3. 突破了传统人事考核和内部分配制度，体现了核心人力资源的价值，从而调动了核心人力资源的积极性和创造力，同时克服了单纯的成本效益考核，更注重质量与社会效益考核，体现了医院的公益性，为医院改革进行了有益的探索。

同济医院通过本案例中的创新改革提高了医院核心竞争力，促进了医院的快速发展，产生了显著的社会和经济效益。本案例对医院核心人力资源评价体系的构建具有引领作用，可应用于国内其他医院，对现代医院人力资源管理特别是绩效管理具有借鉴和推广价值。

思考题

1. 什么是医院核心人力资源？为什么要做好核心人力资源的绩效管理？如何开展核心人力资源绩效考核？

2. 同济医院在医院核心人力资源的绩效考核中，有哪些不一样的具体做法？

3. 分析同济医院核心人力资源的绩效考核是否成功，有哪些值得借鉴的管理方法？

参考文献

［1］杜良莉. DRGs在医院绩效管理与内部控费的应用研究［J］. 财会学习，2019（25）：191-192.

［2］郝敏，熊玲，程龙，等. 卓越绩效管理在武汉市某医院手术医师资质信息化管理中的应用［J］. 医学与社会，2018（12）：36-37.

［3］黄秋月，郑大喜. 基于价值医疗导向的公立医院绩效考核探讨［J］. 中国卫生经济，2020，39（11）：75-79.

［4］金春林，王海银，孙辉，等. 价值医疗的概念、实践及其实现路径［J］. 卫生经济研究，2019，36（2）：7-8.

［5］苏淑文，王冬. 价值导向型医疗研究进展及其启示［J］. 中国卫生经济，2018，37（5）：71-74.

［6］申鑫，韩春艳，甘勇，等. 基于DRG的医疗服务绩效评价体系构建研究［J］. 中国卫生政策研究，2020（3）：77-82.

［7］许轲，金晶，杨剑. DRG与传统指标在住院医疗服务综合评价中的比较［J］. 中国医院管理，2019（10）：36-39.

［8］徐勤岩.医院绩效核算管理中存在的问题及对策［J］.首席财务官，2019（8）：58-59.

［9］熊占路，童俊东，邹伟，等.武汉市某公立医院借助信息化加强多院区一体化管理的实践与思考［J］.医学与社会，2018，31（8）：62-67.

［10］ANNEAR P L，KWON S，LORENZONI L，et al. Pathways to DRG-based hospital payment systems in Japan，Korea and Thailand［J］. Health policy，2018，122（7）：707-713.

教学指导

一、课前准备

1．确定案例主题，收集案例资料，包括文字和数据材料、图片材料、视频材料等，明确本案例教学的具体目的。

2．制订详细的教学计划：案例讲解＋分组讨论＋师生互动＋总结交流。

3．资料阅读：把案例正文文稿及与案例相关的背景资料一同发放给学生，要求学生仔细阅读案例内容，了解医院核心人力资源绩效考核的相关背景。

4．PPT准备。

5．学生分组准备，可将学生分为若干个小组，在课前收集不同医院在核心人力资源（核心人才）绩效考核方面的案例，在课堂上与同济医院案例进行对比分析，深化学习。

二、适用对象

本案例可作为医院管理、医药卫生管理、公共卫生管理、医院绩效管理等课程的教学案例，对医院管理本科专业学生、学术型硕士或博士研究生均适用。本案例也可供医院行政管理者学习、参考和借鉴。

三、教学目的

通过本案例的学习，使广大教师、学生和医院管理人员等认识到医院绩效管理问题的复杂性，学会发现、识别、判断和分析问题的关键点，利用专业的理论知识解决现实问题，从同济医院的核心人力资源绩效管理实践中得到一些具体经验和启示。

具体教学目的如下：

1．使学生了解医院绩效管理的相关理论和绩效改革的政策背景。

2．通过阅读案例、讨论分析与交流，让学生理解和把握医院如何通过绩效管理的手段来"吸引人才"和"留住人才"，在此基础上引导学生思考医院进行医院核心人力资源绩效管理的难点与关键点，以及如何提出有借鉴性的建议。

3．提高学生对医院管理中面临的各种问题的分析能力、判断能力、决策能力、表达能力和解决问题的能力。

四、教学要点

医院绩效管理是目前医院管理的热点和难点话题，为保证国家公共医疗体系完善，实现健康中国发展战略，医院发展规模不断扩大，同时也给绩效管理者带来了一定压力。由于医院绩效管理涉及范围大，管理内容复杂，制订科学合理的绩效管理制度和考评体系是医院的一项非常艰巨的任务。基于当前三级公立医院绩效考核和高质量发展的要求，医院要想实现战略发展目标，必须加强对核心人力资源的绩效考核与奖惩，对医院最核心的人才、创造最大价值和提供最多创新性医疗技术的人才给予最大力度的客观绩效评价和奖励。

教学要点如下：

1．通过对案例的剖析启发学生思考，医院绩效管理、核心人力资源管理的本质是什么，核心人力资源绩效管理的目的何在，如何把管理目的转化为一系列具体的要求。

2. 让学生以发现问题、解决问题的方式来进行自主学习和探讨。在案例讲解前，提出问题，医院对核心人力资源进行绩效考核的目的是什么，核心人力资源绩效考核对于医院的高质量发展有何意义，在实施考核过程中有什么问题。让学生在案例中寻找答案，形成自己的思维、归纳和总结。

3. 让学生假设自己是一名医院管理人员，针对医院面临的内外部形势进行分析并提出改进建议；假设自己在医院管理过程中面临着核心人才流失、缺乏积极性和创新性等问题，会采取怎样的绩效考核措施和方法，以此与案例中所采用的绩效管理举措进行对照分析，据此来改进和完善案例中的举措。拓展思维，提高学生的实践能力。

4. 教师总结和指导。在学生学习和交流结束时，教师应对学生讨论的观点进行评析，指出具体的优缺点，对案例存在的重难点进行充分讲解，对学生讨论中存在的问题进行针对性点拨。在总结和指导时，让学生从不同的角度用不同的方法来剖析和解决案例中的问题。

（肖万超　侯　明　徐　娟）

案例7 高校附属医院高层次人才培育与引进体系建设

案例概要

　　医院传统的人事管理常常仅满足医院管理的日常性事务，不能发挥人力资源在发展战略的竞争中的作用。人才是医院的核心竞争力，高层次人才在医院发展中更是起到主导作用，是发展的根本动力。本案例根据中山大学附属第一医院在高层次人才引育方面存在的挑战和问题，借鉴组织变革理论和人力资源管理理论，从选才、育才、留才、用才多方面系统规划、制度创新，逐步形成了多系列、广覆盖、多层次、贯穿人才事业发展不同阶段的较为完善的人才培育体系，推动医院高层次人才队伍体系的规范化建设，将医院重点打造成高层次人才聚集中心，为医院高质量发展贡献了突出力量。

案例详情

　　1954年，现代管理学之父彼得·德鲁克在其著作《管理实践》中提出"人力资源"这一概念，人力资源是劳动者及其具备能力的总和，可以创造出高于其成本以外的价值。相较于其他资源，人力资源本身具有一定的特殊性，如十分鲜明的主观性、能动性以及创造性。无论哪个行业，人力资源是组织中最重要的资源，也是最能创造价值的资源。"人力资源管理"之后也被企业界、管理者们重视起来，不断发展、成熟，其发展演变共经历了人事管理阶段、人力资源管理阶段、战略人力资源管理阶段三个阶段。

　　国外采用将人看作人力资本的人力资源管理代替将人作为事务对待的人事管理已成为一个显著趋势。受传统发展理念和社会发展进程较慢的影响，我国企业缺乏对人力资源管理的重视，在开展人力资源管理工作时普遍存在管理意识薄弱和缺乏人力资源管理理念和缺乏人才培养工作管理等问题。目前我国大多数企业和医院的人力资源管理还处于以"事"为中心的阶段，管理工作普遍集中在人员考勤、档案管理以及工资调整等事务性工作中，缺乏将先进的人力资源管理思想转化为可操作的制度、措施手段来提高公立医院整体卫生队伍素质。

　　党的十八大以来，党中央作出人才是实现民族振兴、赢得国际竞争主动的战略资源的重大判断，作出全方位培养、引进、使用人才的重大部署，推动新时代人才工作取得历史性成就、发生历史性变革。党中央立足新发展阶段，积极推动"健康中国"建设，寻求医疗卫生事业高质量发展道路，医药卫生体制改革进入了新阶段。随着建立健全现代医院管理制度的提出，医院竞争的焦点也逐渐转向人才的竞争。

作为知识、技能和能力"承载者"的各类医学人才代表了医院所拥有的专门知识、技术和能力的总和，是医院核心竞争力的根本。医院的技术、知识和能力是无形的，但代表医院这三项能力水平的人才却是真实存在的，而且还能进行管理、培训和开发，因此，实施符合医院发展需求的人力资源管理战略对于实现医院高层次人才队伍良性发展和提升医院核心竞争力具有举足轻重的作用。人力资源管理质量与公立医院的人才引进和人才培养息息相关，人才的引进和培育也是医院人才管理工作科学有效开展的重要保证。现代社会中，多数企业都会通过人力资源管理协调内部矛盾，发挥人才在企业发展中的应用价值。医院作为与企业管理有相似之处的单位，在高层次人才队伍建设中，也可以发挥人力资源管理价值。

一、医院概况及改革背景

（一）医院概况

中山大学由伟大的民族英雄、伟大的爱国主义者、伟大的中国民主革命先驱孙中山先生于1924年亲手创办，是中国共产党早期领导人共同创建的大学，是一所国内一流、国际知名的现代综合性大学。中山大学医科有着悠久的历史和卓越的实力，前身是创办于1866年的博济医学堂，是我国西医教育最早的诞生地，孙中山先生也曾在此学医。中山大学现有10家直属附属医院，医教研综合实力、医疗服务能力与规模居于全国领先行列。

中山大学附属第一医院（以下简称中山一院）是中山大学附属医院的龙头。中山一院始建于1910年，由广东公医学堂附设公医院发展而来，坐落在粤港澳大湾区的核心城市——广州，现由越秀总院、黄埔院区和南沙院区组成，分别与广西、贵州共建中山大学附属第一医院广西医院、中山大学附属第一医院贵州医院，打造国家区域医疗中心，是一家位于国内一流前列的现代化三级甲等综合性医院，医院的组织结构如图7-1所示。中山一院连续三年在国家三级公立医院绩效考核中获评A＋＋，在复旦版医院排行榜位列前10，是"辅导类"综合类国家医学中心创建单位、国家公立医院高质量发展试点医院、全国首批委省共建综合类国家区域医疗中心并联合牵头建设国家神经区域医疗中心；现拥有5个国家重点学科、34个国家临床重点专科（数量居全国第3），为中山大学基础医学、临床医学均入选教育部"双一流"建设学科和临床医学进入ESI全球前0.5‰（全国第2）作出重要贡献。

中山一院医教研成绩突出。2017年医院成功实施世界首例"无缺血"器官移植技术，引领全球器官移植进入"热移植时代"。医院紧紧围绕大平台、大团队和大项目，瞄准世界医学发展前沿，推动学科交叉融合，医疗技术创新硕果累累，如牵头制定中国第一个重症医学指南，在全球率先开展脓毒症免疫研究与治疗，拥有湾区唯一、国内医疗机构首个无菌动物平台，牵头创建世界前三、亚太地区第一的腹膜透析卫星中心模式

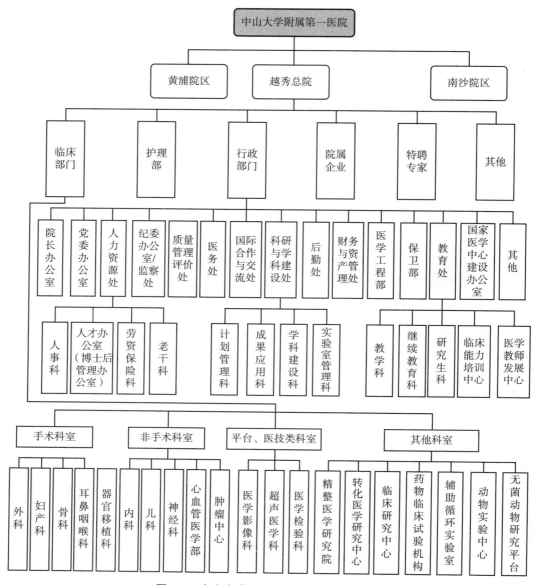

图7-1 中山大学附属第一医院的组织结构

等。医院名医名家辈出,声教讫于四海。20世纪60年代,全国共有56位一级教授,其中有8位在中山一院行医执教,扛起华南医学教育的重担。之后医院又涌现了一大批医学领军人才,成为首批国家临床教学培训示范中心、首批国家住院医师规范化培训示范基地。医院国际合作广泛,与60多个国家的顶尖院校和医疗机构在学科建设、人才培养、远程医疗等方面开展深度合作;牵头国家重大专项、重点研发计划与课题、重点国际合作项目等50余项,主办《中华肾脏病杂志》《中华显微外科杂志》《中华血管外科杂志》等9个国内知名医学期刊,引领医学科学研究。

作为国家医疗队,中山一院积极投身医疗帮扶事业,多措并举、多地支援,持续推进优质医疗资源下沉，对多省区基层医院进行"输血＋造血"式帮扶，让基层群众足不出户就能真正享受到优质医疗服务。在历次国家战略行动、重大灾害和公共卫生事件应急救治中，中山一院也始终冲锋在前，一如既往地展现了"无敌中山医"的担当。秉承"医病医身医心、救人救国救世"的医训，医院在粤港澳大湾区、东南亚乃至全球享有盛誉，并将继续为全面建成中国特色、世界一流的国家医学中心而努力奋斗。

（二）改革背景

2009年3月，中共中央向社会公布关于深化医药卫生体制的意见，"新医改"作为医疗体制改革的指导思想、基本原则和总体目标，以医疗体制改革为基础，着力推进医疗卫生管理机制和市场机制的改革，医疗卫生人力资源改革作为医疗卫生管理机制改革的重点显得举足轻重。2016年中共中央发布《关于深化人才发展体制机制改革的意见》（中发〔2016〕9号），要求充分开发利用国内外人才资源，完善更加开放、灵活的人才培养、吸引和使用机制。随着社会经济发展和医疗卫生体制改革取得进步，公立医院也将会面对越来越激烈的竞争，医院内部传统的人力资源管理理念和管理制度都遭到冲击，需要对传统人事管理制度进行改革，使其转化为人力资源管理模式，从无序扩张的不良竞争转向可持续高质量发展。公立医院汇聚了医、教、研、防、护、管等各方面的高技术人才，医院的可持续高质量发展更离不开高质量、高层次人才的支撑。在新形势新阶段，医院需要继续深入探索科学高效的人力资源管理措施。

医院可通过两种方式为实现可持续高质量发展提供人才支撑，一是自主培育，二是外部引进。中山一院综合实力居于国内前列，是华南地区疑难重症诊疗中心，但与世界其他知名一流医院相比，在国家级创新平台、医学科技创新能力、标志性大成果、拔尖领军人才等方面还存在一定的进步空间。培养造就大批德才兼备的高素质人才，是国家和民族的长远发展大计。作为公立医院及高校附属医院，中山一院深入贯彻落实"人才是第一资源"，在医院高质量发展和建设国家医学中心的过程中，紧抓人才队伍建设，尤其是高层次人才队伍建设工作，立足于医院的发展现状和未来发展规划，为努力将医院打造成为具有辐射影响力的高层次人才培育中心、高层次人才汇聚中心和高层次人才输出中心作出了一些变革。

二、具体做法

（一）改革的理论基础

1. 人力资源管理理论

人力资源管理是指组织运用现代管理方法，对人力资源的获取（选）、开发（育）、保持（留）和利用（用）等方面进行计划、组织、指挥、控制和协调等一系列活动，最终达到实现组织发展目标的一种管理行为。

人力资源管理理论是指导现代管理者如何进行人本管理的基础理论，它是人事管理理论质的飞跃，与人事管理理论相比，具有以下变化：①更新了管理视角。它不仅将人力作为成本，更重要的是视人力为第一资源，通过科学管理可以使人力资源升值和增值。②转变了管理类型。变"被动型管理"为"主动开发型管理"。③提高了管理层次。

从一般的管理执行层进入了管理决策层，人事活动的功能呈现多样化。④找准了管理焦点。变"以事为中心"为"以人为中心"，真正体现了"以人为本"及人在管理中的核心地位。⑤加大了管理深度。在用好员工的显能，发挥员工的固有能力的同时，更注重开发员工的潜能，以不断激发员工的工作动机。⑥改变了管理形态。由高度专业化的个体静态管理向灵活多样的整体动态管理发展，给员工创造施展自身才华的机会和环境。

合理的人力资源管理能够实现人力资源的精干和高效，取得最大的使用价值，能够充分调动广大员工的积极性和创造性，能够培养全面发展的人才。在21世纪的今天，人力资源已经成为组织最重要的资源之一，人力资源管理在实现组织可持续竞争优势中起到无法替代的作用。引进和培育人才是任何一个组织发展壮大的重要环节。在一个组织中，只有求得有用人才、合理使用人才、科学管理人才、有效开发人才等，才能促进组织目标的达成和个人价值的实现，这都有赖于人力资源管理。

2. 组织变革理论

所有组织都会面临或大或小的变革，需要从一种发展阶段转型到更高的发展阶段以更好地实现组织战略目标。20世纪40年代，社会学家库尔特·卢因（Kurt Lewin）首次提出组织变革理论。组织变革是指根据组织内外环境和条件的变化，对组织结构进行调整的过程。这包括对组织内各要素（如组织的管理理念、工作方式、组织结构、人员配备、组织文化及技术等）及相互关系进行调整、改进和革新，也包括建立新的组织结构的过程。外部环境变化、内部条件变化和本身成长的要求是组织变革的三个主要原因。外部环境的变化往往是组织变革的最大诱因。

组织变革作为一个复杂的动态过程，需要关注其变革机制问题。变革理论为描述和解释组织变革过程提供了一个良好的知识框架。变革理论不仅需要回答组织变革是什么，更重要的是要回答变革如何产生，以及如何实施和开展变革。变革理论主要有五个：卢因变革三阶段理论（1951），弗里蒙特·E·卡斯特提出的系统输入、组织变革元素、系统输出的系统变革理论（1970），卡斯特（Kast）组织变革过程理论（1973），以及指导组织变革规范发展的科特（Kotter）组织变革理论（1998）和重视管理信息传递的施恩（Schein）适应循环模型。

其中Kast组织变革过程理论由美国管理学学者弗里蒙特·E·卡斯特和罗森茨韦克在合著的《组织与管理——系统方法与权变方法》中提出，认为组织变革应分为六个阶段（图7-2）。①审视状态：对组织内外环境现状进行回顾、反省、评价、研究。②觉察问题：识别组织中存在的问题，确定组织变革需要。③辨明差距：找出现状与所希望状态之间的差距，分析所存在问题，明确变革方向。④设计方法：提出和评定多种备选方法，经过讨论和绩效测量，作出选择。⑤实行变革：根据所选方法及行动方案，实施变革行动。⑥反馈效果：评价效果，实行反馈。若有问题，再次循环此过程。

组织变革不仅仅是对组织进行变革，更涉及人的变革。Kast组织变革过程模型作为组织变革领域的经典模型，经过中外学者研究证明，是一种有效的组织管理工具，能够在医院进行组织管理时发挥作用，很好地解决医院对高层次人才培育及引进体系进行建设优化时面临的难题。该模型从目前存在的问题出发，制定解决方案，实施并进行效果

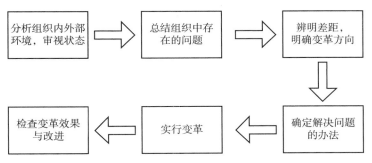

图7-2 Kast组织变革过程模型

评价与改进，与医院组织管理思路方法一致，操作性较强。本项目通过Kast组织变革模型，以解决医院在人才引育方面存在的主要问题为出发点，结合医院在大环境变局中转型发展的需求，引入人力资源管理理论构建医院高层次人才引进与培育体系，以期为其他同行医院的人才培养模式选择提供有益的参考和借鉴。

（二）改革前的准备工作

（1）组织准备：成立由院长、书记任组长，班子全体成员任副组长、各职能部门负责人任组员的人才工作小组，加强人才工作的顶层规划和统筹协调能力，为更好地实施人才工作提供坚强的组织保证。具体实施该项目的医院人力资源处共有工作人员19人，具有硕士学位以上人员14人，具有高级职称1人，是一支创新能力强、执行力强的专职人力资源队伍。

（2）理论准备：在开展改革前期，一是认真查阅、梳理并贯通相关政策，明确公立医院人力资源管理制度改革的趋势及内涵要求；二是强化领悟大学关于人才工作的相关精神；三是广泛学习人力资源管理、组织变革相关的管理理论，掌握分析工具和路径。

（3）执行准备：做好对医院人才管理工作的调研摸底和政策的公开正面宣传。主动走出去学习、交流、做好人才工作知识积累；积极引进科学、合理、可模仿的方案及思路。

（三）具体的改革措施

1. 内外部环境SWOT分析，审视人才发展体系状态

SWOT分析方法是组织在战略分析时常用的方法理论，它基于组织在内部和外部竞争和发展中的态势，从其优势、劣势、机遇和威胁四个维度出发，调查和梳理组织发展现状，通过系统化地分析，将各类因素整合起来，从而得出对其组织战略发展有决策意义的一系列结论。

对公立医院而言，在高质量发展新形势下最大的优势就是人力资源，最大的挑战就是如何正确吸纳人才、培养和留住人才。医院在项目体系的设立之初运用SWOT分析方法对医院的发展定位、内外部环境及现行的人才发展体系进行了深入分析，分别从内部环境的优势和劣势，外部环境的机遇和挑战进行分析和评估。

（1）自身优势（strengths）

1）高水平的发展平台：中山一院是百年老院、国家区域医疗中心、"辅导类"综合

类国家医学中心创建单位、国家公立医院高质量发展试点医院、国内医疗机构"第一方阵"成员；作为大型综合性公立医院，实力雄厚，配套设施完善，为引进人才提供较好的发展平台。

2）丰富的科技创新与教学资源：中山一院作为中山大学医学院直属附属医院，中山大学雄厚的教学和科研实力为医院在人才培养和基础研究上提供了重要支持。医院与高校在临床、教学、科研等领域有广泛合作，有力推动了医院科技创新快速发展。

（2）自身劣势（weaknesses）

1）医疗高层次人才培育周期长：高层次人才代表着最前沿科学技术，最新的发展方向，在人才队伍建设中起到引领和示范作用。医学人才的成长既要重视专业知识和传统经验的积累，也要保持对创新理论、前沿技术的敏锐嗅觉。由于医疗行业的专业性与特殊性，医学人才培育周期较长、高层次人才培育难度大。中山一院虽然进入复旦版全国医院排行榜前十名，但对标国内同行顶尖医院，医院国家级领军人才相对不足，中华医学会、中华医师协会等主流学会主任委员、副主任委员任职人数较少，暂无院士。

2）人才竞争激烈：大型公立医院人才集聚，学科内及学科间竞争激烈，资源相对稀缺。引进人才虽然完善了医院人才队伍梯队建设，推动学科发展，但同时也是对原有生态环境的冲击，存在结构重塑、资源重新分配的问题。保持生态环境的稳定，协调好引进与"本土"人才团队的共同发展是保障引进人才工作环境的重要环节。

（3）外部机遇（opportunities）

1）医院发展方向支持：新发展阶段，医院牢牢把握高质量发展首要任务，坚持"四个面向"，为加快建成疑难重症诊治和灾难医学中心、科技创新中心、医学精英人才培养中心、国际合作与交流中心、现代化医院管理体系、模式与机制守正创新中心、党建与优秀文化传承创新中心，全面建成中国特色、世界一流的国家医学中心而努力奋斗。这些发展方向和目标为培育和引进高层次人才提供了有利前提，且当前海外人才回国发展意愿增强。

2）政府和大学对引进人才的配套政策：省委省政府和大学建立高层次人才引进绿色通道，探索多种形式用人机制，从政策和财政上对人才引进给予支持，在人才购房、人才住房补贴等方面给予政策优惠，支持来院人才的生活保障。

（4）外部威胁（threats）

1）区域竞争激烈：2022年复旦版全国医院排名中，中山一院位列全国前十，在华南地区排名第一。但北京和上海两地经济、科技发达且多所顶尖医院对人才有磁场效应。此外，广东省内优质医疗资源丰富，其他高水平医科院校及附属医院同样拥有优质的教学和科研资源。深圳市作为经济特区、全国性经济中心城市和国家创新型城市，与香港、澳门和广州同作为粤港澳大湾区核心引擎城市之一，对周边城市的人才具有吸引力。

2）"去编制化"影响：公立医院的事业单位编制属性对于从业者有很强的吸引力，在稳定医院人才队伍上发挥了重要作用。2016年国家提出研究公立医院不纳入编制管理的人事制度改革，公立医院的编制内人员数量不随职工数量增多而核增，呈现占比显著下降的态势。医院编制内外职工约各占50%，其中护理编制外人员占比高达70%，部分优秀人才的编制问题解决困难。

2. 觉察问题，辨明差距

根据医院高层次人才引进和培育的目标和发展战略，结合现实情况，本次项目体系运用鱼骨图法，找出高层次人才队伍培育及引进中进展不顺的问题。"鱼骨图"由日本石川馨先生发明，是一种发现问题"根本原因"的方法，其简洁实用，深入直观，问题或缺陷（后果）标在"鱼头"处，鱼骨分出的鱼刺上标示导致问题和不足的相关影响因素，有助于找出引起问题的根本原因，并制订相应的改进措施。

如图7-3所示，在既往的海外高层次研究人才引进工作中，医院发现了一些问题。例如，人才引进方面，对人才引进的定位不明，对拟引进人才的个人生活需求和事业发展需求不明，甚至对高层次人才的可能引进途径不明；在人才引进后的培育过程中，对人才的支持方式究竟是依托临床科室还是实行独立PI制不明。此外，医院对于现阶段青年临床和管理人才对事业舞台的期待，以及各专业、各层次人才的成长规律不明，并且存在管理、服务和评价等方面的不足。

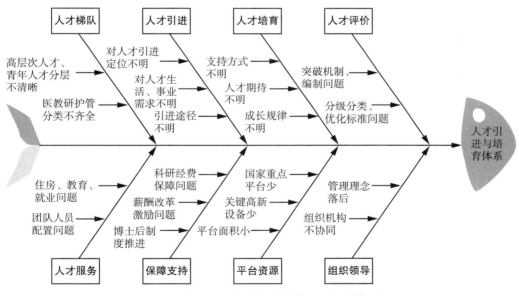

图7-3　人才引进与培育存在的问题（鱼骨图）

3. 人才培育与引进体系框架设计

人才工作的开展需要明确的定位和清晰的发展思路，近年来中山一院设定了致力于打造国家区域医疗中心和中国特色、世界一流的国家医学中心的战略目标。为铸造医学拔尖领军人才集聚高地，针对影响人才引育体系的各因素，本项目结合"人力资源管理理论"设计涵盖人才引进、人才培育、人才使用、人才留任的全周期、多方位引育体系（图7-4）。

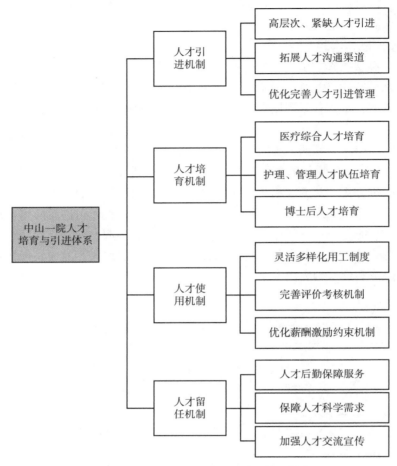

图7-4 中山一院人才培育与引进体系框架

4. 实施变革

（1）推动高层领导重视：培养人才的关键在于医院的高层领导是否重视并持续地投入资源。中山一院高度重视高层次人才队伍的建设，坚持深入落实"党管人才"，将高层次人才队伍建设作为医院的"党政一把手"工程，将人才作为医院人才事业长足发展的根本保证。医院成立了由院长、书记任双组长的"人才工作领导小组"（图7-5），班子全体成员任副组长，各职能部门负责人任组员，保证人才工作的顶层决策和统筹协调。在项目实施过程中，由人力资源处牵头，设立人才办公室，各职能部门和业务部门系统共同推动，形成人才引进和培育工作的整体合力。

（2）做好人才引育规划：在人才培育和人才引进方面，根据自身地位和预期建设规模，设定更明确的计划目标。高层次科研人才方面，主要计划在5年的规划期内培育国家级人才15名左右，培育省部级人才30名左右。高层次临床人才方面，依托广东省博士后支持政策，创建"临床博士后"制度，以临床医疗培训为核心，兼顾科研和临床教

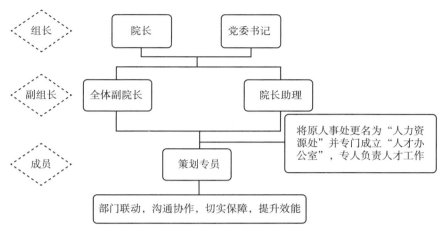

图7-5　医院人才队伍建设工作领导小组体系

学能力提升。在高层次医院管理人才队伍建设方面，主要计划在5年的规划期内，培养"临床－管理交叉型青年人才"30名左右。

（3）优化引才机制

1）加强高层次紧缺人才引进：突出面向世界科技前沿、面向经济主战场、面向国家重大需求、面向人民健康的指导思想，积极创新引才渠道，利用多方资源，通过公开招聘、定向邀请、人才推荐、主动挖掘等方式，充分运用灵活聘用方式、多种薪酬分配制度、差异化考核激励等举措，广开进贤之路。

2）做强医院宣传品牌，拓展人才沟通渠道：加强平台建设和品牌宣传，搭建粤港澳大湾区精准医学大科学平台，包括基础创新研究与转化平台、先进技术平台、临床研究平台、医疗大数据与人工智能研究平台等，拓展人才研究空间。医院聚焦心脑血管疾病、代谢病、肿瘤、器官移植与再生医学五大研究领域；做好人才政策宣传，医院领导及学科专家亲自挂帅，赴哈佛大学医学院、西南医学中心、约翰霍普金斯大学和慕尼黑大学等国际一流高校和机构宣传医院的人才政策；对于青年人才，优化海内外高校优秀博士后引进机制，重点引进知名高等院校人才，在国际青年学者中持续扩大医院的影响力；做好学校的珠海论坛、深圳论坛和日常的人才来访接待，把人才请进来洽谈，加强互信，加深了解；与政府平台、高校、专业人才服务机构协同合作，丰富线上、线下招聘渠道。

3）优化完善引才管理，做好各层次人才引进项目：修订人才引育管理办法，进一步规范工作程序，明确要求，提高质效，推进人才引育全流程管理，以海纳百川的胸怀引进各类优秀人才，吸纳专业经历丰富、多学科背景人才；严把"入口关"，合法合规开展背景调查，提高引进人才质量。医院积极依托中组部、广东省、广州市、中山大学等项目，结合医院的发展定位、学科规划、科研情况，通过科学的评审机制，为医院遴选、引进优秀的人才，尤其是已经在海外取得一定成就的青年人才。

（4）完善育才机制

1）医疗创新人才培育：2015年医院实施了以培育世界级杰出人才和攻克重大医学难题为目标的"五个五"工程、以培育领军人才为目标的"三个三"工程。医院精心栽培，打造各级重点人才计划有机衔接的青年人才成长体系，针对有希望成长为青年杰出人才的优秀青年人才，2017年设置了"柯麟新锐人才"计划；针对35岁以下的优秀青年人才，设置了"柯麟新星人才"计划；充分挖掘人才自主培养潜力，2015年通过"柯麟新苗人才"计划主动跟踪引进中山医学院优秀8年制毕业生。系列举措中医院一方面加大科研经费支持力度，另一方面深化落实支持政策，配齐配强工作力量，包括团队建设的倾斜，允许自主招聘团队研究人员、给予研究生指标和博士后招聘优惠政策。通过上述系列举措，医院在攻关重大医学难题人才培育上，构筑了相对完整的"启航—攀登—领军"人才培育体系，着力铺设了青年学术骨干、学科领军人才和国际一流专家的人才成长之路，为医院打造高层次人才的培育中心奠定良好的基础（图7-6）。

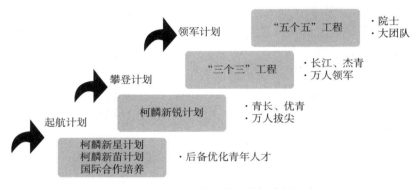

图7-6 医院人才梯队成长计划

2）国际视野医疗青年人才培育：医院打造了医疗新技术学习方案，资助临床拔尖人才或医疗团队外出学习，提升常见病、多发疾病和重大疾病诊治能力，确保医疗技术的发展走在全国前列。医院鼓励与国际顶尖团队及领军医学人才开展交流合作，共同攻克前沿难题，培养出有全球视野的复合型优秀青年人才。

3）护理队伍及管理人才培育：医院通过护理人员赴国（境）外短期学习项目，加强医院与国际一流医疗机构之间的交流，进一步提升医院护理水平；通过设立"柯麟菁英人才"计划和"柯麟培英人才"计划，在临床业务骨干和优秀青年管理人员中每年选拔一定数量的人员进行交叉培训，打造专业化的管理团队。

4）博士后人才培育：青年人才是战略科技人才的源头活水，而博士后是青年人才中的主力军。医院贯彻落实国家以及广东省博士后人才培养政策，不断加大博士后培养力度，加快博士后队伍建设进程。医院结合其实际工作需要，以临床医疗培训为核心兼顾科研和临床教学能力提升，设立专项基金，在医教研岗位全面推进博士后制度，鼓励科室招收临床博士后，不限名额，推动青年拔尖人才培养，扩宽青年人才蓄水池（图7-7）。

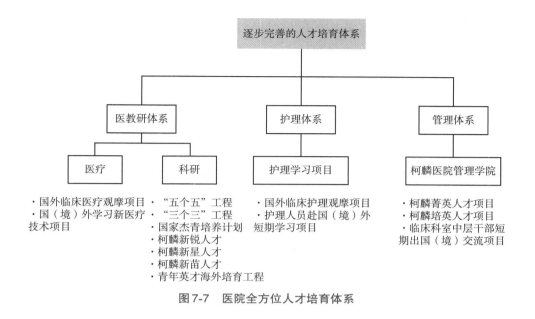

图7-7　医院全方位人才培育体系

（5）健全用人机制

1）灵活多样化用工制度：医院根据发展战略和学科布局，采取多种用工形式，包括全职、返聘、特聘、双聘等形式，如高层次人才双聘制、国（境）外专家特聘制等，助力医院学科发展。

2）创新更加完善的评价考核机制：一是分类评价，把卫生专业技术人员分为6类，即临床医师、教学、研究、护理、医技、药学系列。二是优化标准，对临床医师重点评价其临床医疗工作业绩和临床业务能力；对教学系列人员重点评价其教学、医疗、科研工作业绩和水平，突出教学尤其是本科教学的分量；对护理人员要求轮训重症、急诊，重点突出其临床业务能力。三是分级评审，分级组建职称评聘委员会和专家组，设立医院评审委员会、学校临床高级职务评审专家组、学校卫生高级评审委员会。四是优化评审方式，探索开展以能力为导向的考核评价改革和突出临床实践的业务考核。五是突破机制、编制，为合同人员放开晋升渠道，激发医疗卫生人才成长动力。

3）优化薪酬激励约束机制：实行多种薪酬分配制度。对引进的高层次、紧缺、特聘或兼职人才，根据其工作业绩，制定绩效考核目标，实行协议工资制；对在站博士后，结合地方平均工资，保障其薪酬水平，采取定额工资制；对研究团队以完成项目为目的聘请的科研助手，根据科研项目及经费情况，采取项目工资制；其他大部分人员实行岗位绩效工资制。医院医务人员薪酬分为固定部分和激励部分，固定部分包括基本工资、基础性绩效及部分奖励性绩效项目（主要与岗位、职务、年资等相关），激励部分主要根据职工的工作数量、质量、实际贡献进行考核分配，充分发挥薪酬的保障和激励作用。目前人员薪酬中固定部分占比稳定在50%。同时因为学历越高者，期望薪酬越高，对高层次人才实行薪酬保底制度。

（6）丰富留才机制

1）优化人才后勤保障服务：充分用好国家和广东省鼓励人才发展的政策，办理好高校优秀青年人才直接落户、居住证转办常住户籍、高层次人才申办"人才优粤卡"等服务工作，增强优秀人才吸引力。通过实施资金扶持、住房补贴、子女入学、配偶就业等政策，为人才创造良好的工作、生活环境。持续完善优化医疗、体检、休养等福利保障项目，体现有感情、有温度的人文关怀，提升人才的满意度与幸福感。

2）保障引育人才科学需求：经费保障方面，广东省高水平医院建设项目总计2000万元用于高层次人才队伍建设；广东国际精准医学中心项目每年2000万元用于高层次人才队伍建设；医院自筹经费支持的人才发展项目每年拨付约1.5亿元；大学拨付及医院自筹每年用于招聘及邀请高层次人才来院交流的费用约70万元。

硬件平台方面，医院着力重点打造基础临床研究平台，包括前期使用的精准医学研究院（Ⅰ期），2023年3月投入使用的南沙院区建设有3.5万平方米实验平台、2万平方米动物中心，同期规划建设的临床研究大楼和脑科学中心、国家卫生健康委人体组织器官移植和医疗大数据中心保障培育临床科学家的平台需求。

3）加强人才交流宣传：建立人才联系服务机制。加强对各类优秀人才的沟通联系和服务，强化政治引领，密切思想交流、感情交流和工作交流，体现组织的关心关注；积极推荐优秀人才申报国家和广东省等各类重大人才计划，积极组织主题教育、专题讲座、学术分享等活动，为人才搭建交流平台；营造重视人才的氛围；加强引才聚才、用才爱才的政策宣传，提高政策知晓度，积极宣传优秀人才和创新团队突出贡献，发挥示范带头作用。

5. 改革中遇到的阻力及对策

（1）建立灵活人才引进机制解决引进过程中的诸多困难：改革前人才引进、招聘政策尚不够灵活，医院未做整体的高端人才引进规划和战略，没有充分的调研和需求分析，以致达不到引进人才的实际效果。医院没有完全的用人自主权和招聘权限，周期较长，影响引进效率。

为了解决以上困难，医院根据其年度工作目标，分析医院学科结构和人才现状，制订引才招智计划，确定重点引进的高层次人才类型；拓展招聘渠道，大力推进"互联网＋"模式，与国内外知名人才服务机构或平台合作，发布信息寻找优秀人才；举办国际国内学术论坛或学术会议，如国际青年学者论坛，宣传医院并扩大影响力，与国内外知名高校、医疗机构广泛接触，对接并引进高端人才；转变人才引进方式，实行多种组合，在全职引进的基础上，采取灵活的引进形式，以"智力输入"为核心，如项目聘用、柔性引进，通过定期讲座、课题合作、特聘教授等方式，吸引国内外高精尖人才为医院服务。

（2）综合协调各部门职能提升人才工作统筹管理水平：人才工作是一项全面具体的工作，不仅包含选人、用人，还有引进、培育、服务、考核等多方面，需要进行多方面协调，统筹管理。此外，人才的培育、引进、使用、评价、再提升都离不开经费支持，充足的经费能够吸引人才、激励人才，为人才提供科研、培训、项目支持等各项政策，焕发人才内在创新动力。目前公立医院对人才普遍存在多头管理的情况，如人才引进、职称聘任主要由人力资源部门管理，人才的培育主要由科研部门管理，人才的培养、使用由科室负责。各级财政部门的科研经费几乎拨给科研管理部门，医院的人才管理经费拨付给人力资源部门、科研部门等多科室。而多条线的多头管理，多路径的经费下拨缺乏统筹管理，工作领导小组在合理规划、整合资源、协调发挥人才工作优势等方面存在一定难度。

医院牵头高层次人才工作的组织机构是人力资源处。从管理的角度看，要解决以上问题，除了需要设置综合协调机构，还需要部门与部门之间的分工明确，以及各部门之间有一个畅通的渠道。一是根据职责明确分工。根据医院职能设置，人力资源处负责落实人才办公室关于人才引进、培养、服务管理等方面的政策落实，对引进的高层次人才实施动态管理和解释各项政策。党委办公室负责对人才进行政治、背景审查。财资处落实高层人才工作的各项专项资金保障，负责监督资金的使用和发放情况。科研处负责高层次人才的课题项目的申报、评定、平台项目建设和科技奖励工作。教育处、后勤处等部门为高层次人才的研究生资源、住房、子女教育等后续保障工作提供优质服务。二是完善部门直接协调机制。高层次人才工作是一项系统复杂的工作，它涉及的不只是一个部门的职责。在现行的管理体制下，部门是根据自身的职能划分工作内容的，因此在进行高层次人才队伍建设的过程中，势必会面临高层次人才工作的跨部门协作的问题。为了提高工作的效率，在这种情况下，就需要人才办公室作为一个协调机构，发挥沟通协调的作用，对跨分管工作领域的事务进行直接协调。

（3）提供通畅的发展平台提升组织支持力：改革前，医院对高层次人才的需求不明确，服务不到位，支持方式不清晰，没有相应的资源倾斜和条件扶持，科研平台有待提升，同时忽视了人才的心理感受和思想变化，没有独特的医院特色文化做支撑来营造较好的氛围，导致用才环境吸引力不足，人才很难适应医院的环境，工作积极性受挫。对组织认同度降低，很容易造成高层次人才引得进来，却留不下来，极易流失人才。

高层次人才往往很关注能有助于其个人价值实现的大平台，所以医院结合自身优势和实际工作，满足高层次人才的发展需求，需要在实施过程中为其提供畅通的高端平台和载体。因此，医院对照文件要求推荐人才申报国家、省市级科研资助项目和人才项目；在院内为其搭建平台，配置人员建立团队，提供资源，鼓励支持参加国内外前沿学术论坛，选派到国内外知名的医院进修或交流合作，不断提升其学术水平和业务能力；在职称晋升、岗位聘任方面，制定出不同层次、不同类型人才的评审标准和评价体系，重点评价总体业绩水平和实际贡献大小，在临床、科研、教学方面不断细化，使人才能够沿着优势领域的上升通道发展。

（四）取得的效果

中山一院通过高层次人才队伍建设，在全院员工的不断努力下，实现了医疗、科研和管理水平的全面提高，助力医院在患者服务、医院管理、行业影响等多方面的提升。

1. 患者服务方面

（1）高层次人才队伍建设提升疑难危急重症诊治能力：一是国家公共卫生和重大疫

情防控救治体系项目和疑难病症诊治能力提升工程建设顺利推进，疑难危重患者收治率从48.9%提高到86.54%。二是医疗技术创新硕果累累。近5年医院共开展新技术370项，填补16项国家级以上技术空白，其中"无缺血"器官移植技术引领全球，荣获2020年国际质量创新大赛特等奖（系当年唯一、中国首次）。三是改善医疗服务取得显著成效。2019年，获国家卫生健康委进一步改善医疗服务行动计划"群众满意示范医院"，2020年度"患者、医务人员双满意"总分排名全国综合医院类第3。

（2）高层次人才队伍建设有利于增强医院综合实力：医院在本项目建设期前，已拥有5个国家重点学科、28个国家临床重点专科、1个国家级研究平台。通过本期的建设，医院新增6个国家临床重点专科、1个国家人体组织器官移植与医疗大数据中心、1个国家核辐射紧急医学救援基地、20多个省部级以上科研基地，入选国家疑难病症诊治能力提升工程——重症医学。2019年，医院成为国家首批委省共建综合类国家区域医疗中心，并联合牵头建设国家神经疾病区域医疗中心；在2022年复旦版中国医院排行榜中，医院综合实力排列全国第9、华南第1。在2022届艾力彼中国顶级医院100强榜单中，医院稳居全国第7。医院在建设期内，服务国家战略和社会成效卓著。

2．医院内部管理方面

（1）高层次人才队伍建设完善医院人才培育体系：一是人才培育平台建设。精准医学大平台逐步完善，形成9大关键技术平台，新增2个国家级平台和12个省级平台，启用湾区唯一、国内医疗机构首家无菌动物平台。二是人才培育体系成熟，医学人才高地初具规模。医院2016年以来培育国家级高层次人才25人次，包括长江学者3人、国家杰青2人、国家优青6人、中组部万人计划领军人才1人、万人青年拔尖人才3人、国家百千万人才工程国家级人选1人、国务院政府特殊津贴专家5人、国家卫生健康委突出贡献中青年专家2人等；省级人才105人次；全职引进高层次人才25人，包括双聘中国工程院院士1名、全职引进德国科学院院士1人、美国医学科学院院士1人、兼职引进高端外国专家2人、珠江学者讲座教授2人。高层次人才中，国家级青年人才8人，居国内医疗机构前列。另有入选广东特支计划、珠江学者、广东省杰青、广东省医学领军人才、广东省杰出青年医学人才、广东省珠江人才计划、中山大学百人计划等项目230余人；2022年在站博士后303人，自2012年以来博士后共获得国家自然科学基金（国自然）项目125项、博士后项目210项（含8项博新计划），共有10位博士后转聘为副研究员，青年后备人才梯队实力强劲。三是全周期的"启航—攀登—领军"人才梯队成长计划成熟。

（2）高层次人才带动科研项目与成果量质齐升：近5年，医院国自然立项560项（近4年立项数居全国前10），牵头国家重大专项、重点研发计划项目7项；在*British Medical Journal*等国际顶级期刊发表论文52篇，实现四大临床主刊的突破，另有文章被*Nature*、*Cell*等顶尖期刊在线发表或接收；获省部级以上科技成果奖励22项，广东省科技成果奖一等奖8项。医院拥有博士生导师299人、硕士生导师666人，拥有入选首批"全国高校黄大年式教师团队"的临床教师团队（全国3个入选的临床医学教师团队之一）。医院现有博士学位二级学科授权点26个、硕士学位二级学科授权点28个。医院拥有省市级以上重点实验室33个，成立了基础创新研究与转化平台及精准医学研究中心。

（3）医院管理现代化水平不断提高：2018年，医院入选建立健全现代医院管理制度试点单位，试点经验获国务院深化医药卫生体制改革领导小组简报71期报道；健全现代医院管理制度推动医院高质量发展举措，获广东改革工作简报〔2021〕第3期报道；2021年度全国三级公立医院绩效考核获评A＋＋，连续3年进入全国前1%（全国第9）。

3. 行业影响方面

（1）人才输出带动医疗技术的输出，出色完成援藏、援疆、帮扶基层和援外任务：医院对接400余家基层医院，大力推进医联体建设；在国家卫生健康委支持下，牵头建立覆盖全国250余家医疗机构的全国重症医学专科联盟；建立覆盖29个省、自治区、直辖市，2511家县级医院的腹透专科联盟，被 *The Lancet* 杂志誉为腹透"广州模式"；作为国家首批3支国家医疗队之一，共派出19支巡回医疗队，覆盖6个省，13个边远地区；帮扶西藏林芝市人民医院从"创三甲"到"强三甲"、边坝县人民医院"创二乙"；帮扶新疆喀什地区第一人民医院，其现已成为中大非直属附属医院；向广州封开和惠东、江西南康和于都等地进行长期"造血式"帮扶成效显著，开创了高水平医院建设一对一紧密协作的"揭阳模式"，加速了优质医疗资源扩容。此外，中山一院医疗队的足迹还遍及非洲加纳、大洋洲斐济、中美洲多米尼克等国，为建设人类卫生健康共同体作出了应有贡献。

（2）在重大灾害和公共卫生事件中发挥"国家队"作用：医院近年共派出30批次300多名专家参与包括汶川地震、深圳光明滑坡、天津滨海爆炸、江苏昆山爆炸等一系列的重大突发事件救援，受到政府和社会各界赞誉。新冠疫情中，医院先后派出196人次支援武汉、北京、新疆（喀什、乌鲁木齐）、黑龙江（绥芬河、绥化）、香港、云南和省内东莞、肇庆等疫情防控最前线以及赴塞尔维亚指导疫情防控，还为世界抗疫提供了中国方案，充分彰显了"无敌中山医"的英雄本色，交出了一份党和人民满意的答卷。

（3）带动综合实力提升，得到地方政府、社会各界的高度认可：医院得到地方各级政府高度肯定，获得建设广东省高水平医院、广东国际精准医学中心及对口帮扶揭阳市人民医院建设高水平医院的共计19亿元财政资金支持；广州市政府投资约100亿元建设的占地250亩、建筑面积50万 m^2 的中山大学附属第一（南沙）医院已顺利启用，黄埔区政府明确共建国际脑科学中心的投入意向，荔湾区政府拟规划50亩地共建耳鼻喉医院。此外，医院还获得社会的广泛认可。医院近年接收民营企业和社会爱心人士捐赠资金和物资1166项，总价值超18.5亿元，为全国接受捐赠最多的医院。

三、经验与启示

本案例的关键在于医院通过系统规划高层次人才培育及引进的工作体系，订立相应的规章制度，多部门支持，以专项基金作为支撑，在高层次人才队伍的建设上取得了突出的成绩。

（一）**系统规划，注重管理工具的应用**

医院为深入贯彻"人才是第一资源"，切实做好高层次人才队伍的建设工作，借鉴

Kast组织变革过程模型步骤，运用SWOT分析法、鱼骨图法对医院的发展定位、内外部环境及现行的人才发展体系进行了深入的分析，根据医院的目标和发展战略，引入"人力资源管理理论"构建高层次人才引育体系。医院的发展离不开医疗、科研、护理、管理等不同系列的人才的共同发展，因此医院在设计人才发展体系之初就充分考虑了多体系人员的覆盖问题，并且根据不同系列人员特点，制定不同的发展重点。

医院医疗技术水平进步，提高医疗服务质量，保障医疗安全的重要举措，对提升医院竞争能力、凝聚和培养临床医学人才具有举足轻重的作用。基于此，医院打造了医疗新技术学习方案。对于医疗专长人员，积极开展医疗新技术的学习，特别是国（境）外领先医疗技术的学习；对于科研能力突出者，着重给予科研经费支持，并辅以团队支持政策，支持科研攻关，攻克医学难题；对于护理系统人员，着重提高护理的技能，学习国（境）外先进的、科学的护理管理理念、专科护士培训及工作模式、急危重症护理及护理新技术等。管理人才的培育注重实效，医院邀请第三方优秀的管理培训机构，结合医院管理实际情况，打造精品课程，通过优秀师资讲授、案例（实例）分析、医院管理问题的实操等为期一年的系统培训，为医院培育一支具有现代医院管理理念、掌握医院科学管理工具、临床与行政紧密结合的后备干部梯队奠定了良好的基础。医院在设置高层次人才建设的体系注重广覆盖的同时，根据人才成长的规律注重不同年龄、不同层次递进式培育支持：博士后政策拓宽拓深人才蓄水池、"柯麟新苗"人才计划主要提前锁定优秀人才、"柯麟新星"人才计划帮助青年人才夯实临床及科研基础为医院跨越发展储备人才资源和后备力量、"柯麟新锐"人才计划有机衔接高层次人才计划助力成长为国内拔尖青年人才、"五个五""三个三"工程则为培育领军人才锻造大团队提供坚实保障。

医院在规划做好人才培育体系的同时，规划、注重从海外引进高层次人才工作，人才引进是快速提升人才梯队建设质量的重要举措，通过引进高层次的紧缺人才，有助于实现关键医疗技术的突破，全面提升医疗技术水平，增强医院核心竞争力和整体实力，为医院高质量跨越发展注入活力。

（二）制度保障，行稳致远的根本所在

医院在规划做好高层次人才建设体系的同时，全面深入做好制度建设工作。规范的制度体系是医院人才队伍建设正常有效开展的基础，是人力资源工作健康有序发展的有力保障。规范的制度也是提高人才队伍建设的效率和质量，降低人才队伍建设体系运行风险的重要手段。自2018年以来，医院为保障人才队伍建设体系的高效运转共出台20余份正式文件，从项目、资金、保障、考核、管理、激励等多方面进行规范和保障。

（三）部门联动，各司其职，目标一致形成强大合力

在人才队伍建设方面，医院实现了部门联动，各司其职，目标一致形成强大合力的工作机制（图7-8）。在科研条件支持方面，医院统筹专项支持经费；由科研部门负责开展相应条件的实验工作所需空间；医学工程部门负责开展研究所需仪器设备购置；由教育处和人力资源处负责调配博士/硕士研究生招生名额、博士后招收名额以及专职科研团队人员招聘和建设。在生活条件支持方面，在医院人才工作领导小组统筹协调下建立

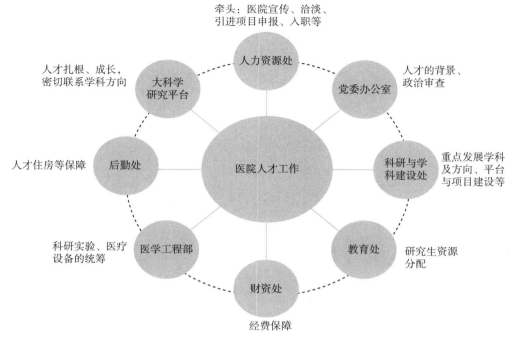

牵头：医院宣传、洽淡、
引进项目申报、入职等

人才扎根、成长，
密切联系学科方向

人才的背景、
政治审查

人才住房等保障

重点发展学科
及方向、平台
与项目建设等

科研实验、医疗
设备的统筹

研究生资源
分配

经费保障

图7-8　医院人才引进部门联动工作分工

多职能部门协同保障的工作体系，由人力资源处负责职称、薪酬协调；由后勤处保障住房安家。在人才研究方向方面，医院积极促进引进人才与医院既有学科的融入速度，临床专家从临床出发提出问题，基础研究人才深入研究疾病机理，形成临床与基础的互动，既实现了医学难题的联合攻关，又充分发挥引进人才的优势。

案例点评

　　人力资源是医院最重要的资源，是保证医院完成医疗临床和研究工作的前提。在医院人力资源工作中，应当兼顾以工作为中心和以员工为中心的发展理念，将医院的医疗和管理服务需求与员工的发展和自我提升需求充分结合起来。新的时代背景下，医院人力资源管理的基本战略，应当贴合本院的长期发展目标；医院人力资源管理的基本内容，应当以实现职工的职业发展需求为基本抓手。只有实现了员工的发展，实现了高素质的人才队伍建设，才能实现更高水准的医疗服务和医学研究，才能满足国家和社会对医院建设水平的要求。

　　本案例系统阐释了中山大学附属第一医院在高层次人才培育与引进体系建设方面进行的改革及其蕴含的人力资源管理理念，具有很强的示范作用。

　　本案例有以下四个创新点：

　　1. 在具体的人才引进和培育工作中，不拘一格，充分利用医院独特的行业地位、既往人才储备、学术声誉优势和科研经费优势，在重视人才引进的同时，重视每一位人才引进后的多层次培育，坚持引育并重，建立健全保障支撑体系，加快实现人才强院战略。

2．在高层次医学科研人才引进工作中，注重在引进前和引进后做好对学科和人才的引导，实现学科和人才的共同发展。在引进前，认真研判具体学科发展中需求紧缺人才的专业和研究方向，做到引进时不盲目。在引进后，促进临床专家与引进人才在地区重大疾病和尖端科学问题上实现交流和碰撞，为引进人才在医院平台上用好临床资源，解决重大医学问题，产生重大研究结果，推动学科在既定方向上的突破性发展提供引导。

3．在高层次临床人才培养工作中，从广泛宣传、扩大新入职人员遴选范围做起，面向全国遴选优秀毕业生。在入职后，通过"临床博士后制度"和"启航—攀登—领军"多层次人才培育体系，为国际视野的青年业务骨干铺设成长之路，力求以充足的高层次临床人才队伍，支撑学科发展和医疗服务水平的提高。

4．在高层次医院管理人才培养工作中，打破临床人才和管理人才的界限，在临床-管理人才交叉培养中直面医院发展的实际管理课题，以研究型学院和实际项目培养模式，为现代医院实现高质量现代化管理储备大量的管理人才。

针对医院人才队伍特征，中山一院为不同系列、不同发展阶段的人才构建了全链条、全事业周期较为完善的人才培育体系，将医院打造成高层次人才培育中心。通过系列举措，医院近年的人才引育成果显著，入选国家、广东省高层次人才行列的人数位于中山大学所有附属医院第一位，且在各大主流排行榜的科技影响力也有大幅提升，彰显了人才队伍特别是高层次人才队伍建设的效益。

本案例在人才引进和培养方面作出的改革举措对医院高质量发展有重要意义，值得其他医院管理领导层和管理者借鉴。

思考题

1．结合本案例，你认为医院实施变革的背景是什么？

2．你认为作为医院人力资源管理者应具备哪些素质和能力？我国公立医院当前人力资源管理存在哪些问题？

3．人力资源管理理论经历了哪几个发展阶段？本案例对我国其他公立医院人才管理工作有什么启示？

教学指导

一、课前准备

1. 确定案例主题，收集案例资料，明确本案例教学的具体目的。

2. 制订详细的教学计划：案例讲解＋分组讨论＋师生互动＋总结交流。

3. 资料阅读：把案例正文文稿及与案例相关的背景资料一同发放给学生，要求学生仔细阅读案例内容，了解我国公立医院人才引进及培育的相关背景及历程。

4. PPT准备。

5. 学生分组准备，可将学生分为若干个不同小组，在课前收集其他领域或医院的人才引进及培育案例，在课堂上与中山一院案例进行对比分析，深化学习。

二、适用对象

本案例是为进行公共管理硕士相关课程学习的学生以及从事这方面工作的人员设置的，也可作为"人力资源管理"课程的教学案例，对医院管理学术型硕士研究生也适用。另外，本案例还可以用于引导和激发在校的公共管理本科专业学生对医院人力资源管理、组织变革等方面的兴趣。

三、教学目的

通过对本案例的分析和思考，使学生巩固人力资源管理和组织变革的相关概念流程，了解医院人力资源分类、特征和管理内容等主要知识点，培养使用理论工具分析医院人力资源管理等方面问题和深入挖掘原因的能力，扩展运用相关知识灵活解决或改善其他相关问题的能力。

具体教学目的如下：

1. 使学生了解人力资源管理的相关理论。

2. 通过阅读案例、讨论分析与交流，让学生理解和把握医院政策的制订、执行、反馈与完善等系统性的流程，同时思考高质量发展背景下公立医院重视人才引进及培育的必要性与关键点。

3. 通过互动交流与讨论，让学生分析医院引进和培育高层次人才可能存在的问题和难点，以及可操作的改进措施。

4. 提高学生对现实问题的分析能力、决策能力、协调能力、表达能力和解决问题的能力。

四、教学要点

自启动新医改以来，人才发展成为竞争焦点，解决我国公立医院人力资源管理意识淡薄、模式单一等问题刻不容缓。医院人才引进及培育是一个复杂的系统工程，各医院战略定位不同，体系不一，需要借助典型案例的阅读与分析开阔视野，引导学生思考。

教学要点如下：

1. 通过对案例的剖析启发学生思考，医院在何种情况下需要进行组织变革，需要做好哪些方面的准备。通过生动具体的案例描述使学生明晰组织变革的基本步骤和常用的方法。

123

2. 让学生带着问题来学习，提高学习兴趣，通过自主学习寻找答案。在案例讲解前，提出问题：中山一院进行组织变革的背景是什么？基于人力资源管理理论，该从哪些方面解决高层次人才引育存在的问题？

3. 让学生进行情景还原，针对医院面临的人力资源管理工作现况进行分析并提出改进建议，模拟制订决策的过程，并进行汇报交流。

4. 总结点评学生的观点。教师在学生交流结束时，对学生讨论的观点进行评析，指出各自的优缺点，分析案例存在的重点难点，对学生讨论中存在的问题进行针对性点拨；在总结时，指导学生从不同的角度用不同的方法来解决案例中的问题。

（刘江彬　骆　腾　陈英耀）

创新早产儿救治体系，助力早到天使康复

案例概要

早产儿体重越低，胎龄越小，存活率越低，伤残率越高，这是医学和伦理学领域面临的挑战之一。湖北省十堰市太和医院作为鄂西北高危新生儿救治中心，利用 SERVQUAL 模型的五个维度将管理理论和方法应用到临床服务创新中，根据早产儿个体化的需求，在产前、产时、产后、入院时、住院期间、出院后期随访等环节采取个性化护理措施，形成了科学性的早产儿救治体系，成功提高了早产儿的救治率和生存质量。本案例展示了太和医院在早产儿救治方面的创新实践和成功经验，为其他医院的新生儿专科提供了借鉴和参考。

案例详情

据数据统计，全球每年出生的早产儿有1500多万；在中国，早产儿发生率约为10%，每年降生的1600万新生儿中，早产儿将占到120万以上，居世界第二位。研究显示，极早产儿脑室内出血的发生率高达70%，是其死亡及致残的主要原因。而存活者中出现肢体残疾或认知功能障碍的概率高达50%以上。二孩政策开放以来，国内极低体重危重症早产儿人数逐年增加，存活率仅在75%左右，且体重越低，胎龄越小，存活率越低。目前国外最小存活的早产儿为胎龄22周，国内最小为胎龄23周。湖北省十堰市太和医院作为鄂西北高危新生儿救治中心，从2015年以来收治的早产儿人数也呈逐年上升趋势，在2018年收治的早产儿达到300例次，成功救治的早产儿最小胎龄为24周，体重仅650g，创造了有创机械通气50余天零感染、无后遗症的奇迹，得到社会各界广泛认可。该院早产儿救治创新项目在2009年全国改善医疗服务案例大赛中获全国铜奖。在"创新早产儿救治体系，助力早到天使康复"行动中，医院更新管理理念，强大后盾支持，创新救治团队，建立区域联动，个性化精细管理，为鄂西北区域内超低体重早产儿及家庭带来了福音。

一、改革背景

中共中央、国务院于2016年10月25日印发并实施《"健康中国2030"规划纲要》，

5岁以下儿童死亡率（‰）是健康中国建设主要指标之一，2015年为10.7‰，2020年目标为降低到9.5‰，2030年目标为降低到6.0‰。2022年4月27日，国务院办公厅印发《"十四五"国民健康规划》（国办发〔2022〕11号），提出创新急诊急救服务，继续推进危重新生儿和儿童救治等中心建设，为患者提供医疗救治绿色通道和一体化综合救治服务，提升重大急性疾病医疗救治质量和效率。

十堰市太和医院新生儿科设置床位50张，拥有现代化的层流病房环境，配备各种新生儿专科和急救设施设备，以满足临床工作需要。早期新生儿收治主要来源于本院产科转入、同级或下级医院普通成人救护车送达，科室处于被动接收状态，存在医院内部产科、儿科对高危儿没有形成流畅的多学科融合救治管理体系、基层医院医疗技术设备薄弱等原因延误救治时机的情况。此外，患者被送达后科内医护仅靠经验医学实施救治，加之各种条件限制无法进行精细化的早产儿管理等问题，导致早产儿救治水平与国际国内顶尖级医院存在非常大的差距，严重影响新生儿专科发展，极大降低本地早产儿的存活率，增加早产儿致残风险，一定程度上影响了本区域早产儿的救治和康复。

二、改革措施

2016年被十堰市太和医院确定为"专科建设年"，医院党委明确提出各专科要在国际国内"找标杆，对标准，找差距，补短板"，加速专科发展，推行"扶弱扶特"政策，加大专科经费投入力度，积极联系国内顶尖级新生儿专科医院搭建交流平台。新生儿专科针对前期在早产儿救治中存在的医护救治理念僵化、产儿联合不紧密、转运体系不健全、无法落实早产儿精细化管理等问题，应用科学管理工具，引入SERVQUAL模型与国际国内顶尖级新生儿救治中心找差距进行全面质量管理。

SERVQUAL模型在1988年由派瑞塞姆（A.Parasuraman）、塞随莫尔（Zeithaml）、巴里（Berry）三人提出，被认为是适用于测评各类服务质量的典型方法。SERVQUAL理论是依据全面质量管理（total quality management，TQM）理论在服务行业中提出的一种新的服务质量评价体系，其理论核心是"服务质量差距模型"。SERVQUAL将服务质量分为五个维度：有形性（tangibles）、可靠性（reliability）、响应性（responsiveness）、保障性（assurance）、移情性（empathy）。

SERVQUAL模型的渗透使大家更清晰地知晓了早产儿救治改进的方向，依照模型的五个维度，在创新性基础上逐步形成框架性的、科学性的早产儿救治体系。

（一）**依托医院强大的后盾支持，在现有的基础上完善设施配备，为早产儿的救治提供最有力的有形保障**

（1）建立产科和新生儿科急救通道：医院在独立的妇产中心与儿童医疗中心两栋大楼间开设了一条专用的转运通道，保证产科和新生儿科便捷的绿色急救通道，便于会诊急诊转运，更好地促进两个专科融合交流。

（2）医院购置了近百万的现代化新生儿专用急救转运车，并在车内配备常用急救药物、新生儿暖箱及心电监护、吸氧吸痰、气管插管、呼吸支持等各种急救措施所需设备，真正实现流动的ICU，无须担心急救半径，为急危重症新生儿转运救治保驾护航。

（3）医院购置床旁彩超、床旁胸片、血糖血气、心肺脑电监护系统，24小时保障危重新生儿床旁高效快速监测。

（4）医院免费配备各种手卫生材料如快速手消毒剂、干手纸巾、恒温洗手设施，科室零支出无成本，医务人员手卫生依从性和正确性均达到95%，极大降低新生儿院感发生率。

随着专科发展，医院正在筹划建设七里垭新院区，详细统筹、规划建设儿童医疗服务综合体，建设集医疗、休闲、娱乐、学习于一体的环境美丽、服务周到、医疗智慧的儿童友好型医院，让就医和健康管理成为一种"享受"。

（二）在传承优秀经验医学的同时打破僵化思维，更新管理理念，创新救治团队，为新生儿可靠准确的救治奠定基础

太和医院立足长远，建立了完整的人才培养体系，针对不同年资医护个体，围绕亚专业方向及培养目标，有的放矢地制定个性化培养方案。依托太和医院合作单位（如以色列施耐德儿童医学中心、上海交通大学附属上海儿童医学中心等）、湖北医药学院儿科疾病研究所、湖北医药学院儿科学系、湖北医药学院儿科学临床技能中心、太和医院儿科疾病研究所等诸多优质平台，在医院的大力支持下，科室人才培养计划逐步推进。

自2016年以来，太和医院先后选派10个医护团队远赴英国曼彻斯特皇家博尔顿医院、美国费城儿童医院、美国宾夕法尼亚大学医院以及意大利、以色列等国家的新生儿医学中心进修学习，带回并践行了先进的早产儿精细化管理理念和策略及新生儿ECMO的应用。医院2018年购置索林医疗新生儿ECMO机一台，2019年组织儿童心血管团队前往以色列施耐德儿童医学中心研修儿童心脏病介入、手术、围术期管理及新生儿-儿童ECMO的应用等技术，2019年、2020年又相继派医护团队参加广州市妇女儿童医院主办的新生儿-婴儿ECMO培训班。医院已应用ECMO成功救治1例由柯萨奇B组病毒感染引起的暴发性心肌炎合并心源性休克、心力衰竭、呼吸衰竭、肾衰竭、大量胸腔积液及腹水、毛细血管渗漏综合征的危重新生儿，经过新生儿、儿科心血管团队精心的液体管理、抗凝及预防出血、ECMO运营与维护、营养支持等综合管理，ECMO治疗5天后患儿心功能显著恢复并成功撤机，经随访，患儿后期心功能恢复，生长发育良好。这是湖北省内第1例ECMO用于新生儿并救治成功的案例。目前太和医院在新生儿ECMO应用方面积累了一定经验，并拟继续选派骨干成员到上级医院进一步深入学习新生儿-婴儿ECMO技术。

（三）响应分级诊疗、双向转诊政策，对口帮扶基层医院，建立区域联动机制，实现"转上来，接得住；转下去，留得下"的双赢局面

太和医院牵头成立太和儿科联盟，线下举办各种继续教育项目学会交流，线上成立儿科联盟微信群，实时答疑解惑，进行专业指导；成立新生儿质控中心，下沉医护专家优势资源，严格落实分级诊疗，手把手帮扶基层医院；依托专业的技能培训中心，设置新生儿技能训练室，实施多层次、多途径、全方位的实操培训；对基层住院医师进行规范化培训，在实施培训中，根据"知识宽、基本厚"的要求，注重医德培养，强调三基训练，先宽后专，循序渐进，以理论联系实际为原则，加强临床实践；作为湖北省新生儿专科护士培训基地，定期对基层医院开展新生儿专科护士培训，力求达到区域内新生儿科护士基本理论基本技能同质化。

（四）医院内推行全周期的一体化早产儿管理模式，保证为早产儿的院内救治提供最佳治疗

全周期的一体化早产儿管理模式见图8-1。

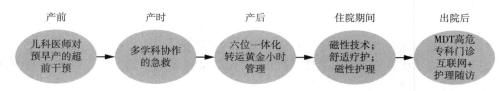

产前　　　　　产时　　　　　产后　　　　　住院期间　　　　　出院后

| 儿科医师对预早产的超前干预 | 多学科协作的急救 | 六位一体化转运黄金小时管理 | 磁性技术；舒适疗护；磁性护理 | MDT高危专科门诊互联网+护理随访 |

图8-1　全周期的一体化早产儿管理模式

1. 产前干预

实施一查、二评、三干预：从高危孕产妇入住产科起，就由新生儿科医师到产科查房，并与产科、麻醉科医师共同进行分娩风险评估，指导产前药物干预及产后急救预案，为早产儿的安全降临保驾护航。

2. 产时协作

制订标准化同质化新生儿复苏流程：产科负责延迟脐带结扎及产妇后续，麻醉科负责早产儿一分钟黄金复苏；儿科医护对早产儿行呼吸管理、保暖及循环通道的建立，多学科协作共同救治。

3. 产后六位一体化协作转运

产后六位一体化协作转运架构见图8-2。

（1）建立新生儿区域性转运网络中心，直线电话，随时畅通，专班接听，及时传达。

（2）配置先进的转运设备。百万元转运暖箱高端配置，加上为其量身改造的专用救

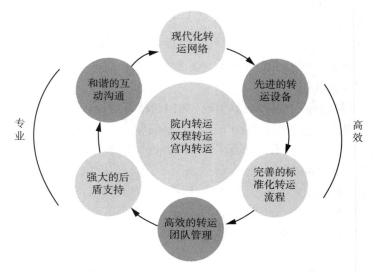

图8-2　产后六位一体化协作转运架构

护车将流动的NICU运送到每一位患儿的身边。

（3）制定完善转运制度及流程，在转运中有章可循，有据可依。

（4）打造高效的管理团队。一触即发的转运团队为早产儿的及时抢救赢得时间，训练有素的急救技能和装备齐全的转运设备为患儿的安全救治提供保障。

（5）强大的后盾支持。作为新生儿质控中心、省重点专科、省新生儿专科护士培训基地，使转运来的危重早产儿后续救治无忧。

（6）和谐高效的互动沟通。院内院外，线上线下，使沟通更通畅。

4. 住院期间个体精细化的早产儿管理

医院践行先进的早产儿精细化管理理念及策略，将"绿色早产儿""温度就是生命""集束化操作、轻柔操作""家庭参与式护理"等理念融入日常早产儿的管理中。

（1）出生两分钟内，延迟脐带结扎。维持稳定血流动力，降低早产儿因瞬时血流紊乱造成脑损伤的风险（图8-3）。

（2）产前环境用物预热、产时塑料薄膜包裹、转运过程暖箱保暖、住院保暖实时监测，集束化保暖，预防低体温（图8-4）。

常规做法：
延迟脐带结扎或挤压脐带血替代

创新做法：
尽可能延迟脐带结扎至少60秒

常规做法的弊端：
挤压脐带可能造成血流动力学紊乱，严重脑室内出血发生率增加4倍

创新做法的优势：
维持稳定血流动力、降低早产儿脑损伤风险

图8-3　延迟脐带结扎

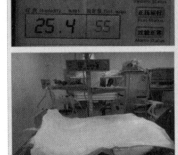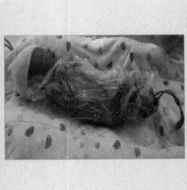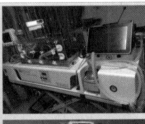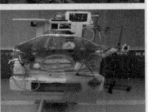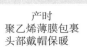

产前	产时	产后
提高中央层流温度 预热患儿所有用物	聚乙烯薄膜包裹 头部戴帽保暖	实时保暖监控 确保保暖效果

图8-4　预防低体温，集束化保暖

（3）高效快速地建立呼吸支持，确保在出生一分钟内完成气管插管并行PS替代治疗及微创肺表面活性物质应用（less invasive surfactant administration，LISA）技术，配合T-复苏器组合，气道加温加湿，使患儿畅快呼吸（图8-5）。

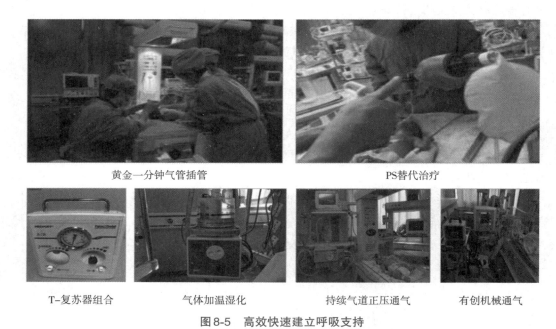

黄金一分钟气管插管　　　　　　　　　　　　　　　PS替代治疗

T-复苏器组合　　　气体加温湿化　　　持续气道正压通气　　　有创机械通气

图8-5　高效快速建立呼吸支持

（4）出生半小时内，快速完成脐动静脉置管，保证急救用药；监测有创动脉血压，维持血流动力学稳定，减少脑出血并发症；联合外周中心静脉导管（peripherally inserted central venous catheter，PICC）静疗技术，减少刺激，保证充足营养，促进患儿生长发育。

（5）出生1小时内，母婴早接触，患儿早开奶，行非营养性吸吮，制定个性化的喂养方案，进行个性化喂养，并开展口腔按摩技术，尽早达到全肠道喂养。

（6）开展绿色早产儿舒适护：医院提炼了专科一病一品一保三减的早产儿舒适护理，即保暖、减噪、减压、减痛，旨在减少外界刺激，实行了CARE减通疗护降低穿刺频率痛、满足口欲需求痛、减少母婴分离痛，打造无痛环境，回应患儿需求，促进患儿早日康复（图8-6）。

（7）开展特色诊疗技术提高急救能力：一氧化氮技术、亚低温治疗技术、脑电波监测技术、全自动换血技术、早产儿腹膜透析技术、新生儿ECMO技术等极大地提高了早产儿的救治率和生存质量。

（8）开展家庭参与式护理：待早产儿生命体征稳定，定时播放音乐或者父母录音，在确保安全的情况下患儿和父母进行充分的皮肤接触，出院前一周安排患儿母亲进NICU，护士进行喂奶、换尿布、沐浴、体温管理、家庭血氧饱和度监护仪的使用、呛奶的观察和处理等技能的示范和演示，提高家属居家照护能力。

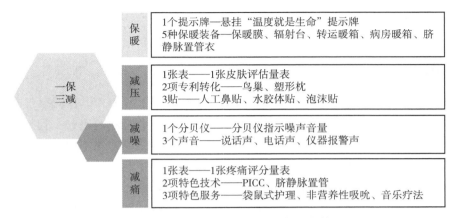

图8-6 住院期间绿色早产儿舒适疗护

（五）出院后的磁性优质延续护理，充分体现服务质量的移情性，使整个服务有内涵，有温度

（1）开设医护技MDT高危专科门诊：眼科专家实时追踪早产儿视网膜发育；儿科医师及护理专家行生长发育NBNA评估；营养专家进行专业营养指导；儿童康复专家协助康复训练和居家康复指导，全方位保证早产儿后期的生存质量。

（2）开展互联网＋居家随访：微信平台24小时解答患儿出院后各种护理疑问、电话预约护理管家上门服务、暖心旭日小分队不定时到社区，进福利院，不断满足儿童家庭需求，让服务到家。

三、效果评价

在创新早产儿救治体系中，医院始终将SERVQUAL模型贯穿其中。依托医院强大的后盾支持，新生儿专科在现有的基础上完善设施配备，为早产儿的救治提供了最有力的有形保障。特别是现代化新生儿急救转运车的使用，打破了以往医院被动接收患儿的僵局，主动下基层安全高效转运，仅2016年新生儿科的外出转运率由2%上升到18%。医院更新管理理念，创新救治团队，骨干医护团队国内国外兼修，优势资源下沉，对口帮扶，上下基层联动，实现"转上来，接得住；转下去，留得下"的双赢局面，可靠的服务质量，获得同仁的一致响应，连续三届被评为湖北省新生儿重点专科。医院内推行全周期的一体化早产儿管理模式，保证早产儿的院内救治提供最佳诊疗；院内早产儿的死亡率由19.6%下降至10%，院感发生率为1.38%，远低于国家及省规定的院感发生率，从而降低了并发症的发生率，缩短了住院时间，提高了早产儿的专业救治水平，提高了早产儿的生存质量。出院后磁性移情延续护理助力早产儿家庭的开展，使整个服务有内涵，有温度，家属满意度提高到98%，在2019年的全国改善医疗服务大赛中荣获铜奖。应用SERVQUAL模型服务评价的五大维度（有形性、可靠性、响应性、保证性、移情性）进行服务质量评价之后，可以看到医院在早产儿救治中的现存问题得到了一定的解决，与国内顶尖级新生儿专科医院的救治水平在逐步缩小，上述改进对医院早产儿的救治具有非常重要的意义。

案例点评

二孩政策开放以来，极低体重危重症早产儿人数逐年增加，但存活率仅在75%左右。据统计，早产儿体重越低，胎龄越小，存活率越低，伤残率越高，如何提高早产儿的存活率和生存质量是医学和伦理学领域面临的较大挑战之一。本案例展现了十堰市太和医院新生儿专科利用SERVQUAL模型的五个维度在创新性基础上形成科学性的早产儿救治体系，能够为其他医院的新生儿专科提供很好的借鉴。

太和医院NICU将早产儿一体化救治体系运用于护理实践中，根据每个早产儿的个体化，从产前、产时、产后、入院时、住院期间、出院后期随访的各个环节采取个性化护理，创新救治团队，与国际接轨，充分运用先进医疗设备（百万级转运暖箱）、专科特色技术（延迟脐带结扎、LISA技术、一分钟黄金复苏、脐动静脉联合PICC静疗技术）、特色服务（一保三减绿色早产儿舒适疗护、口腔干预按摩、家庭参与式磁性护理、MDT高危儿专科门诊、互联网＋居家随访）尽可能排除环境中妨碍其生长发育的因素，并创造更良好的环境及采取积极的干预措施，极大提高了早产儿的救治率和生存质量。

早产儿一体化救治体系在以往注重住院期间救治体系的基础上，加强了产前、出院后随访干预形成一体化救治体系，不仅提高了早产儿的存活率，更是提高了早产儿后期生长发育及生活质量。从本案例中我们可以获得以下启发：①综合性医院中的新生儿科在做大做强发展的过程中一定要有医院大平台的人、才、物方面的鼎力支持，最终才会产生预期的经济和社会效益。②医学知识的更新日新月异，每名医务工作者除做好自身建设外，还必须要走出去与世界大舞台交流，碰撞出火花。

思考题

1. 以十堰市太和医院在创新早产儿救治体系中的做法为例，还可以进行哪些方面的改进以提高早产儿的救治和生存质量？

2. 鉴于目前我国生育率普遍下降的趋势，请您谈一谈新生儿专科将来的发展之路。

参考文献

［1］曹云. 极早/超早产儿救治及预后：从提高存活率到关注生存质量［J］. 中华围产医学杂志，2018，21（6）：367-375.

［2］范玲，张玉侠. 新生儿护理规范［M］. 北京：人民卫生出版社，2019.

［3］李小寒，尚少梅. 基础护理学［M］. 北京：人民卫生出版社，2022.

［4］李媛媛，赵旭，历广招，等. 应用初乳对早产儿进行口腔护理干预效果的系统评［J］. 中华护理

杂志，2019，54（5）：753-759.

［5］王卫平，孙锟. 儿科学［M］. 北京：人民卫生出版社，2019.

［6］中国新生儿重症监护室协作性质量改进研究协作组. 我国25家Ⅲ级新生儿重症监护病房极低出生体重儿出院结局的横断面调查［J］. 中华围产医学杂志，2018，21（6）：394-400.

［7］中华医学会儿科学分会新生儿学组，中华儿科杂志编辑委员会. 中国新生儿肺表面活性物质临床应用专家共识（2021版）［J］. 中华儿科杂志，2021，59（8）：627-632.

教学指导

一、课前准备

1. 案例准备

（1）确定案例主题，明确教学目的，制订详细的教学计划并准备教学PPT。

（2）准备好提前发给学生的案例分析材料，包括案例的相关信息和数据。

（3）充分准备好课堂的案例介绍与引入、讲解与分析、讨论与互动、总结与应用、练习与反馈等环节，并在讲课时依实际情况做好相应调整与把控。

2. 学生准备

（1）课前预习：告知学生仔细阅读老师准备的案例分析材料及相关数据，了解国内外早产儿救治的相关背景及历程。

（2）资料查找：提醒学生在课前收集其他领域或医院在创新早产儿救治体系中的做法，以便在课堂上与十堰市太和医院案例进行对比分析，深化学习。

（3）互动分组：提前将学生分为若干个不同小组，提醒学生准备笔记本和笔用于记录重点内容和思考问题，提高讨论环节的参与质量。

二、适用对象

本案例是为进行医院管理相关课程学习的学生以及从事医院管理工作的人员设置的，也可作为卫生健康管理、儿科护理学、医疗改革与创新等课程的教学案例。

三、教学目的

通过本案例的学习使学生们了解国内外早产儿救治现状、发现我国早产儿救治体系中存在的问题并深入思考、学习和应用SERVQUAL模型找差距做创新提对策，以及从十堰市太和医院的实践中得到一些具体经验的启示。

具体教学目的如下：

1. 让学生了解早产儿救治的重要性和挑战，认识到早产儿救治体系创新的必要性。

2. 让学生掌握太和医院早产儿一体化救治体系的创新思路、核心要点和实践经验，掌握SERVQUAL模型并能理解其五个维度在实际医院管理中的应用和具体措施。

3. 让学生掌握太和医院早产儿一体化救治体系创新管理的制订与执行、反馈与评估的系统性流程，理解其对早产儿存活率和生存质量的提升作用。

4. 让学生总结本案例的启示和经验，应用于其他医院的新生儿专科建设和早产儿救治实践中。

四、教学要点

本案例作为问题解决型案例，教师应通过案例讲解、分组讨论、师生互动、总结交流使学生完成此次案例的学习，引导学生"明确背景—发现问题—探究原因—提出对策"，从而提高学生对现实问题的分析能力、决策能力、协调能力、表达能力和解决问题的能力。与此同时，让同学们学习本案例的科学治理经验和优秀管理成果，促使他们在实际工作中能够更好地应对早产儿救治的挑战乃至其他医院管理的项目中，做到学有所获、学有所用。

教学要点如下：

1. 介绍与引入。介绍早产儿救治的重要性和挑战，引发学生的思考和兴趣。

2. 讲解与分析。讲解本案例，介绍太和医院新生儿专科利用SERVQUAL模型的五个维度在创新性基础上形成科学性的早产儿救治体系，重点分析太和医院NICU早产儿一体化救治体系的创新思路、核心要点和实践经验。

3. 讨论与互动。组织学生进行小组讨论，探讨太和医院早产儿一体化救治体系的优势和效果，以及对其他医院的借鉴意义。

4. 总结与应用。总结本案例的启示和经验，引导学生思考如何将这些经验应用于其他医院的新生儿专科建设和早产儿救治实践中。

5. 练习与反馈。布置相关练习，了解他们对本案例的理解和收获，解答他们的问题和疑惑。

（陈新河　李龙倜　胡银环）

<table>
<tr><td>案例 9</td><td>肿瘤专科医院单病种多学科管理模式的探索</td></tr>
</table>

案例概要

化学治疗、手术以及放射治疗是肿瘤治疗的三大主要手段，肿瘤专科医院常在此专科体系下通过病种分型逐渐深化专科建设，形成多个亚专科方向，鼓励医疗组集中精力以及医疗资源提升该病种的专科诊疗水平。单纯的亚专科体系缺少专科衔接机制，肿瘤综合诊疗水平的提升以及综合医学人才的培养受到限制，且单一的治疗手段无法满足疑难病例对高水平综合诊疗的需求。本案例以中山大学肿瘤防治中心单病种多学科管理模式的探索以及开展为例，探讨肿瘤专科医院如何以病种为单位开展多学科团队协作模式，整合专科医、教、研资源，促进肿瘤诊疗水平提升。

案例详情

多学科诊疗（muti-disciplinary treatment，MDT）模式是指以患者为中心，通过组织相关学科专家对患者病情进行讨论，从而制定出科学、合理、规范的最佳治疗方案。MDT常适用于肿瘤、神经疾病、心脑血管疾病等病情复杂的病种，由临床科室与影像科、病理科、分子诊断科等平台科室在患者治疗前进行综合评估，制定科学、合理、符合医疗规范的诊疗方案，并对方案执行情况进行追踪随访。

MDT概念起源于20世纪50年代，欧洲、美国以及澳大利亚等国家已经将MDT模式广泛使用于癌症患者的诊疗活动中。英国于2000年将MDT写入国家癌症计划政策（NHS CANCER PLAN），明确要求恶性肿瘤患者均需开展MDT；法国通过立法形式要求医院必须通过MDT对癌症患者进行诊疗。1971年，美国国会通过了国家肿瘤法修正法案，并在肿瘤诊疗活动中广泛开展MDT。部分肿瘤治疗中心在20世纪90年代建立了MDT诊疗模式，在美国国家综合癌症网络（NCCN）根据最新报道成果更新的肿瘤诊疗指南中，MDT已经成为多数肿瘤治疗模式的首选。

2010年，我国卫生部开始组建全国肿瘤规范化诊疗委员会，不断推出肿瘤诊疗规范，提倡恶性肿瘤患者应采用多学科综合治疗模式。我国医疗机构对MDT模式的探索时间较早，但覆盖率较低，主要是由于中国医疗资源不足以及缺乏标准化（包括考核制度、评价标准、就诊流程、医保衔接、收费标准等）的MDT指南造成的。各医院MDT工作模式各有不同，开展质量存在明显失衡。目前设立的MDT医疗组主要集中在肿瘤、神经疾病、心脑血管疾病等病情复杂的病种。2022年，国家癌症中心印发《肿瘤诊疗质量提升行动计划实施方案》，明确提出，到2024年，要以肿瘤诊疗质量切实提升为目标，加大肿瘤诊疗质量管理与提升工作力度，制定并完善促进肿瘤规范化诊疗提升相关评估标准，发挥国家级、省级区域医学中心、大型公立医院的引领作用，建设一支专业化、规范化肿瘤诊疗人才队伍，从十个方面明确了《肿瘤诊疗质量提升行动计划》的具体要求，其一即"积极推行'单病种，多学科'综合治疗模式"。

MDT模式主要呈现形式包括：①多学科会诊，这是最常用、有效的MDT运行方式，要点是组织相对固定的学科专家，由专人收集病例，组织定期会诊，但可执行的病例数有限。②共同查房，参与单病种治疗的各个科室专家相互参与对方学科的查房，针对典型病例进行讨论，提出具体化建设和必要的转诊、联合治疗方案，增强患者依从性。③病例讨论，包括病例回顾分析，有利于不同学科间交流及总结经验。④学术会议与研讨，通过学术交流与专家讨论，共同制定规范与指南，如中山大学肿瘤防治中心肝癌MDT团队已组织制定《原发性肝癌单病种诊疗规范》。⑤科研课题合作及人员交流培训，如深入开展多中心临床研究。⑥联合开展科普义诊、培训班、MDT比赛等活动。

一、改革背景

（一）专科纵深发展的必要性

化学治疗（化疗）、手术、放射治疗（放疗）是肿瘤治疗的主要手段，根据肿瘤治疗的特点，中山大学肿瘤防治中心（以下简称"中心"）在建院之初首先设立了头颈科、胸腹科、妇科、放射科（放射治疗组、放射诊断组）4个临床科室，随着医院发展，科室建设架构逐渐演变成内科系统、外科系统、放疗系统以及平台科室四大分类下的专科架构。为进一步发挥精准诊疗的优势，各系列逐渐规划亚专科的发展方向，同一病种分别培养内科、外科、放疗3个方面的临床专家，在影像、病理等辅助诊断科室也逐渐细分亚专科方向。目前，内科以及放疗科已逐渐细分出实体瘤（肺癌、乳腺癌、胃肠道肿瘤、头颈部肿瘤等）、淋巴瘤、儿童肿瘤等亚专科，外科系统也扩充到胸科、乳腺科、胃外科、泌尿外科、结直肠科、肝脏外科、胰胆外科、妇科等12个外科科室。

科室以医学技术发展趋势以及患者需求作为依据，制订中长期专科建设规划，从医学人才培养到诊治方向明确医疗组的亚专科发展方向，发挥专病专治在肿瘤诊疗领域的作用。专科领域的细分伴随着医学视野逐渐变窄，如何培养病种综合诊疗能力是亚专科建设亟待解决的问题。单病种MDT管理模式以病种及医疗技术为纽带，搭建多学科协作的平台，集成相同发展方向的学科知识以及技术资源，实现多角度诊疗技术的综合诊疗模式，促进医疗资源共享，打破亚专科之间的知识壁垒，协同提升医疗诊疗水平，避免了单一诊疗方式的局限性。

（二）传统诊疗模式无法满足疑难病例对高质量综合诊疗的需求

在传统诊疗活动中，医疗机构常通过疑难病例讨论、传统会诊模式等形式来满足疑难病例对高水平综合诊疗服务的需求。传统会诊形式主要分为科内会诊、科间会诊以及院际会诊，一般由主管医师主观判断会诊的必要性并提出申请，经医疗组长或科室主任审批通过后，有选择性地邀请本学科或者其他学科的有关卫生技术人员参与会诊讨论，形成统一诊疗意见。主管医师负责病例信息收集，并由其所在医疗组对诊疗情况初步分析。受邀科室/人员在规定时限内完成病例会诊，并记录会诊意见，由病例所在医疗组结合所有会诊意见，形成综合诊疗方案并认真执行。传统会诊常具有临时性、随机性、片面性以及非连续性。

1. 临时性

传统会诊常由病例所在医疗组临时提出，不具有规律性，受邀科室需在规定时限内（普通会诊为24小时内完成，急会诊要求10分钟内到场）指派医师完成病例会诊，会诊任务常与常规医疗工作存在时间冲突。

2. 随机性

在普通的科间会诊以及院际会诊中，申请科室一般仅选择会诊科室范围，会诊医师由受邀科室根据工作安排随机选派，参与会诊的团队具有随机性。

3. 片面性

传统会诊中，参与讨论的科室/人员范围由病例主管医师有选择性地邀请，当选择科室/人员范围过窄时，诊疗方案全面性不足，容易造成同一病例申请多次会诊的情况，反复会诊不仅在一定程度上耽误了治疗时间，也增加了医师的沟通成本；如选择会诊的范围过广，又在一定程度上造成医疗资源的浪费。病例主管医师的主观判断直接影响会诊的时间以及参与科室的范围。

4. 非连续性

传统会诊讨论形成的方案由病例的主管医师负责执行，会诊团队不负责随访跟踪。

如何加强会诊质量评估，优化会诊流程，提高会诊治疗；如何正确选择会诊的时机，减少医疗资源浪费，把握最佳诊疗时机，是传统会诊模式亟待解决的难点。

（三）患者体验

传统会诊与MDT模式的比较见表9-1和图9-1。

表9-1　传统会诊与MDT讨论的比较

项目	传统会诊	MDT模式
形式	不固定	时间、地点、人员相对稳定
动机	被动	主动
讨论内容	某一特定问题	疾病诊疗过程
讨论结果	仅给出诊疗意见	形成最终诊疗方案
执行力度	由主管医师根据讨论结果执行诊疗方案，会诊团队对执行情况无追踪	由主管医师根据讨论结果执行诊疗方案，并负责追踪病情变化及反馈

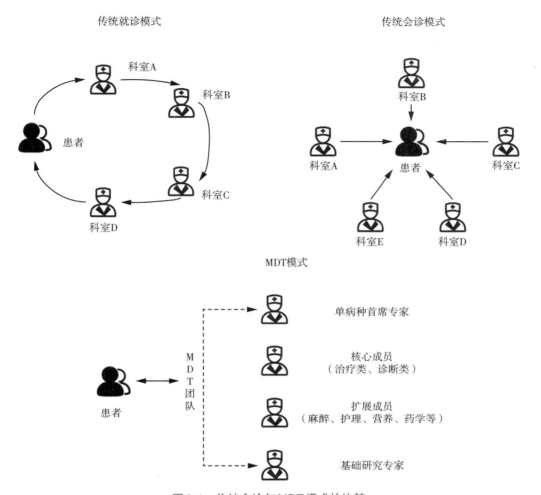

图9-1 传统会诊与MDT模式的比较

肿瘤由于其复杂性，常需要手术、放疗、化疗、靶向治疗等手段组合完成诊疗活动。患者难以准确选择就诊科室，容易造成患者辗转多个科室求诊的情况。MDT模式通过横向整合医疗资源，以患者为中心，实现综合诊疗理念覆盖诊断、治疗以及随访环节的全链条诊疗过程，能有效提升医疗服务资源的使用效率并明显改善患者就诊体验。

二、单病种多学科协作模式的改革探索

随着亚专科体系的逐步形成，中心开始探索多学科协作诊疗模式在肿瘤专科医院的实践。1997年，中心在国内率先推出首版《肿瘤单病种首席专家负责制》，制定与实施单病种综合治疗规范，为患者打造个性化的治疗方案，为肿瘤专科医院发挥自己的特色开辟了一个方向。中心以乳腺癌为试点组建首个单病种MDT团队，探索以患者为中心的诊疗模式；在明确MDT模式的可行性及高效性后，迅速扩大MDT模式覆盖病种范

围，以多学科综合诊疗以及个体化治疗为原则，目前已建立了临床医疗、护理、影像与病理精准诊断等不同领域专家组成的 26 个肿瘤单病种 MDT 团队（鼻咽癌、喉癌、肺癌、乳腺癌、食管癌、肝癌、卵巢癌、宫颈癌、胃癌、肠癌、淋巴瘤等）。经过二十余年的发展，MDT 理念逐渐深化到日常诊疗业务中，配套的医疗业务流程及管理制度也趋于成熟。目前中心已形成"纵横结合、四专四定"的单病种多学科诊疗模式。

纵向到底：在科室内部实行主诊教授负责制，科室设立若干个主诊教授组，在科室主任的全面领导下，围绕科室的学科建设任务，负责本医疗组的医疗、教学和科研等各项事务。

横向到边：单病种 MDT 首席专家牵头组建涵盖各个专业的专家团队，包括内科、外科、放疗、平台及基础研究的专家。

四专四定：每位单病种 MDT 团队的成员，作为本领域的专家专门收治此病种，并进行专向的治疗和专门的研究。固定的团队成员，在固定的时间，固定的地点，开展单病种 MDT 团队活动，就疑难病例、临床研究、诊疗指南、学术会议等事宜进行研究讨论。

（一）基本制度制定

1. 构建"纵横结合"的多学科协作架构

中国临床肿瘤协会 2011 年年会中指出，对肿瘤实施规范化治疗——多学科综合诊疗已成为整个医学界的共识，但是由于国内缺乏具体的操作流程与标准，同时受医疗体制、科室间利益纠葛等因素影响，在临床工作中能够实施多学科综合治疗的医院并不多，MDT 模式呈多样化发展。中心主要通过《单病种首席专家负责制实施方案》和《主诊教授负责制实施方案》两项核心制度构建了"纵横结合"的多学科团队协作架构（图9-2），开展单病种多学科协作模式的探索。

（1）以主诊教授负责制为管理抓手，实现科室纵向管理：各科室设立由主诊教授、主管医师以及若干名住院医师组成的"1＋1＋N"模式的多个医疗组，在科室主任的全面领导下，围绕科室的学科建设任务，全面负责医疗组内的医疗、教学和科研等各项事务。科室根据医学技术发展以及患者需求制定亚专科建设规划，实行以医疗组为单位的专病专收，鼓励医疗组积极收治其临床专业主攻方向的病例，并定期考核医疗组临床专业主攻方向疾病收治病例数占其总收治病例数的比例（以下简称专病专收率）。

在主诊教授岗位的设置和人员遴选方面，综合考虑科室的资源配置、人员结构及发展目标，合理设置各科室的主诊教授岗位数，通过竞争上岗的方式遴选出主诊教授，以3 年为一个任期，结合医院、科室及专科的发展目标对主诊教授组进行针对性考核，核心指标包括专病专收率、核心工作量、临床研究入组率、手术样本送存率等。

（2）以单病种首席专家制为纽带，横向集成同病种学科资源：由在某肿瘤单病种诊疗领域有深入研究和丰富临床经验的主任医师担任首席专家，与该病种诊疗主要相关学科的副高职称以上的若干名专家组成单病种多学科专家组。集合单病种多学科专家组讨论意见，形成肿瘤单病种阶段性的诊疗和治疗方案，并以此为依据形成肿瘤诊疗规范。

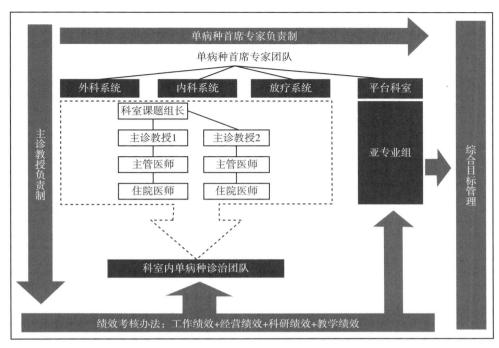

图9-2　中山大学肿瘤防治中心网格化单病种诊疗管理体系

单病种首席专家的职责可概括为六大方面，包括组建单病种MDT团队、提出单病种学科发展规划、制订和修订单病种诊疗规范、定期组织和主持MDT会诊、检查诊疗规范的执行情况、组织单病种MDT培训宣传。在换届遴选方面，实行任期目标责任制，施行竞聘上岗，以5年为一个任期，届满时从医疗、教学、科研、人才队伍和学术成果五个方面进行考核，达标者继任，否则另行推举。

2. 组建单病种MDT团队，汇集人才力量

单病种MDT团队根据疾病谱以专科为基础进行合理的人员配置，如图9-3所示，团队成员的职称资质、临床经验具有统一标准和要求。根据肿瘤诊疗的特点，单病种MDT团队应当覆盖该病种在内科、外科、放疗、超声、影像与病理精准诊断等方面的专家，团队设有固定的会议主持人、讨论专家、秘书等职能角色。必要时邀请患者家属参与会议讨论（如儿童肿瘤患者），达成诊疗共识。

（1）单病种首席专家：首席专家是单病种首席专家负责制中的领军人物，由有丰富临床经验和较高学术造诣的正高级职称专家担任，负责组建专家组和学术梯队、制定诊疗规范，组织开展单病种多学科联合门诊等。首席专家是单病种MDT团队的核心，除高水平专业技术外，应具备组织协调、团队领导以及人员沟通等综合素质，引导团队内不同专业层次的成员顺畅沟通，高效整合团队意见；在区域内有较高的学术地位和影响力，搭建团队与省内外同行开展学术、技术交流的平台。

（2）团队核心成员及扩展成员：MDT团队成员可分为核心成员和扩展成员，成员应具备诊治该疾病的资质条件和该疾病领域的权威性，至少为副高级职称以上的固定人

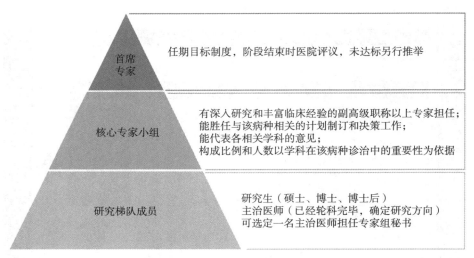

图9-3 单病种MDT团队的人员配置情况

员，构成比例及人数以学科在该病种诊治中的重要性为依据。核心成员包括治疗类（内科、外科、放疗、介入等）和诊断类（医学影像、病理科、检验科、分子诊断等）相关临床学科的课题组长（principle investigator，PI）、主诊教授等专家，须能胜任单病种相关的计划制订和决策工作，能代表相关学科的意见，负责牵头组织本学科相关专业人员根据询证医学和数据分析方法，制定单病种诊疗规范，以及与其配套的单病种诊疗质控标准，明确各单病种检查诊断质量、疗效判定标准、出院标准。扩展成员包括麻醉、护理、心理、临床药学、营养专家等。

（3）基础研究专家：肿瘤治疗需要科学研究作为支撑，开展科研项目需要临床实际作为基础。单病种MDT模式注重基础研究和临床研究紧密结合，每个MDT团队均配备基础研究相关方向的课题组长及其对应的研究成员，将疑难病例临床诊疗情况与科研项目相结合，打破科研与临床之间的信息壁垒，推动科研项目产出。通过MDT模式，也进一步提升患者被纳入临床研究的可能性，改善患者预后，提高生存质量。

（4）团队秘书：MDT团队设置1～2名秘书，由团队内医师兼任，负责收集与记录患者临床病历资料（包括病史、检验、影像、病历等相关资料），记录MDT会诊意见、意见执行情况及执行评价；同时负责统计MDT团队医疗业务开展情况，定期进行总结改进。

3. 建立"四专四定"的多学科协作模式

（1）四专（专家、专病、专治、专研）：作为肿瘤专科医院，中心的专科设置主要分为内科系统、外科系统、放疗系统以及平台科室，在四类科室下进行亚专科的细分。每位单病种MDT团队的成员，作为本领域的专家，专门收治此病种，进行专向的治疗和专门的研究，并定期对医疗组的专病专收率进行考核。以泌尿外科为例，设置肾癌、前列腺癌和膀胱癌3个亚专科病种，相应方向的主诊教授收治病例数不得低于总收治病例数的85%，如其所收治的非本专科的工作量超过15%，在绩效考核和年度考评时，超出15%的非专科工作量将归入到其他的单病种组别，"为他人作嫁衣裳"。

目前，中心外科系统的科室基本按单病种方向设置；内科系统通过在专科内设置亚专业组覆盖了绝大部分单病种方向；放疗系统也实现了单病种的全覆盖（图9-4）。平台科室按照MDT团队的建设需求和发展方向，进一步细分亚专业，如影像诊断细分了8个亚专科组，病理科细分了13个亚专科组。中心不仅在临床科室实现专病专收，在平台科室也实现专病专看。

■　组建26个单病种MDT团队，主要肿瘤病种全覆盖

➤　核心成员：涵盖治疗类（内科、外科、放疗、介入）及诊断类（影像、病理、检验、分子诊断）专家。

➤　扩展成员：涵盖麻醉、护理、心理、康复、临床药学、营养专家等。

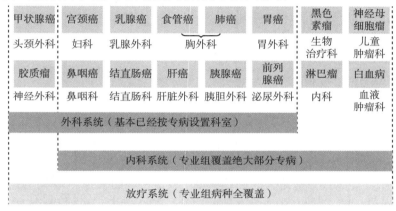

图9-4　中心MDT团队设置情况

中心在单病种团队渐成体系的基础上，逐步开放专家联合门诊，将以往以医师为中心、按科室分类的专业门诊格局改造为以患者为中心、按病种分类的专病门诊格局，进一步理顺了"专病专收专治"的就医流程，改善患者"多头就医"的混乱局面。专家联合门诊的讨论主题除了疑难病例的诊疗方案，还会针对交叉性较高的诊疗问题进行沟通讨论。从诊断环节从多学科角度选定诊疗方向，提前干预诊疗计划，及时为患者提供高质量诊疗服务。

（2）四定（定时、定点、定人、定准入标准）：MDT讨论由会议主持人组织开展，讨论内容包括疑难病例诊断、制订治疗方案、临床研究的入组及随访、新治疗手段的应用讨论、特殊病例汇报等。团队开展讨论的频率常为每周一次或每两周一次，申请形式包括接诊医师推荐患者申请、门诊患者自主申请、住院患者主管医师申请。

1）定时、定人：区别于传统的疑难病例讨论，单病种MDT团队人员固定并需向医务部门报备。参与MDT诊疗的学科可依据患者病情的特点，在"核心班底"的基础上灵活组合，邀请相关专家，集思广益。由医务部门进行单病种多学科联合门诊排班，以便MDT团队开展固定每周一次/每两周一次的讨论。

2）定点：由医院提供固定讨论场所，配备电脑、投影仪等会议设备，场地大小应

143

当能容纳普通MDT团队，保障MDT的定期开展。同时应配置远程通信设备，满足多院区建设、医联体交流等医院新格局对于常态化开展远程MDT的需求，有效保障医疗质量规范化、同质化发展。

3）定准入标准：由各单病种MDT团队制定收治患者的准入标准，保证服务人群的准确性和可及性，使MDT诊疗模式发挥最大效益和优势。如参考国外MDT模式的政策要求，几乎所有肿瘤患者均需要进行MDT讨论。讨论内容包括术前会诊、术后会诊、随访会诊。患者覆盖范围过大将耗费过多的医疗资源，挤占MDT成员开展常规医疗活动的时间。因此，由专科专家在对患者看诊时，进行综合判断，对于诊疗规范能覆盖、诊断分期治疗方案明确、不复杂的病例，可直接收到相关单病种主诊教授组进行治疗，无须进一步开展MDT会诊；对于诊疗规范不能覆盖的、分期/治疗方案不明确的、规范化治疗后失败、外院转诊的疑难病例，则安排MDT会诊，根据会诊专家的共识，进入相应的临床研究，或者安排至相应的单病种主诊教授组治疗。通过制定规范流程指引，有序分流患者，也避免了因病源竞争导致收治无序。

4. 制定单病种诊疗规范

所谓肿瘤规范化诊治，并不是治疗方法的替换或堆砌，更强调的是以患者、病种为核心，寻找最优治疗策略的系统性合作。单病种首席专家及其团队，参照国际权威指南建立单病种诊疗规范体系，覆盖检查项目、分期标准、诊断标准、治疗方案、预后指标及随访要求等诊疗过程，保障了诊疗行为规范，诊疗质量安全。

单病种MDT专家会诊讨论为病种专家提供议事协调的平台，具体诊疗方案的执行，仍在主诊教授组。单病种MDT专家会诊的决策，综合考虑了单病种诊疗规范、国内外权威指南、最新循证医学证据、首席专家意见。杜绝"三拍"，即决策时拍脑袋、治疗时拍胸脯夸海口、失败后拍屁股走人。医务管理部门以季度为单位，开展单病种检查，将归档病历回顾性抽样检查和运行病历抽样检查形式相结合，对患者诊疗过程是否符合该病种的规范进行核查，保障肿瘤规范化诊疗落到实处。

5. 内、外考核机制

内部考核方面，中心定期开展单病种医疗质量考评，采取现场检查、院周会、季度质量管理会议和年度医疗工作会议等多渠道反馈，保证监督检查结果能及时反馈到单病种MDT团队及个人，并对改进情况进行重点跟踪督导，实现单病种管理质量的PDCA循环。

中心以综合目标管理为考核抓手，针对性制定非专病专诊投诉率、专病专收专治率、临床研究入组率以及疑难病例多学科会诊率等考评指标，对临床科室的单病种管理执行情况进行综合考评。而上述指标的考评结果不仅直接与绩效挂钩，同时在主诊教授竞聘以及科室综合目标管理中有所体现，有效提高临床专家对单病种诊疗质量的重视程度。

外部监督方面，中心在院内单病种专项检查基础上，引入外部视角实施监督考评。组织广州市三甲医院的专家对医院的病理科和影像科室以及胃癌、肠癌、肺癌和食管癌等单病种进行院际之间的医疗质量交叉检查，同时每月定期邀请院内外专家参加全院典型疑难病例单病种多学科讨论，通过内部监督和外部监督并举的形式，持续改进医疗质量。

（二）完善软硬件配套

1. 门诊区域改造

中心根据诊疗单位的变动，按照"专科门诊→专病门诊→单病种门诊"的过渡趋势进行门诊区域改造；同时在患者挂号端设置分别以病种以及科室为筛选字段的检索方式，指引患者至对应病种组完成诊疗。

中心为单病种MDT团队配置固定会议室，满足各类MDT会议需求；随着MDT模式的多样化发展，配置远程会议室，实现远程视频会诊、远程患者病历资料查阅等功能，拓展MDT模式的覆盖范围。

2. 信息化建设

在激励机制以及流程引导等软件支撑的基础上，中心加大对开展规范化诊疗所需的设备设施投入，如会议室多媒体系统、影像阅片学习系统以及高度信息化的各类医疗业务系统，保障单病种多学科规范化诊疗能高效、便捷地运行。

在信息系统建设方面，中心嵌入一体化医师站搭建会诊系统，实现会诊流程无纸化。中心根据临床诊疗环节新增MDT会诊管理功能，关注患者录入病情随访意见，记录支持共享查阅，实现患者病情追踪；同时优化系统功能，实现图像、病理资料等病例基本资料的集成，建立病例信息的标准化，能减少团队在会议筹备上的工作负荷，也能保障团队人员能准确、完整地获取病例信息。

（三）激发单病种MDT团队活力

1. 绩效激励

在配套措施及保障机制方面，中心在单病种首席专家制度实行初期设立单病种研究基金及首席专家津贴等绩效激励（现已取消），鼓励各位临床专家申报首席专家并建立团队，以此扩大单病种覆盖范围，树立单病种管理理念。单病种MDT团队在完成了既定的工作目标之后，医院将根据MDT会诊业务量给予绩效奖励，根据专病专收率、临床入组例数等指标进行年度综合目标排名。绩效统一发放至牵头科室，由单病种MDT团队根据专家参与讨论次数、专科讨论比重、参与角色等因素进行二次绩效分配。

2. 多方位宣传，培育单病种理念

中心鼓励MDT团队在保障基本团队业务平稳运行的同时，以泛中南地区肿瘤专科联盟、国家区域医疗中心、学科专业委员会、省医学会质控中心等平台为介质，联合区域内的同病种团队开展MDT学术论坛、学习班等活动，通过远程MDT、回顾性病例讨论、医疗前沿讨论等形式推动多学科规范诊疗知识和经验的交流，提升团队成员的临床诊疗思维和诊疗能力。

3. 院、科两级的管理模式

由医院职能部门与MDT团队协作，实现院、科两级的管理模式，配合推行单病种多学科模式。职能部门负责更新迭代制度内容与医疗业务流程，对单病种MDT团队的

成员变动、工作职责以及工作流程进行规范，协调团队运转必要的人、财、物支持，而不是以行政手段干预MDT团队内部管理。由MDT团队根据团队实际制定病种的诊疗制度、会诊流程细则、患者准入标准、二次绩效分配方案、成员角色，充分调动团队活力，开设有内涵的高品质多学科联合门诊，举办高质量的多学科协作活动。

三、改革成效

中心自1997年正式开展多学科协作诊疗工作以来，已建立26个单病种MDT团队（表9-2）。部分MDT团队在完成院内会诊任务的同时，持续扩大专科影响力辐射范围，牵头发起并成立中华结直肠癌专科联盟、广东省健康管理学会妇科肿瘤多学科协作（GO-MDT）专业委员会等组织，打造专科品牌，促进多学科协同发展，进一步推动肿瘤诊疗事业的发展。

表9-2 单病种MDT团队

序号	病种	牵头科室	涉及专科	团队人数
1	甲状腺肿瘤	头颈科	内科、放疗科、影像科、综合中医科	14
2	口腔颌面部肿瘤	头颈科		
3	耳鼻咽喉肿瘤	头颈科		
4	早期肺癌及肺小结节	胸外科	内科、放疗科、微创介入科、病理科、影像科	10
5	食管癌	胸外科	内科、放疗科、临床营养科、内镜科、影像科	21
6	胰腺癌	胰胆外科	内科、放疗科、微创介入科、生物治疗中心、综合中医科、影像科、核医学科、内镜科、病理科、超声心电科	26
7	肝癌	肝脏外科	放疗科、微创介入科、生物治疗中心、病理科、影像科、超声心电科	18
8	结直肠癌	结直肠科、内科	内科、放疗科、肝脏外科、生物治疗中心、胸外科、内镜科、微创介入科、病理科、影像科、超声心电科、核医学科、护理部	55
9	直肠癌个体化保肛MDT	结直肠科	内科、放疗科、微创介入科、影像科	10
10	泌尿系统肿瘤	泌尿外科	内科、放疗科、生物治疗中心、微创介入科、病理科、核医学科、影像科、超声心电科	35
11	前列腺癌	泌尿外科	内科、放疗科、病理科、影像科	10
12	胃癌	胃外科	内科、放疗科、生物治疗中心、影像科、微创介入科、内镜科、病理科	26
13	乳腺癌	乳腺科、内科	放疗科、微创介入科、影像科、超声心电科、病理科	29
14	胶质瘤	神经外科	内科、放疗科、病理科、核医学科、影像科、分子诊断科	26

续　表

序号	病种	牵头科室	涉及专科	团队人数
15	垂体瘤	神经外科	内科、放疗科、内分泌科（外院）、核医学科、影像科、病理科	16
16	儿童肿瘤	儿童肿瘤科	内科、放疗科、生物治疗中心、泌尿外科、神经外科、骨软科、普通外科（外院）、口腔科（外院）、影像科、分子诊断科、实验研究部、病理科、核医学科	32
17	血液系统肿瘤（白血病、淋巴瘤、骨髓瘤）	血液肿瘤科	放疗科、生物治疗中心、分子诊断科、影像科、核医学科、病理科、检验科	28
18	内科MDT	内科	内科各亚专科	21
19	淋巴瘤	内科	病理科、放疗科、核医学科、血液肿瘤科、影像科	19
20	腹膜转移癌腹水梗阻	内科	胃外科、结直肠科、胰胆外科、影像科、核医学科、内镜科、超声心电科、微创介入科、病理科、胸外科、妇科、临床营养科	25
21	小细胞肺癌	内科	放疗科、病理科、影像科、核医学科	9
22	宫颈癌等妇科肿瘤	妇科	内科、放疗科、肝脏外科、骨软科、结直肠科、泌尿外科、微创介入科、分子诊断科、病理科、影像科	47
23	卵巢癌	妇科	结直肠科、胃外科、乳腺科、泌尿外科、综合中医科、生物治疗中心、临床营养科、肝脏外科、胸外科、头颈外科、分子诊断科、影像科、放疗科、核医学科、病理科、微创介入科	40
24	肉瘤	生物治疗中心、骨软科	放疗科、胃外科、病理科、微创介入科、影像科、超声心电科、核医学科	28
25	鼻咽癌	鼻咽科	内科、影像科、病理科	18
26	脊柱转移瘤	骨软科	放疗科、影像科、微创介入科、病理科、核医学科	12

（一）完善专科建设，优化病种布局

设立单病种多学科团队后，中心的专科水平不断提升，二十余年间新建10个专科，并促进部分亚专科的设立；其中肿瘤科胸外科、放射治疗科、普通外科、泌尿外科获批国家临床重点专科，乳腺科、病理科、肝脏外科、泌尿外科、神经外科等11个专科获批广东省临床重点专科。

在单病种多学科的管理体系的发展引导下，中心进一步优化了病种布局，现已形成金字塔形的病种布局（图9-5）。其中，鼻咽癌为强势病种，诊疗、科研水平国际领先；消化道肿瘤、淋巴瘤和肺癌等作为优势病种，达到了国内先进水平，通过特色病种的梯队发展，基本实现了全瘤种覆盖；病种诊疗水平持续提升，相继成立广东省食管癌研究所、中山大学肺癌研究所以及中山大学肝癌研究所。

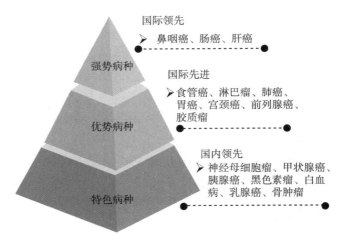

国际领先
➤ 鼻咽癌、肠癌、肝癌

国际先进
➤ 食管癌、淋巴瘤、肺癌、胃癌、宫颈癌、前列腺癌、胶质瘤

国内领先
➤ 神经母细胞瘤、甲状腺癌、胰腺癌、黑色素瘤、白血病、乳腺癌、骨肿瘤

强势病种

优势病种

特色病种

图9-5　金字塔形的病种布局

（二）打造专科品牌

中心通过单病种多学科协作模式，促进外科与微创介入、精准放疗、化疗、靶向治疗、生物治疗、影像与病理精准诊断等诊疗技术同步提升，补全病种诊疗短板；通过多学科协作，搭建跨学科之间的合作关系，近年开展的医疗新技术逐年上升，首创多项国际、国内层面的医疗新技术。

结直肠癌、肝癌、前列腺癌、鼻咽癌等单病种MDT团队水平已达国内领先水平，在业界形成了一张中心的MDT名片，产出了一系列的学术成果，培养出了一批学术人才，形成良性发展循环。MDT团队积极利用有效渠道建立MDT官网、微信公众号、直播网站，开展公益义诊、科普教育、举办MDT大赛等活动，打造中心MDT品牌。其中结直肠癌单病种团队牵头发起的中华结直肠癌MDT联盟，现已覆盖国内28个省/直辖市的结直肠癌相关领域专家，足迹遍布全国，被国内同行认为是最规范和最有成效性的团队之一，非常具有临床实践指导意义。

（三）实现医教研三位一体的同步发展

多学科协作诊疗模式不仅强调对病种的规范化诊疗，更是不同学科的专家打破"门户之见"，集思广益，从各学科角度剖析病种生物学行为和治疗方法，可结合临床和基础研究进展提升诊疗水平，同时可为转化研究提供潜在的新思路，实现医疗带动教学，教学推进科研，科研转化医疗于一体的全面发展，解决临床工作中遇到的关键问题，为肿瘤综合规范化治疗提供循证医学依据。

中心近三年的年申请国自然项目数均超过百项，实现了四大医学期刊（*The New England Journal of Medicine*、*The Lancet*、*The British Medical Journal*、*The Journal of the American Medical Association*）大满贯。2015年至今有61项研究成果被国际诊疗指南引用，改写了临床实践。NCCN每年更新诊疗指南时，引用的中国大陆学者成果排名中，中心排名第一，贡献最多。特别是在内科＋临床研究、医技＋临床的合作下，催生了许多原创科研成果。多个肿瘤病种5年生存率达到国际领先水平，其中鼻咽癌实现了成为

"指南制定者"的跨越，5年生存率达到84%；消化肿瘤病种引领国际消化肿瘤免疫治疗发展。

MDT模式针对疑难病例的讨论也利于临床研究入组，开展相关研究。中心承担临床研究项目数、临床研究入组病例数逐年上涨，减轻患者就医负担的同时，推动奥希替尼、恩沙替尼、纳武单抗、帕博利珠单抗、特瑞普利单抗等多个重磅的抗肿瘤新药完成早期临床研究后成功获批上市。

（四）形成规范化诊疗，改善患者体验

在多学科协作模式的引导下，单病种团队依据最佳的、基于循证医学的指南制订治疗方案，规范治疗流程及手段，增加治疗有效率，改善临床预后，有效提高患者生存率及生存质量，病情复杂的肿瘤患者MDT治疗效果明显优于传统治疗。

就诊过程中，患者不需要权衡来自不同科室医师的不同意见，就诊于一名专科医师后，由MDT团队进行评估讨论，制订诊疗方案，实现患者"一站式服务"，降低患者就医成本、时间成本。在MDT讨论过程中，选择性地让患者参与重大决策，也在一定程度上提升患者依从性，改善就医体验。

（五）培养多学科协作理念，促进医师个人发展

在多学科协作的过程中，各层级医师都可从中获益，促进个人发展。医师通过跨学科、跨平台、跨层级的经验交流与学术讨论，获得系统培训，提升个人技能水平；在处理复杂情况和疑难杂症上借助团队力量，避免临床失误，减少投诉。除此之外，青年医师和医学生通过基于问题的学习模式，学习与掌握诊疗规范；中高年资医师通过开展跨学科的合作，拓宽了参加科研项目的概率，借助各类平台扩大自身影响力，树立医师执业品牌。

四、存在不足及未来展望

（一）患者覆盖率较低

从医院管理的角度，需强化三级公立医院的定位着重收治疑难重症患者。但受限于MDT医疗资源成本高的特点，以及医务人员工作满负荷的现状，有限的公立医院资源与庞大的患者医疗需求之间的矛盾逐渐凸显，MDT模式尚不能普遍用于所有肿瘤患者。

从患者的角度，MDT会诊费用明显高于普通诊费，加重了患者就诊的经济压力，患者对创新医疗模式的接受度和依从性较低。

（二）缺少统一的组织规范及考核标准

MDT团队的人员构成、会诊流程、查房形式以及考核标准等环节众多、流程负责且关键要素选择多样，国内外医院对MDT的具体实践情况不一，发展良莠不齐。《肿瘤多学科诊疗试点工作方案（2018—2020年）》（以下简称方案）要求医院根据工作实际制订MDT工作制度以及相应的工作标准化操作流程，开展形式包括门诊MDT、住院病房MDT以及远程MDT等。开展的流程及规范主要依靠医疗机构根据实际情况制订，难以对病种诊治质量做到全流程的管理和评估。方案制订了系列质量控制指标，主要从肿瘤诊疗规范性、MDT运行情况、MDT病例治疗效果、卫生经济效益四个方面进行考核，但部分指标数据获取依赖于高水平的信息化建设，较难形成常态化的考核。此外，国内尚未制订统一的MDT收费标准，需由医院向物价管理机构申请自主定价。

综上，鉴于国内各家医疗机构开展MDT模式的多样化发展，医院可借鉴各家所长，根据医院实际制订符合专科发展方向的MDT模式。随着多院区新格局、国家区域医疗中心落地，中心也将继续探索云诊室MDT、智慧型诊室等新医疗模式的开展，更好地满足肿瘤患者的多样化就医需求。

案例点评

在肿瘤专科医院中，中山大学肿瘤防治中心通过多学科协作诊疗模式的探索构建了"纵横结合、四专四定"的单病种多学科诊疗模式。该模式在基本制度制定、组建MDT团队以及建立多学科协作模式等方面取得了一系列显著成就。

首先，中心通过主诊教授负责制和单病种首席专家负责制两项核心制度的构建，形成了"纵横结合"的多学科团队协作架构。这一架构下，科室内实行主诊教授负责制，同时单病种MDT首席专家负责牵头组建多学科团队。这种组织结构既保障了科室内的纵向管理，又实现了横向集成同病种学科资源，为实施多学科综合治疗奠定了基础。

其次，中心建立了26个肿瘤单病种MDT团队，涵盖多个疾病领域，从而覆盖了内科、外科、放疗、平台及基础研究等不同领域专家。这为患者提供了更加全面和个性化的治疗方案，将多个专业领域的专家汇聚在一起，共同讨论疑难病例，提高了诊疗水平。

再次，中心采用"四专四定"的多学科协作模式，强调专家、专病、专治、专研的原则，通过将医疗组设置为专病专收的单位，强化了对疑难病例的处理，并在各个科室建立了亚专业组，实现了在平台科室的专病专看。此外，固定的MDT团队成员在固定的时间、地点进行研究讨论，确保了讨论的及时性和高效性。

最后，中心还明确了MDT讨论的定时、定点、定人和定准入标准。这一系列的规范化措施确保了MDT的有序开展，有效避免了因病源竞争导致收治无序的情况。同时，为确保MDT讨论的质量和效果，中心设定了核心指标，对主诊教授和首席专家进行定期考核。

综合来看，中心在肿瘤专科医院中探索的多学科协作诊疗模式，通过构建合理的组织结构、建立MDT团队、实行"四专四定"模式等一系列创新举措，取得了显著的成果。这不仅提高了患者的治疗效果，也为其他医疗机构提供了可借鉴的经验，对肿瘤领域的医疗卫生事业具有积极的推动作用。

思考题

1. 改革医疗运行体制的开始往往面临着理念分歧、利益冲突、基本配置不全等难点，以本案例为例，你认为哪些做法是推动改革的关键因素？

2．如果你是医院管理者，你认为还有哪些管理模式能促进专科水平与诊疗水平提升？

参考文献

［1］广东省抗癌协会肝癌专业委员会．肝癌多学科综合治疗团队建立——广东专家共识（1）［J］．临床肝胆病杂志，2014，30（11）：1112-1115．

［2］高扬，邵雨辰，苏明珠，等．癌症患者的多学科团队协作诊疗模式研究进展［J］．中国医院管理，2019，39（03）：34-37．

［3］孙湛，杨丽，邵雨婷，等．多学科诊疗模式现状分析与思考［J］．中国卫生质量管理，2018，25（06）：37-40．

［4］杨凌鹤，温中一，刘美岑，等．我国40家三级公立医院多学科诊疗模式经验总结［J］．中华医院管理杂志，2021，37（6）：505-508．

教学指导

一、课前准备

1. 确定案例主题，收集案例资料，明确本案例教学的具体目的。

2. 制订详细的教学计划：案例讲解＋分组讨论＋师生互动＋总结交流。

3. 资料阅读：把案例正文文稿及与案例相关的背景资料一同发放给学生，要求学生仔细阅读案例内容，了解我国专科/学科建设和管理的相关背景及历程。

4. PPT准备。

5. 学生分组准备，可将学生分为若干个不同小组，在课前收集其他领域或医院的专科/学科建设案例，在课堂上与中山大学肿瘤防治中心案例进行对比分析，深化学习。

二、适用对象

本案例是为进行医院管理相关课程学习的学生以及从事这方面工作的人员设置的，也可作为"医院专科/学科建设"课程的教学案例，对医院管理学术型硕士研究生也适用。另外，本案例还可以用于引导和激发在校的公共管理本科专业学生对医院专科/学科建设等方面的兴趣。

三、教学目的

本案例从医院管理部门的视角出发，阐述了在新专科架构下，如何通过完善制度、制订工作流程、考核与激励并重推动单病种多学科协作管理模式的施行，可为医院管理者提供机制改革经验参考，也为在探索MDT模式中的医院、科室提供实践借鉴。

具体教学目的如下：

1. 使学生了解医院专科/学科建设的相关理论。

2. 通过阅读案例、讨论分析与交流，让学生理解和把握医院专科/学科建设的系统性流程，同时思考公立医院专科/学科建设的必要性与关键点。

3. 通过互动交流与讨论，让学生分析推广/提升医院专科/学科建设水平可能存在的问题和难点，以及可操作的改进措施。

4. 提高学生对现实问题的分析能力、决策能力、协调能力、表达能力和解决问题的能力。

四、教学要点

单病种多学科诊疗体系是中山大学肿瘤防治中心的重大改革，推行制度的初期，由于新旧观念冲突、利益再分配、改变已有的思维定式和工作习惯，在改革起步的时候阻力重重，但一项优秀的制度，往往会让人经历行为约束、自愿执行、形成文化的演变过程，并对工作产生积极正面的能动作用。

教学要点如下：

1. 通过对案例的剖析启发学生思考：为什么要坚持体制机制创新？哪些是现有体制、机制中已不适应时代发展要去的阻碍和绊脚石？通过生动具体的案例描述使学生明晰专科/学科建设的基本步骤和常用到的方法。

2. 让学生带着问题来学习，提高学习兴趣，通过自主学习寻找答案。让学生进行情景还原，针对医院面临的形势进行分析并提出改进建议，模拟制订和选择战略的过程，并进行汇报交流。

3. 总结点评学生的观点。教师在学生交流结束时，对学生讨论的观点进行评析，指出各自的优缺点，分析案例存在的重点难点，对学生讨论中存在的问题进行针对性点拨；在总结时，指导学生从不同的角度用不同的方法来解决案例中的问题。

（何　韵　韦　玮　刘晨曦）

案例10　医院全生命周期健康服务产业链的构建

案例概要

　　"以治病为中心"这一理念长久以来根植于医院的核心战略，医院的天职似乎就专注于"救死扶伤""治病救人"。在"健康中国"战略日益深入人心的今天，各级医疗机构纷纷开始重新审视机构的职能与业务，医院管理者与临床医务人员开始越来越多地关注医防协同、医防融合、医养结合，开始反思医院如何在大健康服务业中发挥更积极、主导的作用。湖北省十堰市太和医院早在2010年就开始着眼向全生命周期健康服务方向拓展，实施战略并进。通过十余年的建设发展，目前太和医院已逐步构建形成了融预防、治疗、康复、康养、健康促进于一体的健康服务链，取得了较为良好的成效。本案例展示了太和医院面对质疑，如何直面挑战，克服困难，紧紧契合区域百姓健康需求，因势利导，按规划分步骤地谋篇布局，最终成功构建起全生命周期的健康服务链，给予其他医院管理者以启示。

案例详情

　　2016年10月，中共中央国务院发布《"健康中国2030"规划纲要》，提出到2030年，全面建成体系完整、分工明确、功能互补、密切协作、运行高效的整合型医疗卫生服务体系，实现全人群、全生命周期的慢性病健康管理。2016年11月9日，央视《朝闻天下》以《医改新观察：健康服务覆盖全生命周期》为题，报道了在当前新医改环境下十堰市太和医院建立的全生命周期健康服务链。由于先进的管理模式和理念，太和医院多次受到央视关注。

　　因此，太和医院的院党委心中，更加坚定了医院执行的这条全生命周期健康服务产业链的战略发展方向。尽管这条路最初备受争议与质疑，被认为是"不务正业"，但太和医院的院级领导班子基于对医院自身条件与外部环境，以及未来发展态势的预判，坚定不移地选择了这条发展之路。

一、构建全生命周期健康服务产业链的背景

1965年11月，为响应毛主席"把医疗卫生工作重点放到农村去"的号召，原武汉医学院（现华中科技大学同济医学院）53名医务人员，举家搬迁到偏僻的郧阳山区，创办了武汉医学院郧阳分院（现湖北医药学院）及附属医院（原郧阳地区人民医院）。1995年原郧阳地区人民医院更名为十堰市太和医院。

自1970年以来，太和医院依次建设了济安楼、济世楼、济民楼、济康楼，期待"世民安康"，一步一步发展转达，成为鄂西北区域医疗中心。1970—2021年太和医院的医疗建筑、总病床数变化情况见表10-1。

表10-1　1970—2021年太和医院的医疗建筑、总病床数变化情况

年度	新建成医院大楼或院区	医院总病床数/张	说明
1970	无	120	
1984	济安东楼	294	
1989	济安西楼	635	
1995	济世大楼	1100	当年国内医疗行业第一高楼
2000	济民大楼	1200	
2005	儿童医疗中心	1500	收购原海洋商场后改建
2010	济康大楼	2300	
2011	康复院区	2900	
2014	妇产中心	3540	
2019	武当山院区	4140	
2020	西苑院区	4339	
2021	神经疾病诊疗中心	4854	

建院58年以来，太和医院的发展经历了艰苦创业期（1965—1983年）、快速发展期（1983—2000年）、内涵建设期（2000—2015年）、转型升级期（2015—2020年），高质量发展期（2020年至今）5个时期。在艰苦创业期、快速发展期、内涵建设期这3个时期，太和医院主要聚力于提升疾病诊疗技术，改善就医环境，提高医疗质量与疾病诊治容量，满足人民群众看病就医需求。

随着国家进入"强起来"阶段，人民对美好生活的向往与发展不充分不平衡之间的矛盾，逐渐成为社会的主要矛盾。随着医院规模扩张，太和医院床位总数已超过2900张，医院专科设置、专业技术较为全面，进入内涵建设期。下一步医院要继续发展壮大，必须拓宽视野，顺应人民对美好生活向往的需求，开辟新的路径，促进医院永续发展。

作为一家国家大型三级甲等综合医院，太和医院医疗技术与质量口碑好，专业设置

完整，综合实力强，学科建设成就突出，拥有1个国家级重点学科（中医康复学）、1个国家级重点专科（针灸科）、1个国家级重点建设专科（神经外科）、3个湖北省重点学科（内科学、外科学、麻醉学）、6个省级区域医疗中心（心血管、呼吸、神经、重症、骨科、儿科）、45个湖北省省级重点专科。医院管理规范，领导班子高瞻远瞩，富有进取心与创新意识，执行力强。

但是，太和医院也存在自身的不足，譬如外科技术中器官移植未能开展，国家对器官移植严格准入管理后，获得器官移植资格填补医疗技术空白更难；医院的生殖医学起步较晚，竞争力弱，在生育服务上存在短板。十堰市内有3家大型综合三级甲等医院，其中东风汽车公司总医院（现东风公司总医院）背靠东风汽车集团有限公司，设备先进、资金充沛、环境优美、待遇优厚、人才济济，是十堰市唯一一家开展肾脏移植的医院；十堰市人民医院生殖医学起步早，优势明显，综合效益卓著。相比之下，太和医院的综合优势并不明显。十堰市内医疗机构众多，医疗市场竞争极为激烈。

十堰市本身市区总人口不多，截至2022年底，户籍人口339.21万。但其地处鄂、豫、陕、渝毗邻地区，有3000万辐射人口，且因交通不便，到省级医院困难，潜在医疗健康需求较多。

国家对三级综合医院的定位是：跨区域提供医疗卫生服务，具有医疗、教学、科研、公共卫生服务等功能的医疗机构。其主要任务是提供专科（包括特殊专科）医疗服务，解决危急重症和疑难复杂疾病，接受二级医院转诊，对下级医院进行业务技术指导和人才培训；承担培养各种高级医疗专业人才的教学任务和承担省级以上科研项目；参与和指导一、二级预防工作。

太和医院作为国家三级甲等公立医院，开展医疗业务之外的系列健康服务，面临依法执业范围与边界、国有资产保护、人力资源配置、资金配置、劳资分配、管理层级理顺、员工福利、员工认知统一等诸多质疑与难题。但当时的太和医院领导班子基于对医院本质功能的深刻理解，基于鄂、豫、陕、渝毗邻地区3000万人民健康服务的客观需求，提前感知人们的健康服务需求将成为疾病诊治需求之外不可遏制的需求；如果医院不提供专业健康服务，社会机构就会提供商业健康服务，但健康管理的专业性决定了医院提供的健康服务将更加具有专业优势，更利于规范与管理，更能将疾病的预防、治疗、康复、健康促进等健康服务链有效衔接。

因此，在面临诸多争议的情况下，太和医院领导班子，果断决策，大胆创新，一步一步建立起覆盖"生、养、老、病、死"全生命周期健康产业链及相关衍生产业，开源增效，为医院永续发展打下了坚实的基础。

二、构建全生命周期健康服务产业链的探索和成效

全生命周期健康管理是通过生命孕育期、儿童少年期、成年期、老年期、临终关怀期的生命全过程的健康管理，提供集预防、治疗、康复、健康促进为一体化的健康服务模式，从解决看病就医问题向促进和改善人民健康转变，真正实现全方位、全周期地维护和保障人民健康。太和医院全生命周期健康服务管理系统见图10-1。

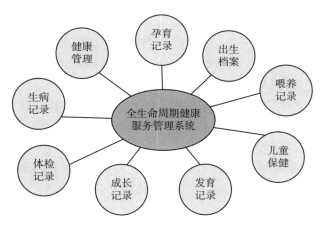

图 10-1　全生命周期健康管理系统

（一）生命孕育期健康服务产业

1. 生殖医学补短板

太和医院生殖医学中心于2004年7月成立，但多年发展较为缓慢。医院开展全生命周期健康服务产业链建设后，2015年2月生殖医学中心开始独立成区设置，投入充足的人、财、物、空间，整合医院生殖、遗传、妇产、泌尿男科等相关领域专家团队；配备专职人员36人，其中博士6人，硕士15人；拥有3000余万元的高精尖设备，可开展辅助生殖技术（夫精人工授精，一代、二代、三代试管婴儿技术，供精试管技术）、不孕症的系统检查和治疗、复发性流产的系统检查和治疗、遗传与优生咨询等多项特色医疗技术。经过8年的长足发展，生殖技术质控指标均已达到国家质控要求，生命孕育期健康服务短板已补齐。中心下设医学遗传与产前诊断中心，是首批获得湖北省产前诊断资质的机构之一；2017年获评鄂西北唯一一家中国"出生缺陷干预救助基地"；2021年12月荣获湖北省产前诊断机构评估全省第五，地市级医院排名第一；2021年12月被评为"湖北省三级医院临床重点专科"。

2. 前瞻性建设女性健康科学管理中心

太和医院妇产中心、女性健康科学管理中心建立于2017年，是根据大健康的理念运用科学的健康管理方法，融合女性医疗、预防、保健、科研、教学、培训和健康管理于一体的专业学组。中心业务范围涵盖广泛，同时提供女性功能医学检测与干预。

3. 慈爱母婴健康管理中心

2014年12月18日成立，太和医院盛立慈爱母婴健康管理中心，由新生儿科专家、妇产科专家以及育婴师、护士、营养师、心理咨询师等组成专业月子护理团队，开业以来服务1813个产妇，产生经济效益5875万元。

（二）儿童少年期健康服务产业

2005年，太和医院领导班子购买十堰市原海洋商场作为独立的儿童医疗中心，从而建立起湖北省综合医院中规模较大的儿科诊疗中心之一，开设病床300余张，有200余名医护人员，其中高级职称专家20余人。儿童医疗中心拥有中华医学会及中国医师协会委员7名，国务院政府特殊津贴专家1名，综合实力在全国地市州医院排名第五位。

儿童医疗中心设有独立的门（急）诊、住院部、收费室、药房、超声室、化验室、心功能室、消化呼吸功能室、神经电生理功能室、身材矮小肥胖诊断室、发育行为研究室、康复训练室等。住院部开设有7个病区：3个儿童内科病区、1个小儿外科病区、1个小儿康复病区、1个新生儿病区（含NICU）、1个小儿重症监护室（PICU），年门诊量30余万人次，年住院量2万余人次。儿童医疗中心是教育部批准的湖北省第一家招收儿科学专业的培养点，2017年开始招收儿科学专业本科生。2015年儿童医疗中心通过评审成为国家级儿科住院医师规范化培训基地，2018年成为国家临床教学培训示范中心。在强大的儿科疾病诊治实力基础上，医院继续拓展了儿童的预防、康复、心理、健康促进等健康服务业务。

1. 儿童健康管理中心

儿童健康管理中心是医院儿童全生命周期健康服务链的重要组成部分，业务范围广泛，促进儿童身体、心理和行为的全面发展，对筛查发现的高危儿童，与儿科、儿童康复科、口腔科、眼科、耳鼻喉等专科建立了高效转诊通道，实现儿童健康的精准管理、精准医疗、精准服务，年门诊量8万余人。

2. 儿童康复中心

太和医院儿童康复中心主要负责儿童神经损伤、儿童运动发育、儿童语言障碍、儿童体智发展等问题儿童的诊治，是国家级贫困智力残疾儿童抢救性康复机构，湖北省和十堰残联的脑瘫、智力低下、孤独症的儿童定点残疾康复机构，湖北省省级重点学科，每年收治运动发育迟滞、智力低下、语言发育迟缓、孤独症等患儿500余人，促进患儿回归家庭、回归学校、回归社会。

3. 少儿心理卫生中心

心理卫生中心挂靠在太和医院湖北省重点学科——心理卫生中心，是开展儿童、青少年心理诊断、咨询、治疗的专业机构，融临床心理、睡眠、精神医学及神志病为一体，涵盖医疗、科研、教学、心理健康管理、心理技术培训，设置有少儿心理康复门诊以及专门的儿童心理康复病房，开放床位18张。

4. 儿童体适能管理中心

儿童体适能管理中心挂靠在中加国际健康管理中心，根据少儿各个时期的活动能力，通过合理的体能训练提高儿童身体素质，借助情景带入提供感觉统合训练以及心肺耐力、肌肉耐力、柔韧度等训练，达到运动能力、学习能力等的综合提升。

（三）成年期健康服务产业

除设置完备的各类专业、专科、学科疾病诊治外，医院针对成年人健康服务建设和完善了以下健康服务产业链。

1. 成年人体检中心

太和医院体检中心以太和医院专家团队、技术力量、一流的专业设备为后盾，形成"健康体检－疾病筛查－功能检查－健身康复疗养"为一体的健康管理模式，通过健康体检、定制高端体检、高端功能体检、入住式体检、康复特色功能体检和慢性病管理，提供检前、检中、检后闭环式、全流程、一站式健康管理服务。体检中心有专业技术人员56人，职称结构合理，其中正高级职称6人，副高级职称10人，中级职称29人，初级职称11人。体检中心为独栋建筑，面积达3000平方米，年体检6万人次，年业务收入7000余万元，是全国脑卒中筛查防治基地，也是全国健康管理示范基地和全国健康促进与教育示范基地。

2. 独立设置的康复专科院区

太和医院康复院区是鄂西北区域性三级康复专科医院，也是湖北省规模最大的康复医学中心，成立于2015年，2017年通过国际康复质量控制金标准最高级别认证——CARF三年期认证，现已发展成为集医疗、教学、科研、培训为一体的康复医学机构，是国家中医康复学重点学科、国家中医针灸学重点专科、国家级康复医学住院医师规范化培训基地、国家级康复继续教育培训基地、国家康复护理专科护士培训基地、国家级心脏康复中心等。

康复院区内设门诊、住院、医技及功能齐全的现代化康复治疗科室，以功能障碍为中心组建有13个病区（神经康复中心3个病区、骨科康复中心3个病区、中西医结合康复中心2个病区、儿童康复中心、心肺康复中心、睡眠障碍中心、中医部和中医康复综合部各1个病区）。作为全院区门诊和病房的公共治疗平台，康复治疗部下设12大治疗科室（水疗科、理疗科、针灸治疗科、推拿科、运动治疗科、作业治疗科、心理治疗科、言语科、假肢矫形科、门诊康复治疗科、康复前移科、儿童康复治疗部）。

康复院区建筑设计处处体现无障碍及人文关怀。整个建筑群配置了中央空调、24小时热水、无线网络全覆盖及先进的信息化平台。康复院区配备有美国通用电气公司核磁共振和64排CT以及DR、全自动生化仪等最先进的医技设施设备，同时配备了康复机器人、心肺功能遥测系统、BTE职业能力评估及训练系统、GPS整体姿势评估系统、足部及下肢生物力学评估及矫形鞋垫雕刻系统、手功能评定与训练系统、认知功能成套测验及训练系统、平衡功能测试系统、三维步态分析系统、神经功能评测系统、定量感觉测定仪等各类进口及国产康复设备。

康复院区践行国际康复先进理念，倡导"以患者为中心"，实行康复治疗小组工作模式，在康复医师的牵头和主持下，由运动疗法师、作业治疗师、语言治疗师、心理治疗师、理疗师、假肢矫形器师、康复护士、传统康复治疗师、社会工作者、康复评定师等专业人员共同组成康复治疗小组，围绕每个患者分别进行初、中、末期康复评定，根据运动、语言、认知、日常生活、职业能力等不同情况，制订训练计划和康复目标。出色的康复治疗技术和贴心的服务赢得患者的信任，受到央视关注。

3. 专注高端的中加国际健康管理中心

太和医院中加国际健康管理中心成立于2019年，是湖北省首家将健康体检与加拿大国家健康管理中心20余年慢性病管理相结合的规模最大、环境最好、技术力量最雄厚的专业医疗服务机构，同时也是湖北省首家生活方式医学中心、美国医疗健身学会（medical fitness association，MFA）认证的专业医疗健身中心。位于武当山下太极湖畔的太和医院武当山院区，建筑面积约4400平方米，医疗设施设备总价值2000余万元，在职医务人员共25人，其中副高级以上职称7人。中心拥有国际先进的尖端设备和全面的仪器设备，全面引进加拿大国家健康管理中心先进的管理模式和理念，依托太和医院优质的医疗资源，打造集健康体检、健康管理、慢性病预防等一体化服务项目，为健康、亚健康人群及慢性病患者提供专业、优质、前沿的健康管理服务。

中心结合体能测试、营养评估、遗传基因检测对个体进行全面系统的健康体检与健康干预，真正把体检前、体检中、体检后做到一站式服务闭环，为每位用户提供检前咨询预约、检中流程优化、检后报告解读等360度全方位服务模式，对历年体检数据进行对比，并为有需要的用户直接开通健康管理服务或门诊就医、住院绿色通道，着力提升体检附加值，全面提升用户体验。中心年服务1万人次，业务收入800余万元。

4. 太和医院养生中心

太和医院养生中心是2019年开设的，专注于中医、道医养生研究，提供养生技术与服务的传统医学康养机构，设置于太和医院武当山院区。养生中心依托太和医院强大的医疗技术和中医、康复专家团队，打造全新的慢病康复与亚健康调理新模式。在愈后的健康管理中，中心采取俱乐部会员制形式，通过会员建立健康档案、定期随访和复诊，提供科学养生指导，制订延伸服务计划等内容，引领健康生活新风尚。会员还可长期免费参与指定日常练养课程，实现慢性病早防、早治、早好的持久长远康复。

5. 太和医院抗衰老医学中心

太和医院抗衰老医学中心融合功能医学、细胞治疗、美容整形为一体，设置于武当山院区。在功能医学方面，抗衰老医学中心目前能提供肿瘤风险精准评估干预方案套餐、肿瘤术后康复评估干预方案套餐、免疫力精准评估干预方案套餐及高端更年期评估管理方案套餐；同时可以对多种衰老症状进行干预。此外，抗衰老医学中心还经营其他多种业务，如医学美容等。

（四）老年期健康服务产业

医院专门设置老年医学科，主要服务对象是老年患者及多种疾病并存需要内科综合治疗的患者，另外还承担干部、企业家的保健服务，内设病床数92张，包括高级VIP病房3间。每年出院人数在1900多人次，年门诊量1.6万多人次。科室按照老年医学科的学科特点不断加强亚专科建设及发展，在老年心血管、老年神经、老年呼吸、老年肾内、老年内分泌及代谢等亚专业方面优先发展，形成了优良的亚专业梯队，是湖北省老年病重点专科。

医院于2014年12月开设太和·和众养老中心，从"医养融合"的角度切入，提供全方位集"医、食、住、行、娱、养"于一体的综合性养老照护服务。养老中心占地面积3937平方米，建筑面积8823.4平方米，花园绿化面积900平方米，共有房间103个，床位190张。养老中心与太和医院建立紧密型医疗服务关系，为入住长者提供巡诊、查房、体检、术后康复训练、出院养护、紧急医疗救援及住院绿色通道等一站式医疗服务。和众养老中心2018年12月获得了湖北省民政厅颁发的"四星级养老机构"荣誉，多次获得央视等媒体报道。2014—2023年服务人次762人，总营业收入5312万元。2023年开展喘息式服务、托管照顾服务、上门陪送陪检服务等创新业务。

（五）临终关怀期健康服务产业

为完善全生命周期健康产业链的最后一环，2019年12月太和医院依托太和医院本部肿瘤科为基础，联合康复科、中医科、疼痛科、心理科、院感科、药剂科、护理部、社工部及各个内科，在武当山院区设置安宁疗护病房，共同开展安宁疗护工作。安宁疗护病房开设床位18张，设有独立病区，院区设置药浴池，针对特殊患者给予流水式药浴冲澡及药浴治疗。病区制定有严格的安宁疗护准入制度及服务流程，收治的终末期病种有肺癌、胃癌、食管癌、胰腺癌、肝癌、骨肉瘤、乳腺癌、直肠癌等，制定有安宁疗护护理常规，对患者实施标准化的安宁疗护工作，包括症状护理、舒适护理、心理护理、社会支持和精神照顾各个方面，同时运用叙事护理技术、康复护理技术、中医适宜技术、芳香疗护技术、正念冥想技术等专科技术减轻患者痛苦，促进患者舒适。

（六）全生命周期健康服务衍生产业

此外，依托全生命周期健康服务产业链，太和医院还建立了衍生服务产业，如汽车租赁服务（2014年12月建立，为医院及各部门提供交通保障工作）、人力资源服务（2015年1月建立，为各省市前来太和医院进修的医护人员提供居住保障；为太和医疗集团内的各托管医院提供劳务派遣业务；为政府、社区等提供优质陪护服务；对外包公司进行质量督导；定期对医疗护理员进行专业培训，为患者提供24小时全天候的一对一的病情观察、药物管理和生活照料服务）、技能培训中心（2014年建立，主要进行养老护理员、健康管理师、育婴师、公共营养师、营养配餐员、中医刮痧师、保健按摩师、心理咨询师等职业或工种的初、中级培训）等。

（七）质疑与化解

自2014年以来，太和医院拓展建设疾病诊治之外的健康服务产业时，遇到了不少的质疑，包括医院投资健康服务产业会导致员工福利下降；医院管理摊子太大，会导致人力成本上升；医院开设健康服务产业是不务正业，会导致医疗技术水平下降等。

实际上，太和医院健康服务产业链建设回报远大于资金投入，补充了医院因药品、耗材零加成、医保严管的收入缺口；且健康产业链建设发挥的影响力也有力促进服务市场的拓展，从原本的患者向健康、亚健康人群以及治愈后需要康复、随访的人群拓展。这一点从2014年开展全生命周期产业链建设后，医院的床位从3000张增长至2023年4853张且饱和运行可以看出，全生命周期健康服务产业链的建设有效地促进了医院服务体量与质量的齐头并进。医院健康服务产业链的建设也提供了更多岗位，便于缓冲安置因健康原因无法从事临床诊疗的人员，反而降低了人力成本。太和医院全生命周期健康服务链的建设，将医防、医康、医养有机地进行了协同与融合，使得医院从原先以"治病为中心"，向"以健康为中心"转变与践行，医护人员与管理者能更全景式地关注到"人"在不同阶段的健康需求，进而更好地促进了诊疗技术与服务的提高。

令太和医院院级领导班子深受鼓舞的是，2016年8月，习近平总书记在全国卫生与健康大会上，明确指出："要把人民健康放在优先发展的战略地位，以普及健康生活、优化健康服务、完善健康保障、建设健康环境、发展健康产业为重点，加快推进健康中国建设，努力全方位、全周期保障人民健康。"之后，以"健康中国2030"战略为核心的一系列政策法规的出台，不断强调了"全生命周期"健康管理的重要地位。健康中国战略更坚定了太和医院这条原本被同行质疑的"不务正业"之路，并且此时的太和医院已先发制人地探索实践了数年，逐渐勾勒出了一幅令同行称赞、争相效仿的全生命周期健康服务产业链绚丽图景（图10-2）。

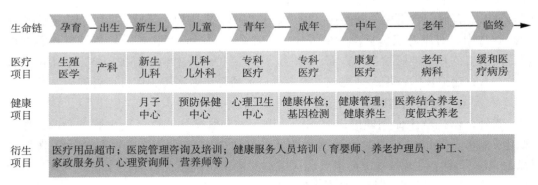

图10-2　太和医院全生命周期健康服务产业链

三、构建全生命周期健康服务产业链的新征程

太和医院的成功，是太和人克服底子薄、基础弱等问题，勇往直前、艰苦奋斗的成果；是太和人敢于创新、立足长远、开拓进取的成果。当然，这条路不单单只是业务项目的上下拓展，也是应运在健康理念、服务需求、管理发展上的顺势而为。

（一）实现疾病预防、治疗、康复、健康促进的院内整合

疾病预防、治疗、康复、健康促进是一个整体，太和医院通过构建生命孕育期、儿童少年期、成年期、老年期、临终关怀期各期的整体性健康管理，提供集预防、治疗、康复、健康促进于一体的健康服务模式，成功实现了"以治病为中心"向"以健康为中心"的转变，具备了全链条、全方位、全周期地维护和保障人民群众健康的条件与实力，有力地满足人们的健康需求，提升了人民群众的健康获得感。

（二）实现了生物-心理-社会医学模式的融合

只要是健康需求，太和医院就尽量予以满足。太和医院全生命周期健康产业链的构建，实现了从生到死的全覆盖，实现了优质医疗资源扩容和均衡布局健康服务，是"以健康为中心"理念的体系创新、技术创新、模式创新、管理创新，同时实现了预防、治疗、康复、健康促进的院内与院外整合协同，从实践层面达到了生物-心理-社会医学模式的融合。

（三）促进了太和医院多院区的差异化发展、同质化管理

在构建全生命周期健康产业链的探索中，经反复研究思考，太和医院最终确定了总院以综合学科为特色；康复院区以康复为特色；武当山院区以健康管理、女性肿瘤、抗衰老、慢性病养生为特色；西苑院区作为十堰市公共卫生综合救治中心，以肺结核等传

染病的诊治、老年病及康复医疗的分工协作为院区主要医疗特色，实现了太和医院"一院三区"差异化发展、同质化管理，达到了国家多院区管理的要求，集约建设发展，避免了重复建设与资源浪费。

（四）实现了医院诊疗业务与健康产业经济效益同步提升

太和医院构建全生命周期健康服务产业链，一方面可以直接带来收益，另一方面健康需求者通过体验太和医院专业性的高质量健康服务，增加对医院诊疗业务的感知与信任，从而提升太和医院的医疗市场影响力与美誉度。太和医院2022年诊疗业务收入（总院＋康复院区）较2014年增长了55.6%；2014年以来，太和医院全生命周期健康服务产业链（不含武当山院区、康复院区、西苑院区相关健康产业链）总收入为5.2亿元，实现了医院诊疗业务收入与健康产业经济效益同步提升，为医院永续发展提供稳定的资金基础。

太和医院在构建全生命周期健康服务产业链的过程中，发现患者离开医院回家后，无法继续健康管理，难以维持健康促进的连续性。为完善这一环节，同时根据国家对公立医院医防协同的要求，2021年7月23日，湖北省首家医防协同中心——十堰市茅箭区政府·十堰市太和医院医防协同中心成立，推进慢性病防、治、管融合发展，促进医疗机构和疾病预防控制机构紧密结合、连续服务、有效衔接，高位推进卫生健康大融合、平战结合、医防协同、联防联控，当好群众健康"守门人"。为推动上下联动，太和医院又与12家社区医院建立了紧密型城市医联体，以优质医疗资源实现扩容共享，从社会层面实现"以治病为中心"向"以健康为中心"的转变，开辟了一条新的道路。

10余年来，太和医院全生命周期健康服务产业链取得了长足的进展。当前，"健康中国2030"规划进展过半，整合医疗、医防融合、医疗可持续性等成为医疗健康服务领域的指引。我国也进入了第二个百年的发展新征程，高质量发展成为当下各行各业的主旋律。国家提出了公立医院发展方式要从规模扩张转向提质增效，运行模式从粗放管理转向精细化管理，资源配置从注重物质要素转向更加注重人才技术要素。站在"十四五"的当下，与10余年前相比，又是不一样的光景，立足眼前，着眼未来，太和医院的院级管理层想必已在规划新的战略，接下来，他们的战略重心又会是什么？是继续一家全包，还是有所选择？如何通过精细化的管理去促进多角化业务的协同与融通？如何避免大机构"管理病"？如何从做大向更好地做强进阶？也许还有更多需要思考的问题，正在太和医院的领导层脑海中盘旋！

案例点评

公立医院作为非营利性的事业单位，同样存在发展战略问题。一方面，公立医院有自己的发展目标，这一目标既受到国家大方针指引，同时也因地制宜与自身的地位和资源条件有关。另一方面，资源相对于目标总是有限的，如何结合自身条件和内外部环境选择合适的定位和发展目标，对于实现自身发展至关重要。同时，尽管是非营利性机构，医疗市场同样存在竞争。如果资源的投入方向存在问题，未能实现正向循环，则随着时间的累积，医院的可持续发展就会陷入困境。因此，必须认识到医院发展战略的重要性。尤其是在涉及长时段的发展方向定位和重大资源投入的问题时，更应具有战略意识。

太和医院在保持自身综合性医院发展的基础上，将更多的资源应用于全生命周期健康服务产业链的构建，是结合当时发展环境的综合考量。鉴于全生命周期的健康需求广泛存在，而当时当地的这个市场于太和医院而言具有竞争优势，三甲医院进入这一市场具有技术和声誉优势。这是一种差异化/专业化竞争战略定位。同时，基于独特的地理位置，三省交界，服务广大群众基础广博的细分需求，也是在基础医疗水平竞争激烈情况下另辟蹊径的一种战略设计。以上战略也可以简单概括为"先做大，再做强"。

同时，这一战略，即全生命周期健康服务产业链，还具有整合效应，与当前我们提倡的整合医疗、医防融合、医联体建设等不谋而合。全生命周期健康产业链上的服务，根据不同年龄段人群，并细分预防、诊断、治疗、康复、护理、养生等需求，太和医院勾勒出了一幅幅幅员广袤的多元、多角化业务版图，用太和掌舵人的比喻，即"从子宫到地宫"的全生命周期链的医防、医康、医养、医护、医美以及相关衍生产业的"大"太和战略图景，并利用自身医疗专业背景进入相关"预防、康复、美容、养生"领域，先发制人地运用"降维打击"，迅速占据了相关市场并获得了良好的美誉度与忠诚度，同时通过一体化的整合，将三省交界的老百姓的多元化健康医疗需求与太和医院"黏合"在了一起，进而实现了更快地发现客户、更好地服务客户、更优地满足客户、更牢地留住客户的良性体系内循环，实现防、医、康、养、护的有效转介转化，提升健康服务的连续性、系统性、综合性与反应性。此外，多元广角的业务供给，使资金来源更为丰富，也有效地应对了主营医疗业务层面，近年来由于药品、耗材零加成、医保DRG\DIP支付方式管控等带来的运营冲击。

这一战略历时近十年取得硕果，证明了他的成功。同时，正如案例中所言，太和医院的战略也是遭到了各种质疑，如医院投资健康服务产业会导致福利下降；医院管理摊子太大，会导致人力成本上升；医院开设健康服务产业是不务正业，会导致医疗技术水平下降等。本案例内容并没有聚焦于太和医院碰到的现实困难，仅阐释其所形成的链式业务布局和目前医院的总体发展态势，但读者可以自行设想其中可能碰到的困难。如专业人力资源短缺的问题，如何分配、培养迭代；管理能力的问题；如何实现多院区的同质化；如何实现产业链内资源的整合和互补；客户资源转化转诊时的绩效核算问题；内部人力资源流动问题等。太和医院从文化、创新、管理等举措入手以解决这些问题，案例对此涉及不多，但读者应深入考虑其中的一些细节问题。

国家提出"健康中国2030"规划，太和医院的发展路径恰好契合了这一规划愿景。太和医院的这一路径是否值得复制，是否可复制？其可复制之处在哪里？若要延续现行的战略大方向，太和医院又该在哪些策略上有所精进？

从另一个角度来讲，其他医院若要效仿太和医院，又应当思考哪些问题，或者针对不同类型、不同市场竞争地位的医疗机构而言，若要效仿太和医院的差异化的战略，则须评估其所在的市场环境下，是否能形成足够的差异化优势，且能否形成持续优势以构筑对强势竞争者的进入壁垒。此外，也需考虑全生命周期健康服务产业链上的差异化市场，与其主营医疗业务之间的协同/互补优势有多大。

而当前的发展环境与10余年前相比，已然发生了较大改变，一家医院全生命周期健康服务产业链的发展模式，是否仍然适宜？从太和的战略发展阶段来看，是否到了从"做大"向"做强""做精"转移？或是如何兼顾？而从宏观治理的层面，究竟是产业的细分主体各司其事、做精做强，还是产业的纵向一体化，做全做大？抑或在不同的发展阶段，需要作出不同的引导？这亦是宏观层面需要思考的问题。

思考题

1．这10余年来，太和医院采用的是一种怎样的医院发展战略？为什么会采用这样的发展战略？

2．采用这种发展战略可能会遇到什么样的障碍和困难？应如何克服？

3．太和医院的全生命周期健康服务产业链战略模式可以复制吗？

4．如果你是太和医院的院长，在接下来的10年，你认为太和医院的发展战略应如何规划？

教学指导

一、课前准备

1. 确定案例主题，收集案例资料，包括文字材料和视频材料，尤其注重收集各阶段背景资料；明确本案例教学的具体目的。

2. 制订详细的教学计划：案例讲解＋分组讨论＋师生互动＋总结交流。

3. 资料阅读：把案例正文文稿及与案例相关的背景资料一同发放给学生，要求学生仔细阅读案例内容，了解我国不同时期医疗事业发展状况、改革路径、医院经营发展战略的相关背景及历程。

4. PPT准备。

5. 学生分组准备，可将学生分为若干个不同小组，在课前收集不同时期、不同地区医院的经营发展战略案例，在课堂上与太和医院案例进行对比分析，深化学习。

二、适用对象

本案例是为进行医院管理相关课程学习的学生以及从事这方面工作的人员设置的，也可作为"医院战略管理"课程的教学案例，对医院管理学术型硕士研究生也适用。另外，本案例还可以用于引导和激发在校的公共管理本科专业学生对医院战略管理方面的兴趣。

三、教学目的

通过本案例的学习使学生明晰医院经营发展战略制定、战略环境分析以及医疗改革之间的关系，了解战略的重要性和长期性，并通过案例的讲述进一步深化理解医院开展经营战略管理的重要性，识别战略分析中的关键点，以及从太和医院的实践中得到一些具体经验和启示。

具体教学目的如下：

1. 使学生了解战略管理的相关理论。

2. 通过阅读案例、讨论分析与交流，让学生理解和把握医院经营发展战略的制订既需要与国家战略相结合，也需要与特定的市场环境相结合，并且对市场环境的诸多关键点进行系统且有前瞻性的分析。在此基础上引导学生思考医院实施战略管理的必要性与关键点。

3. 通过互动交流与讨论，引导学生讨论医院进行全生命周期健康服务产业链经营的战略管理可能存在的问题和难点，以及可操作的改进措施。

4. 提高学生对现实问题、复杂问题的分析能力、决策能力、表达能力和解决问题的能力。

四、教学要点

公立医院是一类特殊的服务供给方和市场主体，它的战略管理具有多重目标，包括政府、社会、市场、技术和自身发展的综合。同时，因其公立属性，其战略制订又带有自发性，目前医院自觉地进行战略规划的不多见，常见于在特定场景下的探索而走出的一条路径。各医院开展此项工作的情况不一。就此项学习而言，主要还是借助典型案例的阅读与分析开阔视野，引导学生思考。

教学要点如下：

1．通过对案例的剖析启发学生思考：医院在何种情况下需要进行战略管理，需要做好哪些方面的准备。通过生动具体的案例描述使学生明晰战略管理的基本步骤和常用到的方法。

2．让学生带着问题来学习，提高学习兴趣，通过自主学习寻找答案。在案例讲解前，提出问题：太和医院开展战略规划与管理的契机是什么？这种战略设计的路径有何借鉴意义？战略制定应如何与国家宏观政策导向和微观市场环境相协同并适时演变？

3．让学生进行情景还原，针对医院面临的形势进行分析并提出改进建议，模拟制定和选择战略的过程，并进行汇报交流。此外，本案例有一处隐藏点，即战略实施过程中必定会碰到各类内外部问题，可能会有哪些问题、如何克服、需要什么条件等，这些需要学生进行预想，并据此来评估战略。这是评判他们对业务的熟悉程度以及培养他们预见能力的一种方式。

4．总结点评学生的观点。教师在学生交流结束时，对学生讨论的观点进行评析，指出各自的优缺点，分析案例存在的重点难点，对学生讨论中存在的问题进行针对性点拨；在总结时，指导学生从不同的角度用不同的方法来剖析和解决案例中的问题。

（罗　杰　陈新河　周　萍）

案例11 精益医疗持续改进与创新模式助推医院质量安全提升

案例概要

本案例介绍了浙江省台州医院基于使命、愿景、恩泽十大信条及医院战略目标，确定医院真北图，建立关键绩效指标体系和绩效管理目标，发挥战略引领作用；同时运用结构-过程-结果理论构建医院质量安全管理系统，实行全过程的医疗质量管理，提升医院质量安全；围绕来自领导层的战略引领，依照卓越运营授权-培养-共识-结果实施路径，通过精益医疗战略部署，构建精益医疗持续改进与创新模式，从战略/组织-执行-能力培养三管齐下，助推医院战略目标的实现，促进医院高质量发展。

案例详情

当前医院面临患者需求多样化、DRG支付方式改变、医疗资源供需矛盾等多重问题，在质量、成本、效率上如何均衡发展，对于医院高质量发展尤为重要。如何贯彻新发展理念，推动质量变革、效率变革、动力变革，是医院高质量发展的努力方向。公立医院要实现高质量发展，必须实现从规模扩张转向提质增效，运行模式从粗放管理转向精细化管理，资源配置从注重物质要素转向更加注重人才技术要素三个转变，实现质量、效率和医务人员积极性三个提高。医院管理转向定量、精益、科学管理是时代之需。

精益生产是通过消除工作环节的不增值活动，达到降低成本、缩短生产周期和改善质量的目的。精益两大支柱是彻底根除浪费及尊重员工，当精益生产向医疗行业移植时，就有了"精益医疗"一词。精益医疗是从患者的角度出发，不断培养相关人员解决问题的能力，在每一个环节消除浪费，创建持续改进的文化，为患者、医务人员、医院持续创造价值的一套管理体系。精益医疗实践有助于帮助更多患者恢复健康、有效改善经营绩效，是帮助医院进行改进行之有效的方法。国内医疗机构正在尝试精益医疗，但系统性实施精益医疗模式的较少。

一、恩泽精益医疗持续改进与创新模式推出的背景

浙江省台州医院是一家集医疗、健康、科研、教学、预防为一体的区域综合性公立

医疗集团，下属院区包括台州院区、恩泽院区、恩泽妇产院区。作为一家百年老院，自建院以来，台州医院一直秉承不断锐意创新与追求卓越的理念，践行"仁心仁术、济众博施"的恩泽信条。医院的高层领导对医院内外部的快速变化保持足够的敏感性，基于领导、战略、顾客、运营、对比5大驱动，结合医院自身现状，构建"恩泽精益医疗持续改进与创新模式"，助推医院安全质量战略绩效达成。其主要背景介绍如下。

（一）环境变化，需要医院快速应变

国务院"十二五"医改规划提出了优化资源配置，扩大服务供给、转变服务模式、合理控制费用和提升管理能力的要求，并通过医保支付改革，医药分开，逐步取消药品加成政策等控制医疗费用增长。因此，医院的高层领导必须正确认识质量、成本、速度三者的辩证关系，促进医院可持续发展。

台州医院2013年服务门诊患者297.4万人次，住院患者10.14万人次，医院门诊次均费用224.2元，住院次均费用10 551.8元，手术并发症发生率1.05%。面对国家医改新要求，以陈海啸院长为首的医院高层领导，清楚地认识到，质量、成本、效率必须三者综合权衡，才能让医院基业长青，可持续发展。要实现质量、成本、效率均衡，需要更高效的管理方法，而精益医疗是统筹处理三者关系的好工具。国外医疗机构通过精益医疗实践，可在没有增加员工数或者新仪器情况下，临床检验等待周转时间减少60%，因中心静脉置管所致的相关血液性感染患者死亡减少95%，这为台州医院导入精益医疗提供了良好借鉴。

（二）患者抱怨，需要医院提升服务能力

医疗机构作为医疗服务提供方，优化关键流程（如住院流程、门诊流程、检查流程），实现高度流程化和标准化，消除等待等各种浪费，为患者提供可及性、连贯性医疗服务，是改善绩效结果的关键。2013年，台州医院开放床位2378张，医院的平均住院日为8.11天，每天有大量的患者在等待住院，等待手术等进一步治疗。由于过长的等待时间，延误了患者治疗时机，引发患者抱怨，检查等待时间长也成为患者十大年度不满意事件之一，导致患者流失。例如，2013年超声检查、CT检查、MR检查等待时间超过2天的比例分别为29.74%、16.46%、46.66%，是医疗业务流程优化和改善的重点。而精益医疗能通过识别价值、价值流、流动等精益原则，聚焦消除浪费，来改善各个不同业务的流程，从而达到优化流程、改善医疗质量、降低劣质医疗成本、提高服务满意度等，提升组织服务能力。

（三）管理创新，需要提高系统管理能力

台州医院高层领导希望在科学管理和决策上能够有所突破，将医院"一个中心"（以患者为中心），把握"二个基本点"（让患者满意、让职工满意）的理念融入人心，实现医院组织战略。而精益医疗的价值观是顾客驱动下顾客满意和持续改进，在这一点上，与医院组织发展目标是高度吻合的。

另外医院内部医疗服务质量问题的改进追溯运用标准化、系统化方法，同时基于客观数据分析及驱动，从而为持续变革提供更强的动力。

台州医院自2001年以来，引入了包括核心价值、六西格玛、合理化建议等在内的诸多管理方法和工具，结合医院质量管理发展路径，恩泽精益持续改进模式建设分为初创阶段、发展阶段、系统整合阶段、卓越文化根植阶段四个阶段（图11-1）。在初创阶段和发展阶段主要以工具和方法应用实践为主，通过一个个项目的开展，在医院安全质量提升上取得一定的进展，同时医院经营层、科室经营层、员工操作层对工具和方法的应用能力得到提升，方法也得到较好的开展。但如果将医院作为整体而言，局部的优化不能带来整体安全质量提升，并导致其他领域出现活动范围之外的问题，加之缺少基于事实的系统评价、改进和一些创新，无法提高关键过程的整体有效性和效率，实现与医院的发展所确定的组织需要协调一致。因此工具固然很重要，但系统和原则却是这些工具能否发挥有效的基础。在新乡奖模型中也提到，工具和系统不能单独完成任务。组织内人们行为的总和构成了组织文化，这种文化对组织的结果有很大的影响。

医院需要对现有的工具和方法进行系统整合，处理好原则－系统－工具之间的关系，确保每个系统都与一个原则保持联系，确保所有工具都与系统保持联系，消除那些与原则不一致的系统或工具。因此，在2013年台州医院牵手UL美华公司，运用新乡奖卓越运营模型的实施路径"授权－培养－共识－结果"，聚焦使命、愿景、战略目标实施精益医疗战略部署，对现有质量管理体系进行整合，以卓越绩效模式为框架，整合精益、六西格玛、精益六西格玛、QCC、自创的"1＋3"质量管理模式、5S、合理化建议和技术创新等改进与创新方法论，通过改进方法集成整合，创立"恩泽精益医疗持续改进与创新模式"（图11-2），彰显领导力作用，科学实践卓越运营十大原则，通过尊重个人、谦逊领导文化推动，以患者为中心，视质量为生命价值观的导向作用，让恩泽的质量理念与发展更加紧密，让医院的质量管理体系从制度层面进入文化层面，也从合规文化转为卓越文化，从而建立持续改进的文化。

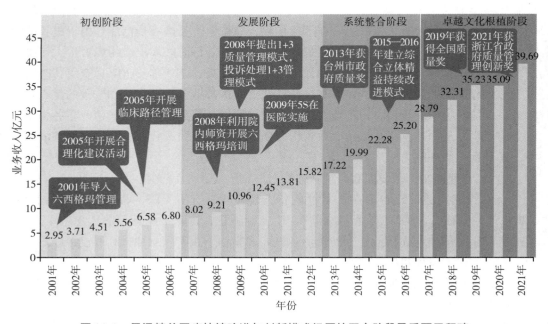

图11-1 恩泽精益医疗持续改进与创新模式经历的四个阶段及重要里程碑

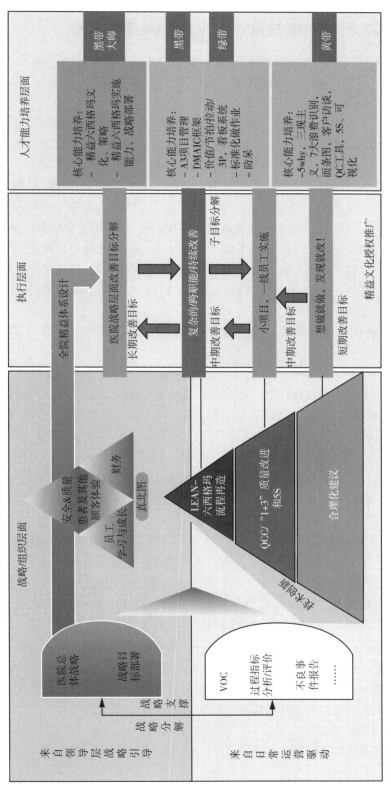

图 11-2　恩泽精益医疗持续改进与创新模式

171

二、恩泽精益医疗持续改进与创新模式的构建和实践

本模式主要围绕战略/组织层面、执行层面、人才能力培养层面展开。

（一）战略/组织层面——达成共识，为了实现共同的目标

1. 聚焦使命愿景，构建恩泽"真北"

台州医院高层领导聚焦医院"让台州及周边区域人民更健康，为人类健康事业做贡献"的使命和"成为中国医疗卓越运营的典范"的愿景，对使命构成进行分类，确立恩泽发展的"真北"：患者及其他顾客体验-安全&质量-员工学习与成长-财务4个维度，确定中心层面战略共识图。其中患者及其他顾客满意是医院存在的终极目标，医院的安全&质量是底线要求，财务健康目标的达成离不开医务人员能力的提升、组织文化和信息系统建设。而足够的财务健康又是确保实现患者满意和员工满意的基础。医院明确"高可靠的医疗安全体系、高质量的临床诊疗体系、高效能的运营维护体系、有温度的客户服务体系"的"三高一有"愿景内涵。医院确定战略目标，运用战略关联图识别关键成功因素，建立一套平衡的绩效指标库，并通过筛选确定26项关键绩效指标，以支撑战略目标的实现。

2. 建立战略执行问责系统，校准各个层级行为，建立目标一致性，实现上下协调和共识达成

医院将战略目标逐层分解，各部门均围绕总战略目标，在科室层面建立战略展开的架构，开发科室层面战略执行系统（战略墙）和改善系统，将员工每天的持续改进工作和医院的战略目标联系起来，让一线员工自下而上参与改善，形成了医院、部门、医疗组、个人的战略执行落地系统，达成不同层级之间的共识，使所有部门、员工及各个过程在战略执行中校准战略目标，保持实施一致性。通过对组织的绩效管理和员工的绩效管理，让每一个人对医院战略目标实现的结果负责，形成清晰的问责机制，达成战略目标。通过精益医疗开展，科室在患者满意、医疗安全和质量改善、员工学习成长能力、财务运营方面均取得均衡健康发展。

3. 系统性思考，建立"结构-过程-结果"为框架的质量安全管理系统

除了来自领导层自上而下的战略引导，还有来自医疗质量安全问题发现系统的反馈（顾客之声、过程管理指标分析评价、不良事件报告等）倒逼医院整改。

（1）收集顾客声音，实现顾客驱动改进：台州医院早在2003年成立服务中心，始终将患者及顾客满意度指数作为关键驱动指标，根据医院满意度考评方案，开展多种形式患者满意度测评，包括住院患者问卷调查、门诊患者满意度调查、出院患者电话回访等，根据不同顾客群采取不同的顾客满意度和忠诚度的测量方法（表11-1）。医院每月进行门诊和住院患者满意度及忠诚度测量、分析和评价，每季进行医院内交互测评及健康服务顾客满意度调查，每年开展病友"双十大满意"事件评选活动。

表11-1　患者及其他顾客满意度调查方法

类别	测量部门	测量方法	测量周期	调查维度或问题
门诊患者	服务中心	现场问卷	实时调查，每月汇总	根据医院满意度考评方案进行面对面问卷调查
	门诊各窗口	微信测评	每天	对门诊就诊流程设计问卷调查
住院患者	住院测评	电子或纸质问卷	每月	根据医院满意度考评方案进行面对面问卷调查
	住院患者满意度问卷		每月	
	出院患者电话回访	电话问答	每天	调查医护技术、态度、住院环境、膳食等9个方面的满意程度
健康需求服务顾客	服务中心	现场问卷	每月	根据医院满意度考评方案体验顾客满意度测评表，进行面对面问卷调查
家属	服务中心	现场问卷、微信测评	每月	了解家属对就医流程、服务体验、就诊费用等调查

同时医院对顾客满意和忠诚测量方法适时进行评价和改进，2018年4月在国家医管中心患者满意度调查表的基础上，对调查表内容、测评方式、统计分析方法进行改进，增加了调查项目和频度，形成门诊、住院患者满意度调查问卷；2019年全面推广门诊患者短信推送满意度调查；2020年对调查对象，调查内容、调查手段和抽样方法进行调整，增加产科普通病房和特殊病房产妇满意度测评；2021年新增老年病友满意度测评。医院运用科学、系统的调查方式对顾客群体进行多方位的满意度调查，根据期望值与满意度所得值的缺口差额来衡量现有服务能力与患者需求，为医院管理、决策和流程改进提供可靠的信息。

（2）建立质量安全过程指标测量系统，关注流程，强化过程管理：医院采用多种方式收集患者及其他顾客、员工、社会、卫生主管部门/医院高管、供应商等的质量安全需求，根据医院医疗质量战略、发展目标，利用头脑风暴法确定医疗服务过程要求，最终形成关键过程医疗质量安全指标，明确指标定义、数据来源及监控频率，确保指标具体可测量。

医院针对门诊医疗服务、急诊医疗服务、住院医疗服务、手术医疗服务、检验和检查医疗服务过程建立医疗服务质量安全过程指标共200余项，纳入医院绩效指标数据库。例如，针对住院医疗服务过程，通过倾听患者等利益相关方的需求及期望，通过亲和图等进行归类汇总，识别关键要求，将关键要求转化成过程关键绩效指标，如住院手术患者死亡率、非计划重返手术室发生率等测量指标（图11-3），要求指标相关主管部门根据数据产生的频率按天、月等定期采集指标，并运用直方图、排列图等质量管理工具进行水平、趋势、对比分析和评价，根据重要性和紧急性，确定改进的优先次序，一旦确定改进指标，按照系统图的方式对指标进行展开分解，要求相关的部门、班组采用合适的工具和方法进行改进。

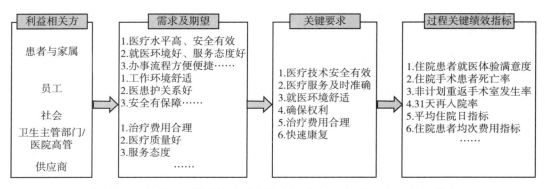

图11-3 关键过程要求的确定方法（以"住院医疗服务过程"为例）

（3）建立医疗安全不良事件管理系统，提升风险预警管理能力：安全金字塔理论是指在1个死亡重伤害事故背后，有29起轻伤害事故，29起轻伤害事故背后，有300起无伤害虚惊事件，以及大量的不安全行为和不安全状态存在。据统计，每一起药物过失事件背后，有100起虚惊事件。因此在精益文化中，领导必须要创造出一种鼓励员工大声说出日常运行中不安全的虚惊事件，改变对犯错员工记名、责备的管理模式，提高员工质量安全意识、问题意识，从错误中学习，利用已知知识预防可能发生的错误，形成以防为主的患者安全文化。台州医院于2005年开始在全院范围内实施警讯事件报告制度，在医疗安全和质量促进方面发挥了重要作用。2009年基于医院质量发展战略，医院将警讯事件报告改为不良事件报告，建立医疗安全（不良）事件报告系统（adverse events reporting system，AERS），收集来自社会各方、患者及家属和医师、护士、行政、后勤等一线医务人员、从业人员的报告，将不良事件分为强制报告、自愿报告、免责报告三类。医院每年收到不良事件报告近6000余起，针对上报的事件进行分类分级改进，重大的医疗安全不良事件或频发的不良事件要求运用系统追踪法和根因分析法进行改进，通过5why法寻找问题的根本原因，使用失效模式与影响分析等精益六西格玛管理工具，利用信息技术、标准化、防错机制等从源头上进行系统优化和流程再造，积极解决无伤害的虚惊事件。例如，医院将信息化建设运用于医疗质量安全改善过程中，已完成药品、检查、检验、手术等6大系统以及住院普通用药、住院静配用药29个过程闭环的建设，实现患者安全闭环管理，实现源头控制，降低缺陷。

4. 绩效分析评价，为基于数据和事实决策管理提供基础

医院对日常运营、组织绩效、战略进展情况进行监测，定期对绩效开展水平、趋势、对比分析，以评价战略目标实现情况（表11-2）。

医院在绩效分析基础上开展绩效评价，根据《项目可视化管理和积分管理办法》，采用"红黄绿卡"色彩管理，绿色代表运行良好，黄色代表运行未达成目标，红色代表运行明显偏离目标（图11-4）。对红黄卡绩效指标，结合难易程度和对患者安全等影响矩阵分析，确定改进优先级。一旦确定改进区域，按照红黄卡绩效指标落地系统，以"接球"形式在医院内展开，落实到相关部门、班组，从而校准各个层级工作重点和方

向，鼓励部门和员工运用"1＋3"质量管理模式、A3思维进行改进。通过接球系统对红黄卡绩效指标反馈、整改、跟踪评价、分享实行闭环管理，有效驱动各个层级改进与创新，确保各项改进和创新与战略目标保持协调一致，促进部门间、部门与员工之间在理解战略的基础上发挥整合作用。

表11-2 医院定期KPI绩效分析和评价

分析层次	分析类别	分析的主要内容	分析报告	分析周期	责任部门	分析工具
战略绩效	战略计划执行结果	短期战略目标是否实现及其原因，达成战略目标相关的设施配备，改革等重大问题分析，有针对性地决定是否调整战略决策	半年、年度战略执行情况评估报告	半年/年	高层领导、医院办公室	关键成功因素、主要障碍因素、标杆分析、PEST、SWOT等
过程绩效	患者及其他顾客体验结果	对运营计划完成情况进行分析，包括KPI，如门诊、住院、手术人次、患者满意度等；针对存在的问题寻找原因，提出改进对策，作为次月或次年度运营计划制订的依据	周、月度、年度绩效分析报告；满意度分析报告；投诉总结报告	周/月/季/年	服务中心、门诊部、医务部等	BI数据可视化分析平台、趋势图、直方图、排列图、相关分析
	安全&质量结果	对患者安全质量相关KPI进行分析，对关键医疗服务过程提出控制对策	月度、年度绩效分析报告；不良事件分析报告；医疗安全分析报告	月/季/半年/年	质量改进部、医务部、护理部	BI数据可视化分析平台、趋势图、直方图、排列图、因果图、流程图
	员工学习与成长结果	对运营计划执行情况进行回顾，包括KPI，如对科研立项、教学、新技术开展情况进行评价，寻找问题原因，提出改进建议，作为下个季度或年度对策制订的依据	月度、半年度、年度绩效分析报告	月/半年/年	科教部人力资源部、医务部	BI数据可视化分析平台、趋势图、直方图、排列图
	财务运营结果	对运营计划执行情况进行回顾，包括KPI，如对均次费用、业务收入、预算执行等进行评价，作为是否调整战略及相关业务的依据	周分析报告；月运营分析报告；半年度和年度分析报告	周/月/半年/年	财务部	BI数据可视化分析平台、比率分析、因素分析等
	体系运营分析	对医院体系运行效果进行分析，评估是否完成阶段性目标和要求，提出改进建议	月度工作总结报告、年度总结报告	月/年	院办室、各职能部门	BI数据可视化分析平台

绩效指标连续2个规定评估时间点超出目标值（或基准值）≥10%以上或一个规定评估时间点上处于严重失控状态（超出目标值30%以上）

收集数据，进行根因分析形成固定书面改善报告，若连续3张红卡需建立A3改进项目，按项目管理权限上报主管部门

红卡

1. 绩效指标虽在目标值（或基准值）范围内但有偏离目标的趋势、出现波动或连续2个规定评估时间点出现指标异常；或一个规定评估时间点上出现明显异常。
2. 超出目标值（或基准值），但在10%以内

收集数据，及时整改，关注结果变化，并与主管部门保持沟通；若连续出现6张黄卡（2张黄卡等同1张红卡），则需建立A3改进项目，按项目管理权限上报主管部门

黄卡

绩效指标控制在目标值（或基准值）内，且控制平稳

持续控制或例行程序性管理

绿卡

图11-4　红黄绿卡评估标准

（二）执行层面——培养持续改善，为了学习、改进和创新

1. 改进与创新策划，明确各个层次和所有部门改进与创新的计划和目标

医院制定《改进与创新管理制度》，成立改进与创新管理组织，明确医院领导、相关职能部门、业务部门在改进与创新中的具体职责，对改进与创新实施分级分类管理，确保改进与创新活动步入良性循环。医院每年会基于外部环境变化，战略绩效指标目标红黄绿卡分析结果，顾客及其他相关方体验调查需求与期望差距分析，质量安全管理体系监测运营结果，建立绩效管理问题库，结合竞争/标杆医院对比分析，系统地识别改进与创新机会。医院针对每项改进与创新机会依据战略匹配度（50%）、紧迫程度（20%）、资源需求（20%）、风险（10%）优先级评价要素进行评价，根据得分高低进行排序，选择得分≥5分的改进机会作为本年度优先改进项目，确定项目的大方向Y，设立经营目标，利用树图的形式将项目进行层层分解，将大方向Y分解成若干个小方向y，针对需要改进的小方向y，明确对应小方向y的关键质量特性（图11-5）。院级医疗质量安全项目运用精益、六西格玛和流程再造进行改进；部门级改进与创新活动运用"1＋3"质量改进模式、A3、QCC等；基层群众性活动运用合理化建议或快赢，通过分类分级管理确保每个层级的改进与创新均有适宜的方法和工具进行问题解决与创新。例如，2018年，医院实现以价值医疗为目标，通过精益战略规划，实施全流程优化，从患者视

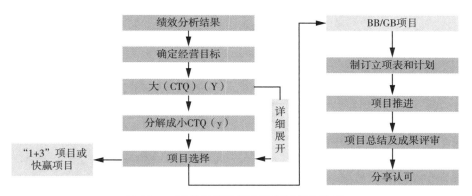

图 11-5　精益医疗持续改进项目管理流程

角进行术前、术中、术后全过程优化，对手术进行全过程闭环管理，根据每台手术需要花费的时间、预估出血量等建立手术安全预警系统，实行"红黄绿"可视化管理，如一旦手术时间超出预估时间，系统进行"红色"预警，要求上级医师到场协助处理，充分践行精益医疗识别价值、价值流、流动、拉动、尽善尽美的5大管理原则，大大提升了手术安全性，将手术患者死亡率从0.1%（2017年）降至0.06%（2022年），低风险死亡多年零发生，并发症发生率从0.78%（2017年）降至0.32%（2022年），非计划重返手术发生率从0.19%（2017年）降至0.1%（2022年），住院患者满意度从91.81%（2018年）提高到97.59%（2022年），为患者、医院、政府等相关方创造价值，同时也推进医院运营改善。

2. 改进与创新活动的闭环管理，确保改进与创新活动有成效

（1）项目实施：医院制定《改进与创新项目管理办法》《新技术新项目管理》《精益六西格玛项目管理》《QC小组项目管理》和《合理化建议、提案等管理》等，对改进项目实施项目制管理，成立改进与创新管理组织，设院长为项目改进总负责人，发起和支持改进与创新项目，以战略视角制订推进规划、提供资源、过程监控和审核结果。医院根据改进与创新类别，结合职能职责，实行归口管理，技术创新管理部门为科教部和医务部，服务创新管理部门为护理部，管理创新管理部门为质量改进部，明确管理部门和相关人员职责（图11-6）。

院长对医院KPI改进成果进行评估。技术、服务、质量等体系负责人对部门推进的KPI进行评估，跟进改进与创新项目进程，定期开展项目进展汇报会，找出与计划之间的差距，了解项目进行中的问题和困难，针对不同问题采取不同的对策，数据统计分析问题，安排六西格玛黑带或绿带提供技术支持；解决遇到的资源配置问题，经充分评估后协调资源或提供资源配置，促成项目高质量完成。如质量改进部负责管理创新活动，制订项目推进计划，组织培训，跟踪项目进展，配合项目团队做好沟通协调，提供项目指导及技术支持等。

（2）项目测量和评价：医院制定新技术新项目评分标准、精益六西格玛项目、精益项目、QCC、"1＋3"质量改进模式等管理评分标准，从项目立项背景、问题陈述、项

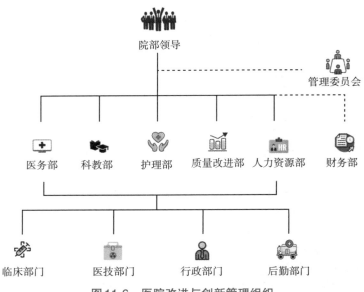

图 11-6　医院改进与创新管理组织

目实施过程、工具和方法的创新性和系统性、项目成效、经济效益、项目推广等进行逐一书面评价和实地评价。项目总得分实行百分制，书面评价和实地评价按6∶4权重进行配分，突出改进实效性的评估导向。

（3）认可和奖励，经验推广：医院设立多种奖项，包括科技进步奖、新技术应用奖、管理创新奖、精益六西格玛等优秀质量改进项目奖，对改进与创新活动进行认可和奖励，通过多种途径如项目发布会、新技术新项目评奖等，组织各个层次知识共享，推动改进活动步入良性循环；使质量、速度、成本等持续得到优化，累计产生直接经济效益近1000万元，促进医院可持续发展。

每年医院为解决发生在不同层次、影响程度和难易程度各异的问题，灵活地运用各种质量管理工具，进行改进和创新，2019—2021年改进与创新项目见表11-3。

表 11-3　2019—2021年改进与创新项目汇总

改进活动类型	2019	2020	2021	合计
精益六西格玛	31	49	63	143
A3项目	146	98	109	353
"1＋3"/PDCA项目	1395	1409	1351	4155
合理化建议	7861	12310	7710	27881

为达成更多层面的改进成果分享，营造快速学习氛围，医院对1645项改进案例进行收集、整理汇编，举办质量改进经验交流会、现场参观、报刊发表等，为医院知识积累和知识共享创造了平台，也为医院广大员工分享改进和创新知识提供了良好的途径和

载体。

（三）人才培养层面——人员授权文化，为了组织成功和持续

精益思维的核心要素是减少浪费，尊重员工，但是不少机构在尝试实施精益时只注重了消除浪费这一方面，为了取得精益实施的成功，我们必须既要消除浪费又尊重员工。浪费指的是所有对患者没有帮助或是对患者出院、痊愈无益的行为，比如等候时间、对患者有害的医疗行为或过失。消除浪费就是解决医院日常运营过程中的种种问题，而问题层出不穷，拥有解决问题的能力就显得尤为重要，因此实施精益管理需要对人力资源、物力资源、财力和信息进行优化配置。人才是第一要素，实施精益管理在很大程度上取决于人才资源的开发和员工素质的改善，因此要以教育培训为先，建立人才核心能力的培养方案，赋能员工成长，训练员工培养科学解决问题的能力，积极主动寻找根本原因，解决问题的根源，预防错误发生；要将员工每天的精益改善与医院的战略发展目标统一起来，将组织的发展与员工的个人发展结合起来，使零散的改进活动能够更加聚焦战略目标，构建更强的组织竞争力，改善医疗安全和质量，创造品质从源头差错预防做起，提高患者安全性，推进持续改善文化的落地。

医院为确保人员核心能力的提升，正确灵活运用统计技术和质量管理工具，基于战略需求，从制度、资源、运营三个层面构建质量培训体系（图11-7），制订质量培训管理制度和计划。精益师资团队按精益医疗定义（define）、测量（measure）、分析（analyze）、改进（improve）和控制（control）——简称DMAIC流程，设计切合医疗行业特色各个层级核心能力的培养课程，如黄带、绿带、黑带、黑带大师系列培训教材，根据学员反馈及时跟进和完善。这一举措为精益医疗本地化迈出了坚实的一步。

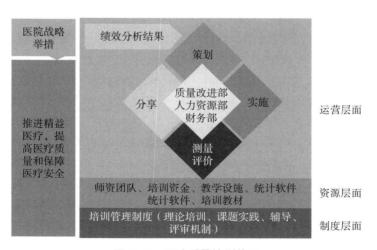

图11-7 医院质量培训体系

医院开展系统的培训效果和培训满意度评价，精益、精益六西格玛推进小组根据评估存在的问题进行持续改进，不断优化医院质量培训体系。

（1）培训辅导满意度评价：设计精益培训调查表，调查内容包括对培训组织工作的总

体评价、时间安排、组织工作的效率、培训道具和学习材料的准备等，每次授课后要求学员给予1～5分的评价（1分最差、5分最好，依次类推）。推进小组通过学员反馈，了解课程、教材、讲师授课质量落实情况，对存在的问题进行持续改进，不断提高培训质量。

（2）培训学时安排：黄带理论授课时间为24学时，绿带理论授课时间为48学时，黑带理论授课时间为48学时，分别另加辅导时间24学时，黑带大师理论授课时间12学时，需要参与黑带项目指导。

（3）培训模式：培训采用实战方式进行，要求学以致用，提高培训效果。报名时要求每个学员需带一个改进项目参与培训，通过培训—实践—辅导—评审的方式进行学习。课程一般分三个阶段进行，第一阶段培训定义和测量部分内容，完成定义和测量，收集数据，准备分析；第二阶段培训分析部分内容，完成数据分析，找到原因；第三阶段培训改进和控制部分内容，每个阶段理论培训时间为两天。理论课采用封闭式培训，减少干扰，在教授时采用圆桌教学方式进行，通过理论授课、大量课堂课后练习、团队活动、角色扮演等形式，在讲授精益等知识的同时，使参加培训的人员有机会演练解决实际问题的实战能力。同时为保证培训效果，严格控制每批学员人数，原则上每批受训人员不超过40人，以30人左右为好。理论知识讲授后学员按本人项目推进计划进行推进和实践，根据各项目进程，安排辅导老师定期进行一对一课题辅导，对在辅导中发现存在的共性问题举办"精益改进课题进展汇报会"，在会上进行互动交流，提高培训效果。同时在医院网站上开设了精益六西格玛学习专栏，定期将优秀课题及有关六西格玛理论内容放于网上，便于员工浏览学习，加深对六西格玛知识的理解。

（4）培训课程设置：围绕精益医疗这一领域，针对黄带、绿带、黑带、黑带大师不同层次的培训对象进行培训需求分析，形成相应的培训项目模块，分别从知识培训、技能培训和素质培训三个方面对应公需课程、主干课程和任选课程三个模块。公需课程指国家政策、质量管理行业热点解读类课程；主干课程指专业知识、理论与技能类课程；任选课程指人文素养提升类课程。主干课程每个模块设计3～5门课程，每门课程2～4学时（每学时40分钟）为宜。师资队伍主要由医院内师资组成，要求授课老师必须是获得院内黑带资质认证，具有良好的职业道德素养、较高的医疗质量管理理论水平和扎实的质量管理工具和方法应用的专业基础知识，具备教育培训教学工作的能力。

医院构筑了面向医院不同层次员工核心能力提升的培训体系，包括黄带、绿带、黑带、黑带大师的培训，课程具体设置见表11-4。

医院在高层领导主持的每月绩效评价会上，开展精益六西格玛、A3项目审查，让领导成为"教练"，围绕项目背景、问题陈述、目标描述、根因分析方法和工具应用等进行审查，提出建议，保证严谨的问题解决方法、统计技术和方法在整个组织内得到广泛推广和运用；鼓励员工参与中国质量协会等社会组织的专业活动，如黑带注册考试、六西格玛项目发表赛等，不断提高员工专业能力。

此外，医院对各种改进活动采用的统计技术方法进行了归纳（表11-5），并将其纳入了医院的知识管理体系，在医院经营层、科室经营层、员工操作层各个层次的改进工作中得到广泛推广应用。

表11-4　不同模块培训课程

课程模块		课程名称	学时	教学形式	适用对象
公需课程		质量管理概论	4	讲座	黄带、绿带、黑带、黑带大师
主干课程	模块一：精益六西格玛	精益六西格玛在医疗产业中的应用	4	讲座	黑带
		基础质量统计	4	讲座	黑带
		数据测量与分析	8	讲座	黑带
		精益六西格玛管理实战案例	4	案例	黑带
		变革管理	2	讲座	黑带、黑带大师
	模块二：精益医疗	精益医疗体系建设和实践	4	讲座	黑带、绿带
		精益医疗理想行为评估系统建立	4	讲座	黑带、绿带
		A3报告在质量安全提升中应用实践	4	讲座	黑带、绿带
		价值流图	4	讲座	黑带、绿带
		5S管理	4	讲座	黑带、绿带、黄带
	模块三：QCC	QC新旧七大工具	4	讲座	黄带
		QCC步骤解析	2	讲座	黄带
		QC改进案例分析与点评	4	案例	黄带
		QC、"1＋3"质量改进工作坊	4	模拟、体验	黄带
	模块四：卓越绩效	卓越绩效评价准则	8	讲座	黑带大师
		卓越绩效在医疗行业适用性	4	讲座	黑带大师
	模块五：全面质量管理系列	质量功能展开（QFD）	4	讲座	黑带大师、黑带
		故障模式影响与分析	4	讲座	黑带大师、黑带
		顾客满意度测评	4	讲座	绿带
		追踪方法学	4	讲座	绿带
任选课程		医院的文化建设	4	讲座	黄带、绿带、黑带、黑带大师

表11-5　统计技术和其他工具汇总

适用范围	活动类型	统计技术和其他工具
医院经营层	精益六西格玛、A3管理方法、业务流程再造、决策型改进等	PEST、KSF、SWOT、QFD、故障模式和影响分析、过程能力指数、假设检验、流程图、方差分析、回归分析等
科室经营层	"1＋3"质量改进模式、QCC、精益、A3管理方法、5S、业务创新、标准化作业等	直方图、散布图、排列图、鱼骨图、流程图、节拍、浪费分析等
员工操作层	合理化建议、"1＋3"质量改进、5S等	直方图、散布图、折线图、排列图、甘特图、检查表等

三、推行"恩泽精益医疗持续改进与创新模式"的主要成果

（一）经济效益

（1）完成六西格玛、精益六西格玛项目共559项，合理化建议235 950条，"1＋3"等质量改进案例10 000余项，累计产生直接经济效益1000余万元。

（2）业务增长：如图11-8和图11-9所示，2020—2022年，医院年门诊人次增长率15%以上，年出院人次增长率10%以上。

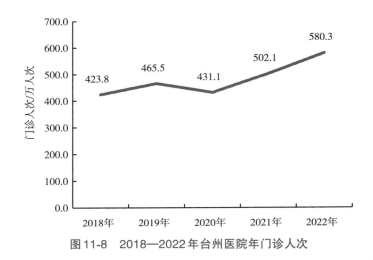

图11-8　2018—2022年台州医院年门诊人次

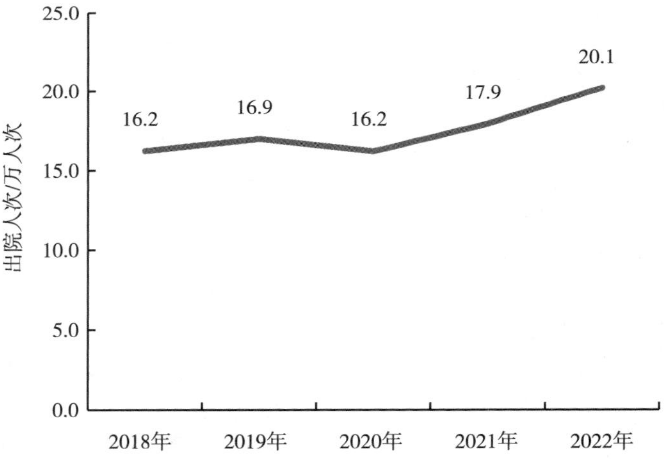

图11-9　2018—2022年台州医院年出院人次

（二）社会效益

（1）患者满意度：2018—2022年，患者满意度始终保持在90%以上，门诊患者满意度从93.13%提高到96.68%，住院患者满意度从92.3%提高到97.48%（图11-10）。

（2）认可和嘉奖：2019—2022年，台州医院共有118项质量安全改进与创新项目在

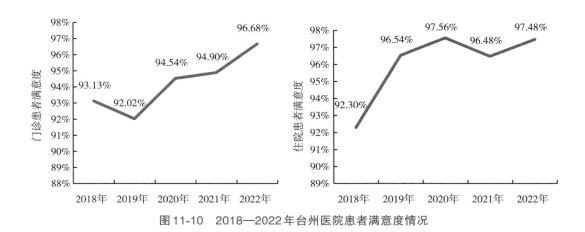

图 11-10　2018—2022 年台州医院患者满意度情况

国家卫生健康委、浙江省质评办、中国质量协会等组织的大赛中获奖。该模式在 2019 年"第十八届全国质量奖"评审中，获得高度认可，成为台州医院获奖的优势之一。并且，台州医院被国家卫生健康委医院管理研究所列入全国标杆示范医院，有 200 余家医院管理者来院交流学习。

2022 年国家卫生健康委授权台州医院作为牵头单位，组织起草"千县工程"高质量管理中心—医疗质控中心建设与管理指南，加强县域医疗共同体内的医疗质量管理与控制的一体化和同质化，此举有十分重要的战略意义。

2018—2021 年国家三级公立医院绩效考核中，台州医院的排名见表 11-11。医院医疗质量、运营效率、持续发展、满意度评价四个维度（共 26 项指标）的成绩分别位列全国综合医院前 7%、前 4%、前 3%、前 3%。

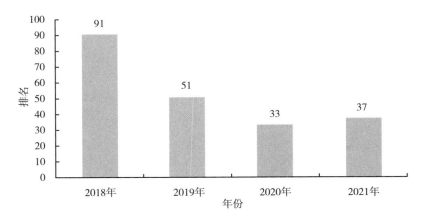

图 11-11　2018—2021 年台州医院国家三级公立医院绩效考核排名

（3）质量安全

1）疑难病诊治能力：2018—2021 年国家三级公立医院绩效考核中，台州医院疑难病指数 CMI 值见表 11-12，分别位列全国同行前 7%、前 5%、前 9%、前 9%，四级手术人数分别位列全国同行前 5%、前 5%、前 3%、前 3%。

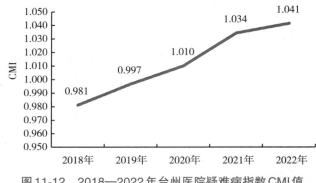

图 11-12　2018—2022 年台州医院疑难病指数 CMI 值

2）主要质量指标：如图 11-13 至图 11-18 所示，2018—2022 年，医院手术质量评价指标（住院手术患者死亡率、手术并发症发生率）、重返类指标（31 天内非计划再入院率、非计划重返手术室发生率）及合理用药指标（住院患者抗菌药物使用强度、医院感染发生率）均得到有效控制。

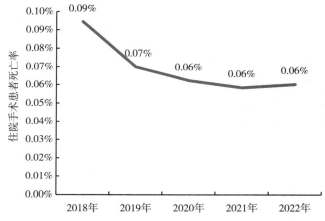

图 11-13　2018—2022 年台州医院住院手术患者死亡率

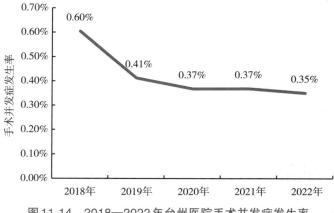

图 11-14　2018—2022 年台州医院手术并发症发生率

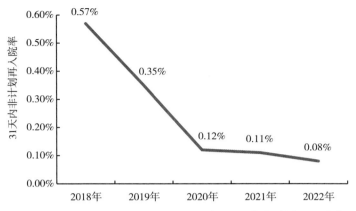

图 11-15 2018—2022 年台州医院患者 31 天内非计划再入院率

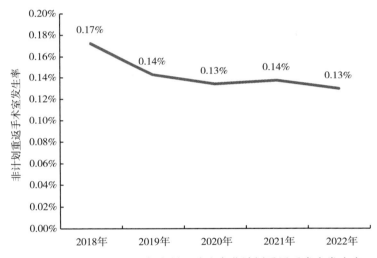

图 11-16 2018—2022 年台州医院患者非计划重返手术室发生率

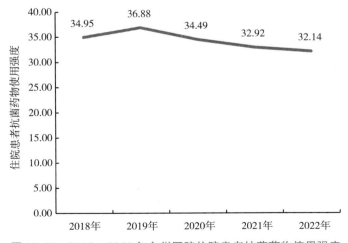

图 11-17 2018—2022 年台州医院住院患者抗菌药物使用强度

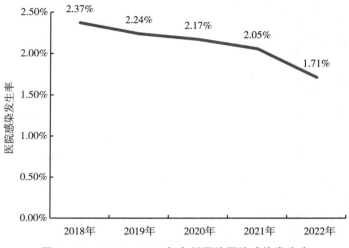

图 11-18　2018—2022 年台州医院医院感染发生率

（4）绿色优质发展

1）时间指数：2018—2022 年，医院住院患者平均住院日逐年下降，2022 年降至 6.49 天，优于竞争医院（图 11-19）。

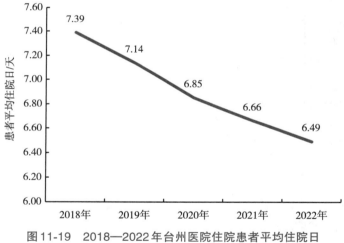

图 11-19　2018—2022 年台州医院住院患者平均住院日

2）费用指数：如图 11-20、图 11-21 所示，2018—2022 年，医院门诊次均费用和住院次均费用均控制在医院管理目标内，并且低于竞争医院和标杆医院。

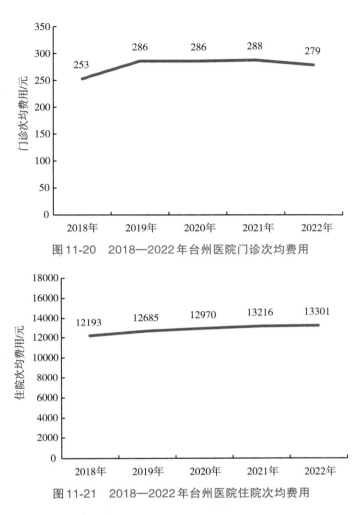

图 11-20 2018—2022 年台州医院门诊次均费用

图 11-21 2018—2022 年台州医院住院次均费用

3）2018—2022 年，医院万元收入能耗支出控制在一个比较理想的范围（图11-22）。

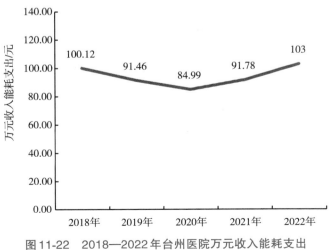

图 11-22 2018—2022 年台州医院万元收入能耗支出

四、经验与启示

1. 领导作用是精益医疗推行成功与否的关键

至上而下的推行方式是精益医疗的重要特点，因此领导层的强有力倡导是成功的关键。在浙江省台州医院推行精益医疗的全过程中，医院领导始终发挥着核心作用，成立精益医疗推进小组，医院领导任组长，负责精益医疗推进策划和指导工作，在精益实践中践行谦逊领导和对每个员工的尊重。如陈海啸院长亲自为员工开设精益、精益六西格玛基础知识培训讲座，承担绿带和黑带、黑带大师培训课程，亲自策划，身体力行，贯彻始终，强调变革的重要性。院领导对推进精益医疗的强烈紧迫感、坚定的信念和克服困难阻力的勇气，成为了医院推行精益医疗成功的保证。

2. 医疗质量安全管理推进与医院组织发展战略有机结合

首先，在推进精益医疗过程中，医疗质量安全改进项目的选择是关键，选择的项目必须聚焦于医院质量安全发展战略，且必须是患者、员工、社会发展所关心的医院医疗质量，患者安全的瓶颈问题，遵循"关键的少数"原则，这样使医院上下保持更好的对医疗质量安全的持续关注。其次，设定项目年度目标，运用精益医疗战略进行部署，质量安全目标根据相关性、因果关联等原则分解到各部门、各班组，确保部门和班组均应在医院质量安全战略目标规划下实施质量安全项目改进，达成整体医疗质量安全改善目的。最后，在实施项目管理过程中，加强整体规划，注重项目过程监控，保证每一个项目均能有质量地完成。

3. 先试点后推广，深化精益医疗变革转型模式

医院推进质量安全问题解决模式采用的精益改进实施流程DMAIC，即定义、测量、分析、改进和控制。具体的DMAIC过程并不困难，困难的是在医院的业务范围内如何让各个层次的员工和部门主任们更轻松地接受新的思想和方法，并且改变原有的拍脑袋做决策的工作模式，以数据说话的量化思维变成日常行为和习惯。为了解决这个困难，医院充分利用了成功实施的精益项目的榜样作用，在组织中宣传和推广试点项目成果，保持变革动力和激情，不断总结经验，供更多的人员学习和借鉴，达到复制成功的工作方法，大大增强了医院上下对精益医疗的认同感。

4. 健全项目管理组织架构，实施PDCA循环项目管理

医院建立院领导为倡导者，质量改进相关部门组成的项目管理组织，并指定牵头部门负责项目管理，制定项目管理制度、评价制度、认可分享激励机制等，对项目实行闭环管理；同时对项目管理进行风险评估，识别项目管理可能出现的风险事件，如工具方法应用问题、资源配置问题等，进行风险干预管理；建立项目管理过程指标的监测及评价机制，按季度进行数据分析、反馈，建立约束机制，在项目管理中运用质量管理工具，查找分析影响项目进程的因素，提出改进措施并落实，保障项目按计划有序高质量完成。

5. 自创适合医疗行业一线员工运用的质量工具箱

经过20年质量管理实践，医院自创适合一线员工解决问题的质量管理方法——

"1＋3"质量改进模式，"1"是发现一个问题，"3"是寻找问题的一个根本原因、建立一套制度和流程、分享一批人。近年来，医院运用"1＋3"质量改进模式改进案例4000余项，在各类杂志上发表文章34篇。该模式在省内外医疗机构得到推广应用。

案例点评

随着医院面临患者需求多样化、DRG支付方式改变、医疗资源供需矛盾等多重问题，在质量、成本、效率上如何均衡发展，对于医院高质量发展尤为重要。如何贯彻新发展理念，推动质量变革、效率变革、动力变革，是医院高质量发展的努力方向。公立医院要实现高质量发展，必须实现从规模扩张转向提质增效，运行模式从粗放管理转向精细化管理，资源配置从注重物质要素转向更加注重人才技术要素三个转变。本案例基于浙江省台州医院管理实践，展现精益医疗与创新模式对于医院质量安全提升的实践效果。

在战略/组织层面，台州医院聚焦医院使命愿景，建立战略执行问责系统，校准各个层级行为，实现上下协调和共识达成；采用系统性思考，建立"结构－过程－结果"为框架的质量安全管理系统，结合绩效分析评价，为基于数据和事实决策管理提供基础。在执行层面，医院明确各个层次和所有部门改进与创新的计划和目标，实施闭环管理，确保改进与创新活动有成效。

基于创新管理模式，医院已实现业务显著增长，患者满意度持续提高，并有百余项质量安全改进与创新项目在国家卫健委、浙江省质评办、中国质量协会等组织大赛中获奖。医院创新管理模式在2019年"第十八届全国质量奖"评审中，获得高度认可，成为获奖的优势之一。被国家卫健委医院管理研究所列入全国标杆示范医院，并已被200余家医院管理者来院交流学习。

为实现精益医疗与创新模式，医院应充分认识领导作用是精益医疗推行成功与否的关键，且医疗质量安全管理推进应与医院组织发展战略有机结合，采用先试点后推广的医疗变革转型模式，健全项目管理组织架构，实施PDCA循环项目管理。

思考题

1．精益一词来自制造业，在当下公立医院高质量发展政策背景下，假如你是一家医院的院长，如何让制造业的工具和方法成功移植到医疗服务行业，从哪儿开始精益，采取的策略是什么？

2．持续改进在当下医院的质量、安全、成本、速度提升中发挥着很重要的作用，但很多医院在导入了各种质量管理方法和工具，做了很多的改进后，却没有收到预期医疗质量安全提升的结果，而更多的是实现局部绩效的改善。从本案例中，你认为组织如何在系统协同方面（如战略对接、流程策划、资源配置、组织协同等）发挥合力，从而实现组织质量安全整体绩效的提升？

3．通过精益医疗方法改善质量安全，更多的是关于哲学和思想，理解和应用精益管理的思想和方法不是一件很容易的事情，请你分析一下在这个过程中，领导者为了患者安全和预防差错，需要发挥哪些领导作用？如何赋能员工发展，建立一种强调安全、质量和解决问题根源的文化？

参考文献

［1］邓清文，魏艳，陈英耀．公立医院高质量发展的探索实践及实现路径［J］．中国医院管理，2022，42（1）：1-4.

［2］罗伟．精益医疗［M］．北京：机械工业出版社，2021.

［3］张绪柱，高天，安康，等．精益医疗研究现状及展望［J］．中国研究型医院，2015，2（3）：29-33.

［4］Antonio D'Andreamatteo，Luca Ianni，Federico Lega，et al．Lean in Healthcare：a comprehensive review［J］．Health Policy，2015，119（9）：1197-1209.

［5］Tian Gao，Bruce Gurd．Organizational issues for the lean success in China：exploring a change strategy for lean success［J］．BMC Health Services Research，2019，19（1）：66-77.

教学指导

一、课前准备

1. 确定案例主题，收集案例资料，明确本案例教学的具体目的。

2. 制订详细的教学计划：案例讲解＋分组讨论＋师生互动＋总结交流。

3. 资料阅读：把案例正文文稿及与案例相关的背景资料一同发放给学生，要求学生仔细阅读案例内容，了解我国医院质量管理的相关背景及历程。

4. PPT准备。

5. 学生分组准备，可将学生分为若干个不同小组，在课前收集其他领域或医院的质量管理案例，在课堂上与台州医院案例进行对比分析，深化学习。

二、适用对象

本案例是为进行医院管理相关课程学习的学生以及从事这方面工作的人员设置的，也可作为"医院质量管理""医院持续质量改进"课程的教学案例，对医院管理学术型硕士研究生也适用。另外，本案例还可以用于引导和激发在校的公共管理本科专业学生对医院专科/学科建设等方面的兴趣。

三、教学目的

本案例从医院管理部门的视角出发，阐述了在国家高质量发展的历史发展阶段下，如何通过完善制度、制定工作流程、考核与激励并重推动医院质量管理模式创新。可为医院管理者提供机制改革经验参考，也可为在探索质量提升或持续质量改进中的医院、科室提供实践借鉴。

具体教学目的如下：

1. 使学生了解医院质量管理的相关理论。

2. 通过阅读案例、讨论分析与交流，让学生理解和把握医院质量管理的系统性流程，同时思考公立医院管理的必要性与关键点。

3. 通过互动交流与讨论，让学生分析推广/提升医院同质化管理水平可能存在的问题和难点，以及可操作的改进措施。

4. 提高学生对现实问题的分析能力、决策能力、协调能力、表达能力和解决问题的能力。

四、教学要点

质量是医疗服务的核心，本案例介绍了浙江省台州医院基于使命、愿景等建立关键绩效指标体系和绩效管理目标，发挥战略引领作用；同时运用结构－过程－结果理论构建医院质量安全管理系统，实行全过程的医疗质量管理，发挥运营驱动作用。

教学要点如下：

1. 通过对案例的剖析启发学生思考：医院在何种情况下需要进行质量管理，需要做好哪些方面的准备？通过生动具体的案例描述使学生明晰同质化管理的基本步骤和常用到的方法。

2. 让学生带着问题来学习，提高学习兴趣，通过自主学习寻找答案。让学生进行情景还原，针对医院面临的形势进行分析并提出改进建议，模拟制定和选择质量管理策略的过程，并进行汇报交流。

3. 总结点评学生的观点。教师在学生交流结束时，对学生讨论的观点进行评析，指出各自的优缺点，分析案例存在的重点难点，对学生讨论中存在的问题进行针对性点拨；在总结时，指导学生从不同的角度用不同的方法来解决案例中的问题。

（陈海啸　朱玲凤　刘晨曦）

案例12　大型公立医院药事管理的精益化实践与探索

案例概括

医药分开改革从根本上打破了医疗机构"以药养医"的传统模式，代之以注重内涵拓展、质量效果、服务品质、精细管理、医院药师与临床医师密切配合、注重与患者沟通互动的先进医院管理模式。现代意义的合理用药不仅包括从用药的安全性、有效性等各方面评价其防病治病的效果，而且包括从社会、经济等方面评价其合理性，以获得最大的社会、经济效益。中山大学附属第一医院（以下简称中山一院）药事管理服务，以公立医院高质量发展为契机，围绕合理用药在药事管理质量上持续改进，实践探索形成了覆盖全链条的管理流程优化举措，解决了系统用药问题，促进了合理用药，各项药事质量管理指标显著提升。

案例详情

一、医院概况及改革背景

（一）医院概况

中山一院由院本部、东院区和南沙院区组成，始建于1910年，秉承"医病医身医心、救人救国救世"的医训，现已发展为一家位于国内一流前列的现代化三级甲等综合性医院。中山一院由广东公医学堂附设公医院发展而来，百十年来，数更其名，中山先生"天下为公"的精神却赓续不绝。医院综合实力雄厚，是全国首批国家医学中心"辅导类"创建单位之一（共5家）、国家公立医院高质量发展试点医院、国家建立健全现代医院管理制度试点医院，是全国首批委省共建综合类国家区域医疗中心，并联合牵头建设国家神经区域医疗中心，获国家核辐射紧急医学救援基地、国家人体组织器官移植与医疗大数据中心落户，并入选国家疑难病症诊治能力提升工程（重症医学），是首批国家区域医疗中心建设输出单位，医院也入选了广东省首批高水平医院建设单位，并被作为广东国际精准医学中心建设依托医院。医院学科优势突出，拥有5个国家重点学科、32个国家临床重点专科（全国第4），蝉联2018年、2019年复旦版中国医院排行榜全国第6，为中山大学基础医学、临床医学入选"双一流"建设学科和临床医学进入

ESI全球前0.5‰作出重要贡献。医院管理服务卓越，2019年、2020年连续两年国家三级公立医院绩效考核排名全国第4，2021年排名第9，2020年"患者、医务人员双满意"综合医院中排名全国第3，在艾力彼顶级医院100强中排名全国第5。

（二）改革背景

随着医药卫生体制改革的深入推进，国家启动医药分开、实行药品零加成政策，医院药学部门从利润中心变成成本中心，因此，优化医疗收入结构调整、促进医院药事管理模式转变，成为新形势下的新要求。医院药事管理是医疗工作的重要组成部分，合理用药是医院药事管理的核心内容之一，是医院医疗质量和医疗安全的最终体现，药品合理使用充分体现了公立医院的功能定位和公益性质。

现阶段医院用药监管体系存在短板，过度医疗、不合理用药等问题频发，成为导致医药费用过高的原因之一，而药品费用的不合理增长既加重患者疾病负担、影响人民群众的就医获得感，也浪费医疗资源。为此，促进合理用药、有效控制药费增长是医院内部绩效考核的重要内容和激励目标。

2018年国家卫生健康委、国家中医药管理局出台《关于加快药学服务高质量发展的意见》，要求各地加强医疗机构药学部门建设管理，坚持公立医院药房公益性，高度重视药学服务，适应新形势新要求，加快药学服务模式转变，加强药师队伍建设，构建适应人民群众需求的药学服务体系，促进新时期药学服务高质量发展。因此，药事管理以患者为中心，积极发挥临床药学作用，对临床用药全程进行有效组织实施与管理，促进临床科学合理用药，成为重要发展方向。

二、改革的具体过程

（一）改革的政策基础和理论基础

1. 政策基础

为进一步深化公立医院改革，推进现代医院管理制度建设，国务院办公厅下发了《关于加强三级公立医院绩效考核工作的意见》（国办发〔2019〕4号），文件指出，提供高质量的医疗服务是三级公立医院的核心任务，通过医疗质量控制、合理用药、检查检验同质化等指标考核医疗质量和医疗安全，其中，合理用药、控制药费成为新医改重点解决的问题之一。早在2015年，国家卫生计生委等五部门联合印发了《关于控制公立医院医疗费用不合理增长的若干意见》（国卫体改发〔2015〕89号），要求将控制公立医院医疗费用不合理增长作为深化医改的重要目标和任务，降低药品费用占比，建立健全公立医院医疗费用控制监测和考核机制。而《关于加强三级公立医院绩效考核工作的意见》（国办发〔2019〕4号）同时也指出，患者次均药品费用增幅是衡量患者药品费用负担水平及其增长情况的重要指标，包含门诊和住院次均药品费用增幅，二者均列为国家监测指标，要求逐步降低。可见，减少不合理用药、降低医院药品费用，符合国家政策导向。

2. 理论基础

医药分开改革从根本上打破了医疗机构"以药养医"的传统模式，代之以注重内涵拓展、注重质量效果、注重服务品质、注重精细管理、注重医院药师与临床医师密切配合、注重与患者沟通互动的先进医院管理模式。现代意义的合理用药不仅包括从用药的安全性、有效性等各方面评价其防病治病的效果，而且包括从社会、经济等方面评价其合理性，以获得最大的社会、经济效益。以合理用药为核心的药学服务是通过提供"高质量、高效率、高性价比"的用药服务，以群众可负担的经济成本满足治疗预期效果，为患者生命健康保驾护航。中山一院运用5W2H分析法（who、where、when、why、what、how、how much）、鱼骨图等现代质量管理工具，梳理药品在院内的流通过程，确定不合理用药的关键环节，并据此初步制订相应的改革措施，促进临床合理用药，严防过度用药，提高药物治疗的有效性、安全性和经济性，继而减少医疗资源浪费，控制医院医疗费用不合理增长，同时减轻患者看病负担，提高患者就医满意度。

（二）改革前的准备工作

1. 开展药物临床应用基本情况调查

医院对全院、科室药物临床应用情况开展调查，按照药品分类，对各类药物品种、剂型、规格、用量、金额等进行数据统计，重点评价用量大、金额高的品种使用合理性，特别关注辅助用药。调查及数据分析显示，辅助用药金额排名靠前且品种稳定。第一季度总金额排名前五十位药品中有5种辅助用药，排名前十位的辅助用药品种基本稳定，主要为免疫增强剂、调理类中药注射液、改善心脑血管循环药物等，其价格高、占医保资金多。医院通过根因分析，梳理药品在院内的流通过程，确定出不合理用药的关键环节，并据此初步构建围绕关键环节点的合理用药监测管理体系，形成医嘱开立—药师审方—事后评价的全程管理。以辅助用药管控为切入口，探索合理用药势在必行。

2. 利用信息化手段实现合理用药管理

医院强化信息支撑作用，分阶段分步骤打造智慧药学平台。

（1）开发临床用药管理系统，实现药事指标信息化闭环监管：医院建立临床用药管理系统，对全院、科室和医师用药情况实行动态监测和超常预警制度。重点监管项目有以下两点。一是以药品费用控制为导向，加强处方用药监管，重点对处方金额、单品种用药金额、抗菌药物及重点监控药品金额进行排名，动态监控分析大金额处方/医嘱、使用金额前10位的抗菌药物、重点监控药品等。二是以重点药品药事管理指标为导向，加强使用监管，监控医院和科室药品收入比例，基本药物使用金额比例，抗菌药物金额比例、使用率和使用强度，集采药品使用比例等。药学部定期将重点药品使用监管情况按规定在中层干部例会、医院内网系统、季度质控简报、药讯等进行公示，促进相应指标改善。

（2）开发智慧药学信息平台，实现高效智能审方与点评：医院建立智慧药学信息平台，引入处方前置审核系统，建立人机结合的处方前置审核流程，现已覆盖全部门诊科室和病区，从开嘱源头实时监控不合理用药；同时增设处方/医嘱抽查点评模块，从患者、诊断、科室、医师、药品、问题类型等多维度进行抽取点评，便于全面发现用药问题。

（3）双系统相结合，促进临床合理用药：药学部将两个平台结合，针对前者监控发现的异常指标，采用后者抽查点评功能，进行问题药品使用评价，结果反馈给相应科室和医师。对典型的不合理处方进行内部公示；对非常态化用药现象进行点评和资料整理，提交给阳光用药监管小组进行审核处理；对存在严重不合理用药问题的药品，提请药事管理与药物治疗学委员会作出处理。

（三）具体的改革措施

1. 建立健全医院药事管理委员会下辖的合理用药管理小组

医院成立药事管理委员会，由主管副院长领导，协调医务、财资、信息、医保、药学等多个部门，建立多部门协作的全院用药管理与质控体系，开展合理用药的全流程控制与管理。为更好地管理用药指标，医院还建立了处方点评管理工作组、抗菌药物合理使用管理工作组、不良反应监测工作组、麻醉药品和精神药品管理工作组及药品质量监督管理工作组等，确保合理用药管理工作的稳步推行。药学部内部成立合理用药管理小组，成员包括药库库管、药房组长、临床药师等，负责药物的落实、监督和检查等工作，通力合作，形成完善的管理体系，从药品预算管理到临床使用形成事前—事中—事后全流程管理。

2. 实施科室目标管理，制定科室、医疗组用药考核指标

为保证用药指标管理有效落地，合理用药管理小组精细设置各科室用药指标及目标。考核指标包括医疗收入中药费占比、抗菌药物使用率和使用强度，动态监测高额药品金额排名、质子泵抑制剂与静脉注射剂使用率、集采药品使用占比等，其中临床科室的门诊、住院人均药品费用与药学部的药品占比三项指标搭配使用，相对值与绝对值配合，既保证医院总体费用结构比例合理，又从金额上进行费用管控，注重患者就医负担。考核实行月、季、年中、年末定期考核，结果与科室绩效挂钩，评价各科室医疗组药品使用合理率，并按实际执行结果动态调整各指标，实现"千斤重担千人挑，人人身上有指标"，避免了"吃大锅饭"的现象，提高管理效率。合理用药管理责任层层落实，使临床科室主任和医疗组医师自觉做好合理用药工作。同时明确院、处、科室的监管职责。

3. "两大抓手"贯穿"事前—事中—事后"全流程，实现多维度用药管理

合理用药管理小组以"优化药品结构"与"促进合理使用"为两大抓手，加强药物从预算采购到临床应用的全程精细化管理。

（1）事前预控，重在优化药品结构

1）动态制定重点监控药品目录：医院建立药品用量动态监测及预警制度，利用阳光用药系统定期对药品用量进行统计。结合药品实际使用情况，对于临床治疗必需的药品，由药学部加强使用监管，将用量大、价格高、医保扣费多、非指南推荐的主要治疗药物、既往点评不合理率较高的药品等纳入重点监控目录，进行动态监管，除抗菌药物、辅助用药等常规品种外，还包括抗肿瘤及其对症支持药物、质子泵抑制剂、营养制剂、术后镇痛止吐药、护肝药、中成药等品规。针对这些药品，医院将"熔断"理念引入采购供应和使用上，实行总量控制、限量采购、超量"熔断"；同时对熔断品种的使用情况定期提醒医师；建立药品处方负面清单制，遏制"大处方"，对无特殊原因使用

率异常增大的重点药品，实施预警通报和重点监控管理。

2）多维度实施药品预算管理：医院遵照"基础药国谈药鼓励用，重点监控药谨慎用"的原则。一方面，新药引进时同类药品侧重基本药物，提高基本药物（基药）采购品种数，同时积极引进国家集采药品等价低质优品种；另一方面，针对不合理或非必需使用药品部分适当核减，调整基数，特别对辅助用药实行总量控制、限量采购、超量"熔断"机制。

（2）事中干预，重在推动合理用药

1）实施临床药师科室用药指标责任制：医院充分发挥临床药师作用，提高医院药事管理质量。临床药师每人负责10个病区的临床用药管理，积极参加医嘱审核、患者教育、合理用药管理、药学门诊和会诊工作，开展区域点数法总额预算和按病种分值付费模式（diagnosis-intervention packet，DIP）下的临床合理用药管理，提高医院药事管理质量。实现网格化全覆盖，形成"日审核—月反馈—季度上会"的长效管理体系，即每日审核科室用药医嘱，重点监测用药不适宜、超常用药等问题，每月反馈科室用药指标、座谈用药问题，每季度汇总整改不力问题进行会议公示，实现闭环管理。

2）创新处方点评模式，优化处方前置审核：一方面，引入处方前置审核系统，通过"信息智库建立—规则持续优化—临床支持—培训到位"等全方位举措，建立人机结合的处方前置审核流程，形成规范的药师审方流程，从开嘱源头实时促进合理用药。另一方面，创新建立多维度处方对比评价方法，借助合理用药监控系统与临床药师相结合方式，从"时间－用量－人员"等角度排名动态情况进行对比分析，即开展科室、同类治疗组、医师之间的用药情况对比分析、药品品种对比分析、用药病例对比分析、时间（横向同比与纵向环比）对比分析六个维度处方点评对比评价模式，发现普遍用药问题，减少点评争议，提出建议反馈给临床科室，提高医师接纳度。

3）利用临床路径推进合理用药：临床路径是医院为使服务对象能减少费用，同时有效地保证高质量医疗服务而实施的一种科学的服务和管理方法。对于临床路径的每一个病种具体的诊疗内容及药品品种、疗程、用药剂型或给药途径等，以指南推荐，有循证依据，疗效确切、安全经济等，作为药品的选用原则，细化病种路径之后，形成审核模板，加强相关用药管理。同时从重点药品品种出发，通过建立符合疾病治疗特点的用药标准和规范、制定药物治疗临床路径、开展全处方点评与住院医嘱审核、用药重整和药学会诊等措施，全方位规范营养、镇痛、抗菌、抗凝、辅助等药物的使用，规范和优化医师用药行为。

4）"软硬皆施"努力推动质优价低药品的使用："软"重在宣教，派驻临床药师协助指标达标，制定用药规范，深入重点临床科室沟通，参与临床科室查房、医嘱审核、用药建议、病例会诊等工作，取得临床信任。通过不断的沟通积累，医师逐渐愿意积极与药师沟通临床用药问题，对药师信任度增高，进而提高医师使用基药、国家集采药品、同类低价药品的主动性，促进合理用药。而针对患者采用易拉宝等形式宣传集采药品优势，协助患者改变用药习惯，提高依从性。"硬"在于借助信息手段，通过系统弹窗提醒等形式促进基药、集采药品等的使用，并为医师开嘱提供合理用药信息决策参考。同时增加沟通途径，给医师与药师提供一个沟通畅通，平等交流的平台。药师审方发现的不合理用药信息，会通过手机短信、企业微信、医师工作站交流平台等方式及时告知相关医师。相关医师查看不合理信息后，如有疑问可提出，并与临床药师及时进行交流并及时修改医嘱。

5）定期总结分析并以多种方式反馈用药情况：医院重视对医师用药观念的正确引导，逐步强化"合理用药"的观念，由医务部、质控部、感染管理科、药剂科等部门通过质控报表、反馈通知、感染控制简讯、公示等多种方式，定期及时向临床科室通报和反馈药占比数据，督促科室合理用药。

（3）事后考核，重在推动管理落地

1）医师合理用药行为考核：科室实行用药指标目标管理，而医师个人用药问题实施《医师不良执业行为记分管理办法》，建立"合理用药监测管理系统－医师合理用药记分制管理考核系统－合理用药综合管理信息平台"三位一体的"驾照式"管控系统，对医师用药问题量化计分，作为处方权动态管理的重要内容。根据问题性质不同扣除不同分值，如处方点评结果为不合理用药，每发生处方或医嘱点评结果二类错误1项的记1分，每发生处方或医嘱点评结果一类错误2项的记1分。记分结果与医师执业注册管理系统和医师定期考核系统实现对接，应用于医师定期考核、年终考核、评优评先、晋升、晋级、聘用等。根据不同分值给予不同处理，如累计记分≥10分，暂停执业活动4～6个月，取消其当年晋升、晋级资格；如一年内累计达12分，将取消处方权，停岗学习，经培训考核合格方可再获处方权。

2）医药护合理用药行为纳入职称晋升工作量考核：申请正高级专业技术职务者，在符合申报条件的最低任职年限内，年均专业技术工作时间不少于35周；申请副高专业技术职务者，在符合申报条件的最低任职年限内，年均专业技术工作时间不少于40周。任现职以来，在符合申报高一级专业技术职务的最低年限内的专业业务工作量应高于或等于所在医院相同科室、相同职称的平均水平。外科医师考核手术量占比、四级手术占比；内科医师考核CMI收治病种分值、低风险组死亡率；药师考核处方/医嘱点评数量。

3）药师参与合理用药行为激励：为了激活团队高效运行，药学部从合理用药的核心环节入手，量化绩效考核与奖金分配标准，药师每月绩效奖金发放与参与合理用药管理的量（如处方/医嘱点评数量、发现问题反馈的数量）挂钩，促进多劳多得、优绩优酬，同时合理用药管理结果纳入职称晋升的工作量，工作量达到同职称均值以上，方得相应的分值，进而调动了药师参与点评工作的积极性，更加体现药师的工作价值。

（四）取得的效果

1. 各项药事管理指标明显提升

医院合理用药指标实现"三升一降"，即点评处方占比、基本药物使用占比、集中采购中标药品使用占比均逐步升高，而抗菌药物使用强度较前下降，近三年均达国考满分。运营效率指标实现药品费用全面下降，即门诊、住院次均药费负增长，辅助用药收入占比逐年下降，远低于全国平均水平。

（1）从源头上优化药品结构，优先保障质优价低药品供应，达到"两升一降"：一方面，新药引进时同类药品侧重基药、集采药品，使基药采购品种数占比由25.09%提升至33.06%，国家组织集采药品近两年完成比例均为100%，国家集采药品医保结余留用考核结果满分。另一方面，减少临床非必需药品的供应，辅助用药收入占比由管控前4.16%直线下降至0.25%，远低于全国中位数1.72%，全部药品销售金额排名前200位内辅助用药数量为零。

（2）"有效沟通"与"信息监管"双管齐下促进合理用药，达到"两提升"：门诊患者基药处方占比由51.26%提升至58.51%，住院患者基药使用率由94.93%提升至98.27%。

（3）实施药师"科室责任包干制"，创新多维度处方点评模式，采用"人机结合"提高审方与点评效率：近三年点评处方占比从4.99%提升至30.61%，点评出院患者医嘱比例从7.86%提升至20.01%，促进了合理用药，减少了药费不合理增长。

2021年医院门诊、住院次均药费增幅实现负增长，抗菌药物管理践行科学长效精细管控机制，抗菌药物使用强度连续三年达国考满分。

2. 处方点评合格率明显提升

医院处方点评量逐年增加，门诊处方点评比例由4.99%提升至30.61%，出院患者医嘱点评比例由8.86%提升至20.01%。自智慧药学平台上线以来，截至2022年6月，医院门诊处方合计审方2 516 100张，发现并反馈修改严重警示问题处方77 760张，涉及处方金额38 962 624元；住院医嘱合计审方3 340 798条，发现并反馈修改问题医嘱76 323条。双系统相结合的审方与点评，促进了用药合理性和经济性，科学管控了药品费用不合理增长。医院医师合理用药率稳步提升，由管理前97.3%上升至99.3%，确保了患者用药安全、有效、经济，减轻了患者就医负担，提高了患者满意度。

3. 改革实施后提升了医院的行业影响力

（1）中山一院合理用药管理模式曾在广东省卫生健康委药政处组织的珠三角、粤东、粤西和粤北4个区域、21个地市级医院基本药物与药物政策培训班进行推广交流。同时，新疆医科大学附属第一医院、贵州医科大学附属第一医院等多家医院药师通过会议交流等形式，学习中山一院合理用药管理模式，形成一定的全国辐射影响。

（2）在合理用药管理模式下，中山一院辅助用药管理成果《科学把握"辅助用药"尺度，全力筑牢"合理用药"防线》荣获2020年中国医院最佳绩效实践"高效运营管理"奖；抗菌药物管理成果《医疗组长责任制下围手术抗菌药物处方点评模式促进合理用药》荣获健康报社2021年度推进合理用药榜单"推进合理用药—学科团队奖"；处方点评案例成果《创新处方点评，助力临床合理用药》获2021年国家卫生健康委指导、健康界主办的中国医院管理奖"药学管理"主题优秀奖；药事管理案例《多维度合理用药管理，精细化提升药事管理质量》获2021年国家卫生健康委组织的中国现代医院管理典型案例"药事管理"主题优秀奖。

（3）改革实施后中山一院的行业影响得到提升，连续三年取得全国三级公立医院绩效考核A＋＋优异成绩。

三、经验与启示

（一）组织实施

1. 医院绩效考核工作组负责设置指标及目标值，确保合理性

科室管理目标基数最初参照近3年的均值，按指标导向上下浮动相应的百分点作为初始目标值，再根据实际执行情况，初期进行较大调整，指标稳定后根据实际情况决定是否适当微调，尽量优化指标目标值，使其具有合理导向性。

2. 利用PDCA持续优化管理模式，确保切实有效可行

工作组初期对各项用药指标进行基线调研，计算基础值，从金额、品种、科室、医师等多维度排名分析，发现不合理使用情况，适当核减，初步制订相应目标值与改进举措。执行过程紧紧围绕"两大抓手"，针对实际值与目标值差异较大的科室，分析用药情况，根据评价结果是否合理决定是否动态调整目标值与针对性改进措施。同时，评价过程中注意收集常见用药问题，形成数据库用以持续优化前置审方规则，从源头上提高合理用药比例。如此循环，确保举措优化可行、有效且可复制。

（二）资源配置

1. 全员参与，人人有责

医院绩效考核工作组下辖合理用药管理小组，每1～2周召开工作会议。医务人员积极参与合理用药学习与专项培训。临床药师全员参与临床合理用药宣教与评价管理工作，实行科室分工负责制，实施"日审核—月反馈—季度上会"长效管理体系。

2. 制定奖惩机制，强调经济手段

临床用药监管结果纳入科室考评指标，而医师用药问题纳入医师不良执业行为记分管理，有效推动指标落实。

3. 完善管理制度，确保有章可依

为确保临床用药监管工作有章可依，医院制定了一系列相关制度，包括处方点评制度、药占比质控方案、重点药品监控制度、抗菌药物科学化管理实施方案、抗菌药物临床合理应用控制指标等，此外还建立了临床用药超常预警制度等，以确保各项管理措施有章可依。

4. 借助信息系统，确保实时高效

临床合理用药监管系统能够实现药品使用指标变化动态监控，临床用药决策系统能够提醒用药合理使用事项，而审方系统能够事前从源头、事后从点评辅助促进合理用药。

（三）举措创新

中山一院管理模式主要形成以下5项创新性管理举措。①建立"事前预控—事中干预—事后考核"的全链条管理模式，防胜于治。②实施临床药师科室用药指标"责任包干制"，变被动为主动。③创新建立多维度对比评价模式，提高临床接纳率。④全方位利用信息手段，精细化提高管理效率。⑤医师不良用药行为采用"驾照式"管理，形成长效机制。

案例点评

　　本案例以合理用药为目标，以绩效考核指标为指引，加强药事管理，提升医院整体的医疗质量和医疗安全，有很好的借鉴意义。通过医院药事管理委员会实施科主任责任管理，考核指标细化到各科教授治疗组，精细化管理每个医师用药；以"优化药品结构"与"促进合理使用"为两大抓手，从"事前预控（用药结构调整及预算管理）—事中干预（药师审核及责任包干制）—事后考核（点评及12分驾照管理）"实现全链条用药管理；创新开展六维处方点评模式，从科室、同类治疗组、医师之间用药情况对比评价、药品品种对比点评、用药病例对比点评、时间（横向同比与纵向环比）对比点评等发现普遍用药问题，减少点评争议，这些举措从多层面提升了合理用药水平，提高了药学服务收入，调整药品收支结构，以有限的药物资源实现了最大程度健康效果的改善。

　　以上举措较好地达到了合理用药的目的，我们可以对以上举措从制定依据、逻辑等角度去阐释，以理解并在类似管理场景中效仿。这是本案例点评的第一个角度。

　　第二个角度，就合理用药这一主题而言，即对"合理"用药内涵的界定。与"规范"用药相比，"合理"用药的界定可能更为复杂。从通用的概念上来讲，合理用药首先的基准应该是从用药的安全性、有效性、经济性的维度去考量，同时亦需要去考虑患者或其家属的用药偏好，比如疗效、副作用、费用、用药便利度、药物使用的时长、药物可及性等方面，然后这些综合维度彼此之间亦可能会有冲突，这种冲突有时是客观存在的，有时可能是带有临床医师主观诱导性的，而后者也许比较隐匿不易判定。由此可见，如何判定"合理"，本身可能就是比较复杂的问题。对此，从外部监管，或医院内部管理的角度，该如何寻求适宜的操作性手段，更有效地识别"不合理"用药行为，值得思考。

　　第三个角度，某类医疗现象的背后总是医师心理和行为的体现。因此也可以从医师心理和行为出发去分析医疗现象、探讨治理对策。医师为什么会由于各种原因出现不合理用药行为？或者出于疗效考虑，或者出于方便或习惯，或者出于对药物认知不足，或者是单纯经济利益驱使等，使得他们或自觉或不自觉地出现了不合理用药行为。因此，探究心理和行为背后的根因，并针对性地施策引导与规制，是管理者需要厘清的问题。

　　第四个角度是信息角度。信息，包含事前、事中、事后层面的信息，也包含药品、患者、医师的信息。医师行为是在接收各类信息后综合权衡的结果。为此，相关的药品使用治理应该明确何种信息需要被收集、整理、确定、分解、告知、传递、汇总乃至反馈、执行，从而使得医师接收到的信息是充分的、确定的、到达个人的（信息要分解到个体），自我权衡，自我决策，而最后产生的结果是组织需要的。中山一院的精细化合理用药实践处处体现了这一点，而药师与医师之间的多学科合作，亦是提升信息效能的有力手段。具体实践上来看，中山一院通过建立医师与药师之间的沟通平台，通过药师审方来为医师合理用药加注专业化的决策支撑信息，即药师审方发现的不合理用药信息，会通过手机短信、企业微信、医师工作站交流平台等方式及时告知相关医师。相关医师查看不合理信息后，如有疑问可提出，并与临床药师及时进行交流并及时修改医嘱。

思考题

1．请思考不合理用药的一系列现象及其产生的多方面原因。

2．你认为中山一院精细化合理用药实践采取了哪些相应的对策？这些对策具有针对性且会一直有效吗？

3．你认为在中山一院的多项举措下，仍有哪些因素可能会导致不合理用药？你有什么对策建议？

参考文献

［1］边宝生，颜冰，马小磊，等．绩效考核促进医院药学管理的探索与实践［J］．中华医院管理杂志，2015，31（7）：524-527．

［2］陈杰，弓晓皎，陈攀，等．妊娠期用药处方审核实践［J］．医药导报，2020，39（09）：1221-1225．

［3］陈建娜．临床药师在药事管理中职能与作用探讨［J］．影像研究与医学应用，2018，2（09）：208-209．

［4］何冬黎，叶小文，程万清．从三级公立医院绩效考核指标探讨合理用药［J］．中国医院药学杂志，2020，40（16）：1772-1775．

［5］李娟，刘秀兰，李为，等．应用GAPS法践行处方审核主导的医疗机构合理用药管理实践［J］．中华医院管理杂志，2021，37（10）：831-837．

［6］石秀锦，所伟，周洋，等．医院精细化合理用药管理实践与探索［J］．中华医院管理杂志，2020，36（09）：761-764．

［7］许静，陈杰，罗子玲．"药学服务联合体"服务模式实践分析与探索［J］．中国医院管理，2019，39（01）：65-67．

［8］许静，陈孝，陈杰，等．广东省医疗机构药学门诊实践调查与质量管理构思［J］．中华医院管理杂志，2019，35（7）：571-575．

［9］俞岚，段浩，钟宗雨，等．多措并举提升用药合理性的实践与体会［J］．中华医院管理杂志，2018，34（1）：44-47．

教学指导

一、课前准备

1. 确定案例主题，收集案例资料，包括文字材料、视频材料等，如有数据表格材料则更好。明确本案例教学的具体目的。

2. 制订详细的教学计划：案例讲解＋分组讨论＋师生互动＋总结交流。

3. 资料阅读：把案例正文文稿及与案例相关的背景资料一同发放给学生，要求学生仔细阅读案例内容，了解国考及精细化合理用药政策的相关背景。

4. PPT准备。

5. 学生分组准备，可将学生分为若干个不同小组，在课前收集不同医院在合理化用药方面的案例，在课堂上与中山一院案例进行对比分析，深化学习。

二、适用对象

本案例是为进行医院管理课程学习的学生以及从事这方面工作的人员设置的，也可作为"医疗管理"课程的教学案例，对医院管理学术型硕士研究生也适用。另外，本案例还可以用于引导和激发在校的公共管理本科专业学生对医院管理方面的兴趣。

三、教学目的

通过本案例的学习使学生明晰医院专项管理问题的复杂性，学会识别和分析问题的关键点，从综合角度进行专项问题治理，以及从中山一院的实践中得到一些具体经验和启示。

具体教学目的如下：

1. 使学生了解医疗管理的相关理论。

2. 通过阅读案例、讨论分析与交流，让学生理解和把握医院管理中国家、医院、患者与医师之间的交错互动，并落脚于药品使用这一环节，在此基础上引导学生思考医院进行综合专项治理的难点与关键点。

3. 通过互动交流与讨论，引导学生讨论医院进行药品合理使用管理中可能存在的问题以及难点，以及可操作的改进措施。

4. 提高学生对现实问题、复杂问题的分析能力、决策能力、表达能力和解决问题的能力。

四、教学要点

合理用药是医院经营管理中典型的专项管理问题，但又牵涉到多种职能、多个层面，需要从系统、整体的角度来分析和解决，譬如医师行为、信息管理、绩效考评、指标分解及药师干预等。就此项学习而言，主要还是借助典型案例的阅读与分析开阔视野，引导学生思考。

教学要点如下：

1. 通过对案例的剖析启发学生思考：合理化用药的本质是什么？本项改革或管理的目的何在？如何把管理目的转化为一系列具体的要求？

2. 让学生带着问题来学习，提高学习兴趣，通过自主学习寻找答案。在案例讲解前，提出问题：国考对用药管理进行考核的目的是什么，合理用药对于国家卫生健康事业发展整体战略有何意义？合理用药在现实中有什么问题，是如何形成的？这有助于学生理解和剖析案例所演示的现象和举措。

3. 让学生进行情景还原，针对医院面临的形势进行分析并提出改进建议，模拟用药过程中可能会出现的一系列问题，以此与案例中所采用的举措进行对照分析，评估这些举措可能具有的影响，并且考虑可能会有哪些现象会被疏漏，据此来完善案例中的举措。这是评判学生对业务的熟悉程度以及培养学生预见能力的一种方式。

4. 总结点评学生的观点。教师在学生交流结束时，对学生讨论的观点进行评析，指出各自的优缺点，分析案例存在的重点难点，对学生讨论中存在的问题进行针对性点拨。在总结时，指导学生从不同的角度用不同的方法来剖析和解决案例中的问题。

（骆　腾　陈　杰　周　萍）

| 案例13 | "以终为始"通过安全（不良）事件管理持续加强患者安全保障 |

案例概要

　　不良事件是医疗过程中出现的非预期现象或结果，作为患者安全的重要衡量指标，在患者安全的研究中起着非常重要的作用。宏观上，通过对医疗不良事件的收集和分析可以实现对患者安全领域内某类或某些事件的发生率及其变化趋势的监测，进而实现对促进患者安全措施的有效干预。微观上通过对单个不良事件的分析，从错误中学习避免类似事件再次发生，可进一步确保患者安全。本案例讲述了香港大学深圳医院借鉴国内外不良事件管理经验，率先在国内建立安全（不良）事件管理体系，进一步督促医院从系统层面及业务流程持续改进，对于医院管理者和一线医护人员都具有指导意义。

案例详情

　　近年来，人类几乎在每一个医疗领域都取得了显著的进展，但一个问题却一直在困扰着医疗机构，那就是不断发生的医疗失误或差错。据世界卫生组织（WHO）2014年报告，全球范围内约1/10的患者在住院期间受到伤害。因此，如何预防和减少医疗过程中给患者造成的风险、错误和伤害，是患者安全学科的重要研究内容。

　　相比较于国际上对不良事件的关注和探索，我国的医疗安全不良事件的管理相对起步较晚。2011年中国三级医院评审标准中首次加入不良事件管理内容，不良事件才进入医院常规管理的范畴。香港大学深圳医院（以下简称港大深圳医院）作为一家具有改革创新基因的年轻医院，在建院之初便引进了香港医管局不良事件管理文化，借鉴港式的管理经验，建立了一套符合中国国情的安全（不良）事件管理体系，通过对医疗不良事件的闭环管理，改善系统中的问题漏洞，保障患者安全。港大深圳医院的管理成果获得了同行业界认可，2018年，港大深圳医院不良事件管理小组成员参与国家卫生健康委安全（不良）事件（以下简称不良事件）处理标准的制定，此外，深圳市医疗领域安全（不良）事件处理标准的制定工作，也由港大深圳医院主导。

一、安全（不良）事件的起源与发展

（一）不良事件起源

1991年，哈佛大学医学实践研究记录显示了一个惊人的数据：3%～4%的不良事件与住院有关。1994年，卢西恩·利普（Lucian Leape）认为不良事件是由于系统缺陷导致，医院要在减少医疗差错方面取得突破性进展，最根本的改变在于文化上的改变。1999年，美国医学研究所（Institute of Medicine）提出"人皆犯错（To err is human）"，提及每年有4.4万到9.8万人因为医疗错误死亡，即2%～4%的死亡是因医疗错误直接或间接导致的。医师是人，是人就会犯大脑的认知错误。然而这种错误，不是凭医术高明和小心谨慎可以避免的。医疗不良事件正式进入医学界和公众的视线。

（二）国外不良事件研究及管理历程

2000年，英国卫生部发布了一份国家卫生系统（NHS）不良事件学习专家组的报告"一个有记忆的组织"（an organization with a memory），揭开不良事件研究和管理的新纪元；同年，澳大利亚成立安全与卫生保健质量委员会来管理患者安全事件。2002年，WHO在世界卫生大会上明确了不良事件的定义、测量和报告方案等。2005年，WHO发布不良事件报告和学习系统原则草案，建立不良事件报告系统；同年，美国建立联邦医疗差错报告数据库，成立患者安全组织（patient safety organizations，PSO）。

（三）中国不良事件管理发展情况

2011年，国家卫生部为建立健全医疗质量安全事件报告和预警制度，指导医疗机构妥善处置医疗质量安全事件，组织制定了《医疗质量安全事件报告暂行规定》（卫医管发〔2011〕4号）；同年，三级医院评审标准中首次加入不良事件管理章节。2018年，中国医师协会在多家医院不良事件管理的基础上，发布《中国医师协会：医疗安全（不良）事件管理团体标准》。后续，国家推进了系列政策与措施提升医疗机构的不良事件管理，国家卫生健康委连续三年印发《国家医疗质量安全改进目标的通知》，其中"提高医疗质量安全不良事件报告率"从2022年的目标七提高到了目标五，并且明确提出持续改进的核心策略要求。医疗质量安全不良事件被置于空前重要的位置。

二、安全（不良）事件管理的意义

1931年，美国著名的安全工程师海因里希（Herbert William Heinrich）在统计了55万件机械事故后得出了"1∶29∶300法则"，又名海因里希法则（Heinrich's Law）。其认为任何一个严重的事故发生之前，都会出现29起轻微事故或伤害，而这些轻微事故或伤害的背后是300起的隐患事件、3000起不安全行为或条件。及时发现和消除隐患事件，把问题解决在萌芽状态，则是不良事件管理的重要意义。

不良事件亦是反映医疗质量的一项重要指标。首先，不良事件的发生情况可以反映患者安全的状况，不良事件频次越高，后果越严重，患者安全的现状和挑战就越发严峻。其次，不良事件的上报情况可以反映医务工作者安全意识的水平，上报的事件当中,以隐患事件为主,则说明医务工作者的安全意识较高,该组织发生严重不良事件的概率较低。最后,通过不良事件管理,持续改进系统层面、流程层面的不足与漏洞,则可以防患于未然,避免重大医疗差错的发生。

三、安全(不良)事件管理的重点

港大深圳医院致力于深化深港医疗卫生领域的合作,引进国际一流的先进医院管理经验和医疗技术,自建院之初,便借鉴了香港医管局不良事件管理办法以及WHO等各国不良事件管理经验,推行医院不良事件管理。医院参考澳大利亚医疗标准委员会(ACHS)国际标准,引入香港医管局的"无惩罚文化""公开披露"等先进管理文化理念,科学化、系统化地开展患者安全全流程管理,重建一个以"医疗安全"为目标,"事前预防、事中处理、事后持续改进"的不良事件管理新模式。

不良事件管理工作的开展,主要包括以下两个方面。第一,不良事件管理体系的建设:通过引入国际先进管理文化理念,对患者安全进行全流程管理,建立以"患者为中心",以"医疗安全"为目标的不良事件管理新模式。第二,不良事件的操作实践与探索:通过实施培训宣传、事件上报、事件调查跟进处理、数据统计分析、案例分享五大步骤,保障患者安全。

(一)不良事件管理体系的建设

1. 建立团队协作的管理组织、可操作性的管理规范及流程

不良事件管理的落实,必须要有适合不良事件管理现状、可操作的细节设计和尝试。港大深圳医院倡导无惩罚上报管理文化,以《安全(不良)事件管理制度》为基础,以《根源分析制度》《公开披露制度》为补充,对标香港医管局不良事件处理指引,率先在国内建立不良事件管理体系,设立不良事件管理小组。医院质量与安全管理委员会下设医疗服务改善委员会,不良事件管理小组隶属于医疗服务改善委员会,由院领导、临床科室、医务管理部、护理部、药学部、行政保障部以及资讯科技部等代表组成核心管理架构,负责统筹管理医院所有不良事件,定期对全院不良事件进行数据汇报与案例分享,提升患者安全管理水平,不良事件的具体上报及处理流程见图13-1。2020年9月29日,由港大深圳医院牵头,基于深圳市传统市属公立医院不良事件管理经验,制定并出台具有深圳医改特色的《医疗不良事件管理规范》,建立了统一、规范的不良事件上报、调查、改进体系和运行机制。

2. 分类与分级相结合,精细化管理不良事件

2022年5月,港大深圳医院结合最新的政策文件和相关法律法规,提炼国内外不良事件管理经验,进一步优化不良事件管理制度,通过更加精细化的分类与分级管理,对上报的同类事件进行总结,分析事件发生的原因,并有针对性地提出整改措施,让同人们高度重视、引以为鉴;同时,对相关数据总结分析,具有统计学意义,为质量把控以及临床科研提供了重要的参考依据。

(1)不良事件分类管理:港大深圳医院根据国内外不良事件管理制度,结合《医疗不良事件管理规范》,于2022年修订不良事件管理制度,将不良事件分为11个类别,分

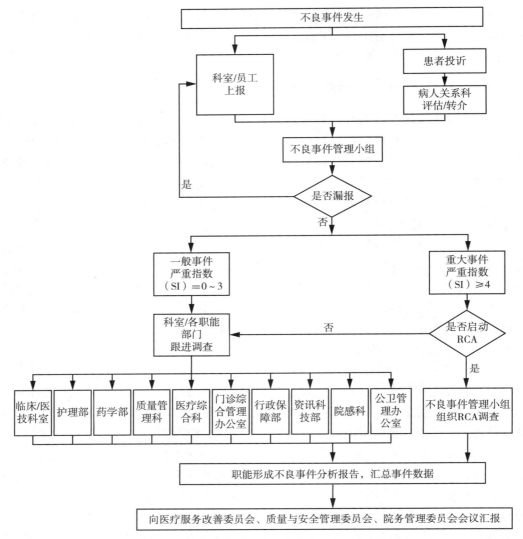

图 13-1　香港大学深圳医院不良事件上报及处理流程

别是医疗管理类、护理管理类、医技管理类、药品管理类、器械管理类、输血管理类、医院感染管理类、后勤保障管理类、信息管理类、职业防护管理类及其他不良事件，精细化管理各类不良事件，填补了国内外不良事件分类管理的空白（表13-1）。

表 13-1　香港大学深圳医院不良事件分类

类别	定义	内容
医疗管理类	医疗诊断或治疗失误导致的患者出现并发症、非正常死亡、功能障碍、住院时间延长或住院费用增加等事件	误诊误治事件、手术不良事件、导管/介入操作、意外麻醉危警事件等

类别	定义	内容
护理管理类	患者住院期间发生的与护理相关的影响患者安全的事件	跌倒/坠床、压力性损伤、误吸误咽、管道脱出、约束意外、烧烫伤、转运意外、输液不良反应等
医技管理类	进行辅助检查和检验过程中发生的不良影响事件	标本遗失、标本保存不当、放射安全问题等
药品管理类	药品发放和患者服用过程中出现的药品不良事件及药物不良反应	药品不良事件：药品保存不当、使用变质药品、药物滥用、给药错误等；药物不良反应：药品不良反应（个体）、药品不良反应（群体）、疑似预防接种异常反应等
器械管理类	获准上市的质量合格的医疗器械在正常使用的情况下发生的，导致或者有可能导致人体伤害的各种有害事件	已知和未知作用引起的副作用、不良反应及过敏反应等
输血管理类	输血过程中因血液质量问题、输注血型错误等原因导致的对患者造成不良影响的事件	输血、储存、传递、核对执行不当等
医院感染管理类	患者入院后发生的医院获得性感染和院内感染暴发等事件	医源性感染事件、器械相关感染事件等
后勤保障管理类	因工程机电、治安消防、环境清洁、物业维修、公共服务等后勤支持工作不到位而对患者或医院正常运行造成不良影响的事件	运送、环境保洁、工程机电、后勤物业
信息管理类	因医院IT系统故障或信息泄露等原因给患者或医院正常运行造成不良影响的事件	系统故障、网络攻击事件等
职业防护管理类	在工作场所内或上下班途中发生人身安全及健康的损伤或因工作因素导致疾病的事件	职业暴露、锐器损伤等
其他不良事件	无法明确分类的，对患者、来访者或医院运作造成不良影响的其他事件	

（2）事件分级管理：《不良事件管理规范》中，按照医疗不良事件对患者造成的伤害程度，对事件实施分级管理，分为Ⅰ、Ⅱ、Ⅲ、Ⅳ4个等级，从不良事件调查、分析及改进，全流程管理不良事件。港大深圳医院引用香港医管局医疗不良事件严重程度分级方法（严重指数severity index，SI），根据事件对患者造成的人身损害程度，将事件分为了9级（SI＝0至SI＝8），在《不良事件管理规范》的基础上，进一步细化不良事件分级，对标不良事件管理规范，Ⅳ级事件对应SI＝0，Ⅲ级事件对应SI＝1～3，Ⅱ级事件对应SI＝4，Ⅰ级事件对应SI＝5～8（表13-2）。针对事件对患者造成的人身损害程度进一步细分，分级处置、分级响应，落实持续改进及效果审查程序。

表13-2　不良事件分级表

	低影响事件				高影响事件				
《不良事件管理规范》中不良事件分级	IV级事件：隐患事件，指错误事实被及时发现，未累及患者	III级事件：导致患者机体功能轻微损害，生命体征改变后需要观察患者或对其进行简单治疗的事件			II级事件：患者机体功能明显损害		I级事件：导致患者非预期死亡或永久性功能丧失的事件		
香港大学深圳医院不良事件分级	SI＝0 事件未累及患者，没有对患者造成影响	SI＝1 事件累及患者，但没有对患者造成持续影响（可能需要观察患者，但不需要治疗）	SI＝2 轻度伤害（生命体征没有改变，但需要观察患者/对患者进行检查/轻微治疗）	SI＝3 短暂致病（生命体征改变，需要观察患者/对患者进行检查/简单治疗）	SI＝4 明显致病（生命体征明显改变，需要提高护理级别或加强治疗/开展抢救/手术干预）	SI＝5 永久性丧失器官组织的主要功能或致残	SI＝6 死亡	SI＝7 造成3人以上中度以下残疾、器官组织损伤或其他人身损害后果	SI＝8 造成3人以上死亡或重度残疾

3."公开披露"文化推广，增强医疗行为的透明度，保障患者的知情权

不良事件的处理重点在于坦诚和信任。当不良事件发生后，医院鼓励不良事件上报，引导医疗不良事件或伤害的坦诚披露文化，启动不良事件调查小组，视案件影响情况引入香港专家独立调查，成立公开披露团队，与患方建立稳定、和谐的沟通机制，力求在准确、全面了解事件信息的情况后，由临床科室主管、病人关系科作为代表，向患方实施公开披露，有效缓和医患矛盾，促进医患和谐。这种以患者为中心的不良事件处理方式，重塑和增加了医患之间的互信，营造有利于医疗卫生体系有序发展的社会舆论氛围。

医院亦通过公开征集"公开披露"logo设计的形式，营造透明、公开、诚实的文化氛围，让患者参与医疗，由此拉近患者/家属与医护人员之间的距离。迄今为止，医院公开披露事件达到1697宗，迅速有效地建立了一种医患互信互尊的新模式。

（二）不良事件管理操作的实践与探索

不良事件管理主要包括培训宣传、事件上报、事件调查跟进处理、数据统计分析、案例分享五个步骤。

1.培训宣传贯穿始终

如何进一步推广不良事件管理，摆在面前的是三个必须完成的要求：一是要让大家知道不良事件是什么；二是要看到不良事件管理在医疗机构成功运用的实例；三是要通过广泛的案例分享，借"他山之石"，提升医务工作者的风险防范意识。

从2012年开始，港大深圳医院每年对所有员工分级分批地大规模进行不良事件制度宣贯、案例分享，以及工作坊等专业课程培训。医院邀请原清华大学医院管理研究院郝宏恕教授授课，讲解HFMEA & RCA管理工具的应用，举办院级"5why法""二八定律"等质量管理工具专题工作坊，邀请盛京医院专家讲师进行专题培训，极大提高医务人员质量管理工具的运用技巧与能力。在课程培训的基础上，医院每年鼓励员工参加年度省市级、国家级品管圈大赛，极大地提高了医务人员持续质量改进、保障患者安全的积极性。

为加强宣传，港大深圳医院定期举办不良事件分享论坛，组织多形式行业交流合作机制，开展多维度培训、不良事件管理标准解读、制度宣贯等一系列形式的宣传活动。医院于2021年8月，同南方科技大学医院不良事件主管部门，深度沟通和交流不良事件管理经验；2021年12月，举办《2021年病人关系论坛》，分享不良事件管理的相关规范以及技巧，得到了来自深圳各级卫生医疗机构包括深圳市人民医院、深圳市第二人民医院、儿童医院、妇幼保健院、各级社康中心等49家医疗单位151位业内同行的认可和赞扬；2021年12月18日，在深圳市医院管理者协会质量与安全专委会学术年会上，分享港大深圳医院融合国内外医疗体系新质量与风险管理、医疗质量管理等的精彩课程。2022年8月28日，在国家卫生健康委医院管理研究所主办的首届中国医疗质量大会（CMQC）上，分享医疗不良事件管理体系建设与管理经验；2023年3月，在山东省医学会组织的医院管理学术会议上，介绍港大深圳医院不良事件管理经验。

港大深圳医院重视不良事件管理规范对外宣传的同时，也牢抓对内培训。医院每年定期开展院科二级培训、新员工培训，每季度组织医疗服务改善委员会、质量与安全管理委员会与全院分享患者不良事件案例，邀请院外专家培训及举办工作坊，开展年度全院分享论坛，全方位、多形式增加医疗不良事件预警和防控专题等内容的培训以及相关文件的解读，强化医护人员医疗质量安全的关注度和防范意识。

2."无惩罚上报"文化与"智慧化"系统加持，完善不良事件上报机制

医院奉行无惩罚的不良事件上报文化，其借鉴香港及国际的经验和文化，在国内首推公开披露，尊重患者知情权的同时，始终遵循"保密性、非惩罚性、可疑即报、人人可报"的原则，鼓励主动报告、有效沟通、从错误中学习的非惩罚性患者安全管理文化氛围。同时，根据事件的紧急程度与严重程度，制定报告实现与调查要求，及时处理与改进，营造人人重视安全、人人落实安全的医院管理模式。

为规范管理不良事件反馈，2016年港大深圳医院率先在国内建立不良事件上报系统，自主建设不良事件的智慧化管理平台，将科室上报的事件按照不同类型进行全程登记，使得所有反馈有据可查，开展系统化"上报—分析—改进—审查"全流程管理。

3. 不良事件调查与分析，挖掘"冰山下"的根本原因

（1）事件调查：常用的方式有查看临床文件、当事人访谈、现场调查、网络检索相关案例分析，以及真实环境中专业人员和技术之间的关键互动。针对某些个案，则需要详尽的调查，明确时间轴、事件分类及分级响应、诊疗情况、事件经过，梳理事件的时

间节点，形成完整的时序表。

（2）事件分析：是不良事件处理中最核心和关键的部分，它决定了事件的后续处理以及我们从中学到的教训。Tommaso Bellandi等教授指出分析不良事件可以成为临床能力的第三个支柱，以补充诊断和治疗活动，保持对患者安全的关注。对患者安全的文化变革和组织发展，恰恰在于将不良事件的分析有效地整合到临床和护理实践之中。

审慎对待每一件医疗不良事件是现代医院管理制度的核心要求，将持续质量改进文化渗透至包括纠纷管理在内的医院管理每一环节，是新型医患关系管理模式的重建和突破。港大深圳医院始终坚持以持续改进为目的，系统化分析处理不良事件，针对警讯事件（sentinel event，SE）等，开展根本原因分析（root cause analysis，RCA）。通过发布风险警讯，运用PDCA质量管理工具，对严重的不良事件进行根本原因分析，挖掘冰山下的风险，从系统层面、流程层面不断优化，找准根因持续质量改进。

4. 重视不良事件的反馈，坚持以问题为导向开展改进工作

不良事件管理小组和相关科室或者部门定期双向反馈，汇总不良事件数据，能及时发现可能存在的风险，及时预警、提前预防或者开展干预措施。例如，不良事件管理小组需定期向部门/科室反馈事件跟进结果以及改进建议，同时，部门/科室也需定期向不良事件管理小组反馈改进过程中遇到的问题或成效。通过及时有效的信息互通，从而达到真正的闭环管理。例如应用不良事件数据，进行医疗风险注册，开展CQI项目等。医院每周召开不良事件审查例会，由医疗副院长亲自负责审核每一宗不良事件的处理及进展，审视启动质量持续改善项目，帮助医院和医务人员优化服务流程和改善服务质量，建立不良事件管理制度与流程；通过对不良事件的管理，实时监测并及时分享医院质量安全与医疗风险的趋势，为医院管理层和临床部门提供改进建议；运用系统管理方法，从顶层设计、管理制度、工作流程等方面积极总结先进经验，建立长效运行管理机制，形成预防—处置—反馈—分析—改进的闭环管理模式。

5. 落实不良事件案例分享，鼓励全员参与，实现多元共治

为进一步巩固患者安全意识，和"以患者为中心"的服务理念，港大深圳医院将患者安全纳入周例会、月例会，督促和指导部门/科室精准开展医疗质量安全改进工作。医院从多维度、多层面挖掘典型案例，通过医院每季度、每年度质量简报，向全院员工反馈数据、分享不良事件个案；每年度举办不良事件分享论坛，通过案例分享，增强全院的安全意识，为患者安全进一步保驾护航。不良事件管理容错文化、披露文化、减负文化，大力推广了质量管理工具在工作当中的应用。通过充分的宣传和推广，充分调动医务人员与社会各界参与不良事件管理活动的积极性，努力构建"政策主导—医院主体—社会协同—患者参与"的多元共建共治的新格局。

四、安全（不良）事件管理的难点

综观全球，国内不良事件的管理存在以下几个难点。

（一）不良事件上报不积极

数据调查表示，2021年中国不良事件的上报率为1.4%，同英美等国家10%左右的

上报率仍有较大差距。一方面，担心错误后受到惩罚是上报的根本障碍。医院对于医疗安全不良事件都秉承"鼓励主动上报"和"非惩罚性"原则，但由于部分医疗机构安全不良事件管理规范定义、分类及分级管理培训宣传不足，医护人员上报存有"顾虑"，进而影响了医疗安全不良事件的上报质量与积极性。另一方面，上报的事件未能得到积极有效的处理也在一定程度上打击一线人员上报的积极性。

港大深圳医院始终坚持"及时反馈、对涉事人员保密、无惩罚上报以及改善措施不增加员工工作负担"的四项原则，鼓励员工积极上报不良事件，不断优化服务流程，逐步提高了医疗服务质量与效率。

下面以一宗药品不良事件案例为例，对比传统思维与港大深圳医院不良事件的管理思维方式。

【事件背景】 医嘱：别嘌醇1/3片。药房发放整片药，包装袋粘贴溶药方法。

【事件经过】 护士派发口服药至患儿母亲，告知服药剂量，但返家后，实际由患儿父亲给予喂药，误将整片药溶解并全部喂给患儿口服。

传统思维：责任人是谁→发生问题的原因→整改措施，即找到责任护士→追究其未能遵守给药到口原则的因素→加强个人培训、个案分享。

港大深圳医院不良事件管理思维：利用5why法寻找根本原因，挖掘出护士未按照制度执行的直接原因——护理任务繁重；进一步深入探讨，如何既能减少护理的繁重任务又能确保不容易出现人员操作错误；最终得出由药学部将药物按照医嘱需求量，切片发放的改进措施。

（二）分析确定事故真因困难

事故的发生往往受到多方面因素的影响，这些因素相互组合导致不同事故的发生。如何在众多影响因素之中锁定事故发生的主要原因，并且通过主要原因挖掘出事故发生背后的根本原因，对不良事件调查小组来讲无疑是一个挑战。

1. 偶发现象与普遍现象，人员因素与系统因素的区分

分析人员必须将仅与特定实例相关的因素与始终出现在操作前后或贯穿整个组织的因素区分开来。透过现象看本质，查找系统原因，让人不容易犯错。例如，病区发生了一起由于护理人员未意识到该药品为精神药品/麻醉药品，因此用完后空安瓿未及时回收，被保洁人员当作普通药品垃圾丢弃的不良事件。表面看来，该事件的发生主要是由于一线工作人员对非常规用药处理不够了解导致的，但是增加培训仅在短期内有效，长期后仍有可能被遗忘。另外，人员是流动的，单纯培训针对流动的群体效果仍然难以确保。于是，通过鱼骨图分析法，我们可以看到，如果在系统的层面加以改进，更能有效地保障医务人员不容易犯错。例如，在IT系统所有麻醉药品医嘱名称前添加【麻】提醒（医护系统界面均有），麻醉药品运送到病区时采用特殊标识"麻"的包装袋，同时在包装袋上醒目印制"空安瓿交回药房"提醒药物执行者。

2. 质量管理工具的合理应用

应用合适的质量管理工具，可以有效地避免思维盲区，使得事故分析更全面、更高效。日常质量管理常用的工具与方法很多，如头脑风暴法、亲和图、帕累托图、鱼

骨图分析法、5why分析法、差异分析法等。5why分析法是指通过连续不断地问"为什么",从而找到问题根源的一种方法。通常,第一个"为什么"的答案,是第二个"为什么"的问题,而第二个"为什么"的回答,又是第三个"为什么"的问题,以此类推。例如,住院病房发生了一起规培医师为患者拔出腹腔引流管后患者出院,再次复诊时发现引流管仍然遗留患者体内的不良事件。表面上看,规培医师未能及时发现引流管未全部拔出,因此需要对规培医师进行再次教育和培训。但是,犯错是人的天性。针对人进行的改善,效果常常是短期的,无法普及的。应用5why法之后,我们可以看到该事件的发生揭示了流程中的一个缺陷——拔管操作未能有效标准化。因此对应的改进措施为增加拔管病历记录模板,拔管时需要记录拔除引流管的长度以及末端形态(图13-2)。

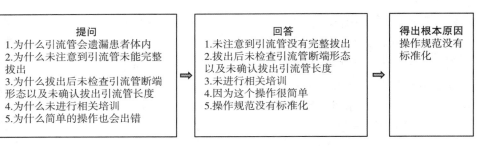

图13-2 5why分析法

(三)闭环管理需要人力支持跟踪改善情况

不良事件的管理需要定期评估改善成效,同时根据实际应用情况,调整改善策略,需要长期跟进。跟进不仅仅是不良事件管理部门单方面的监管,更需要临床科室主动参与,同时反馈存在的困难、改善的进展、改善成效等。然而,目前由于人力的限制,不良事件管理部门同其他相关部门或临床科室,往往存在反馈不够及时,或因基础工作任务的繁重未能长期跟进等情况,导致定期评估总结不足够。

港大深圳医院制订符合医院实际情况的不良事件处理流程图,有效地解决了人力限制、处理不及时问题,同时提高了不良事件跟进质量与效率,切实做到"事事有跟进,件件有回音"。临床科室、职能部门协同参与管理不良事件,制度明确不良事件迟报、漏报要求,加强不良事件闭环管理。

五、不良事件管理成效与发展

港大深圳医院不良事件管理的做法获得国家及同行关注,获广泛报道和赞许。2018年,港大深圳医院不良事件管理小组成员参与国家卫生健康委不良事件处理标准的制定,主导深圳市医疗领域安全(不良)事件处理标准的制定,制定了深圳市医疗不良事件管理规范,打造深圳市医疗机构安全(不良)事件管理的文化名牌,以及进一步为其他医疗机构安全(不良)事件规范化的制定,提供了参考样板。

2022年,港大深圳医院共收到上报患者不良事件1171例,开展根本原因分析11

次；发布风险警讯4次；开展院科两级培训28场，惠及600余人；百人不良事件上报率从2021年的1.64%上升到2.03%。同年，不良事件管理由澳大利亚健康服务标准委员会（ACHS）复审，不良事件的文化以及管理得到境外专家的认可。通过不良事件上报，2022年度港大深圳医院共落实推动71项全院范围内的管理流程优化或系统服务改善。例如，成功出台《香港大学深圳医院疑似中毒事件报告处理流程》，填补了医院无相关规定的空白；优化了《手术清单意外流程图》，增加了《拔管记录模板》等进一步保障了手术患者的安全；设立了《麻精药品专用运送袋》，促进了PDA给药在临床的普及，进一步保障了患者的给药安全；对全病区基础设施进行了核查，对重要的医疗设备进行了全院的核查，更好保障患者就医体验的舒适度。2022年，医院"人药准时法"的临床应用成功入库2022年患者安全典型案例。2023年6月，医院迎来"三甲复审"，其鼓励"无惩罚"的上报文化、坦诚披露的医院文化，以及不良事件管理经验均已得到三甲专家的认可和肯定。

建立患者安全文化，巩固患者安全意识任重道远。港大深圳医院将继续做好不良事件管理示范点医院的模范带头作用，加强全市医疗不良事件管理规范宣传与推广，进一步向各级医疗机构分享港大深圳医院不良事件管理的经验，推动建设更多医院成为示范点，提高全市医务人员医疗风险认识水平。

未来，港大深圳医院也将进一步引进和借鉴国外发达地区不良事件管理的经验并持续改进，完善智能化不良事件上报系统，希望建立深圳市统一的不良事件上报平台，提供"一站式"不良事件查询系统，让重复发生高频事件或重点警讯事件成为共享案例，让暴露出的问题不再只是"冰山一角"，让患者更多地参与患者安全，践行公正正义，让老百姓享受更加全面公平的医疗保障，"以终为始"通过安全（不良）事件管理，持续推进患者安全。

案例点评

不良事件是医疗过程中出现的非预期现象或结果，其作为患者安全的重要衡量指标，在患者安全的研究中起着非常重要的作用。宏观来讲，通过对医疗不良事件的收集和分析，可以实现对患者安全领域内某类或某些事件的发生率及其变化趋势的监测，促进患者安全得到有效干预。微观来讲，通过对单个不良事件的分析，从错误中学习，可避免类似事件再次发生，进一步确保患者安全。不良事件的管理体系包括上报、分析、反馈、监测。同欧美发达国家相比，目前我国不良事件管理方面还存在上报难、处理难、跟进难的问题。如何切实落实和推广不良事件管理闭环工作，是各大医疗机构亟须解决的难题。

香港大学深圳医院借鉴了香港医管局不良事件管理办法等国内外不良事件管理经验，推行医院安全（不良）事件管理，科学化、系统化地开展患者安全全流程管理，倡导无惩罚上报管理文化，以《安全（不良）事件管理制度》为基础，以《根源分析制度》《公开披露制度》为补充，率先在国内建立安全（不良）事件管理体系，实施上报—原因分析—改进—审查闭环机制，督促医院从系统层面及业务流程持续改进。

香港大学深圳医院作为深圳市不良事件管理示范点，积极推广医疗不良事件管理标准，在深圳市各级的医疗机构中起到了良好的示范作用，充分指导各级各类医疗机构探索及建立院内不良事件报告系统，成功打造了患者安全的"深圳样板"。

卫生行政部门可以考虑采纳建立统一的不良事件分享平台，这有助于各类医疗机构引以为鉴，让暴露出的问题不再只是"冰山一角"，践行公正医疗，让患者更多地参与患者安全。

思考题

1．香港大学深圳医院从哪些方面开展安全（不良）事件管理工作？存在什么优势？有何借鉴意义？

2．你认为安全（不良）事件管理工作的重点与难点是什么？可以采取什么措施来解决难点问题？

3．请选择一种合适的质量管理工具，思考该如何运用这项工具以进行安全（不良）事件的管理？

参考文献

［1］Bellandi T，Romani-Vidal A，Sousa P，et al. Adverse Event Investigation and Risk Assessment［J］. Textbook of Patient Safety and Clinical Risk Management［Internet］，2021.

［2］Card AJ. The problem with "5 whys"［J］. BMJ Quality & Safety，2017，26：671-677.

教学指导

一、课前准备

1. 确定案例主题，收集案例资料，明确本案例教学的具体目的。

2. 制订详细的教学计划：案例讲解＋分组讨论＋师生互动＋总结交流。

3. 资料阅读：把案例正文文稿及与案例相关的背景资料一同发放给学生，要求学生仔细阅读案例内容，了解国内外医疗领域不良事件管理现状。

4. PPT准备。

5. 学生分组准备，可将学生分为若干个不同小组，在课前收集其他领域或医院的不良事件管理案例，在课堂上与香港大学深圳医院案例进行对比分析，深化学习。

二、适用对象

本案例是为进行医院管理相关课程学习的学生以及从事这方面工作的人员设置的，也可作为"医院不良事件管理"课程的教学案例，对医院管理学术型硕士研究生也适用。另外，本案例还可以用于引导和激发在校的公共管理本科专业学生对医院不良事件管理、质量管理工具等方面的兴趣。

三、教学目的

通过本案例的学习使学生明晰不良事件的基本概念、不良事件管理的科学方法，总结本案例的启示和经验。

具体教学目的如下：

1. 使学生了解不良事件的相关理论。

2. 通过阅读案例、讨论分析与交流，让学生掌握不良事件管理的工作重点，体会在制度建设和操作实践中不断落实、推广和普及不良事件的管理理念，完善以不良事件为中心的患者安全文化建设。

3. 通过互动交流与讨论，分析医院不良事件管理可能存在的问题和难点，以及可操作的改进措施。

4. 提高学生对现实问题的分析能力、决策能力、协调能力、表达能力和解决问题的能力。

四、教学要点

我国的医疗安全（不良）事件的管理相对起步较晚，目前还存在上报难、处理难、跟进难的问题。香港大学深圳医院率先在国内开展安全（不良）事件管理，在不良事件的管理中积累了丰富的经验。

教学要点如下：

1. 通过对案例的剖析，启发学生思考并掌握香港大学深圳医院医疗安全不良事件管理的创新思路、核心要点和实践经验。

2. 问题引导型学习，激发学生自主学习动力。在案例讲解前，提出问题：香港大学深圳医院安全（不良）事件管理有何难点和创新点？同国外医疗安全不良事件相比还存在哪些差距？如何进一步追赶？

3．组织学生进行小组讨论，探讨香港大学深圳医院医疗安全不良事件管理的优势和效果，以及对其他医院的借鉴意义。

4．总结点评学生的观点。教师在学生交流结束时，对学生讨论的观点进行评析，指出各自的优缺点，分析案例存在的重点难点，对学生讨论中存在的问题进行针对性点拨；在总结时，指导学生从不同的角度用不同的方法来解决案例中的问题。

（徐小平　徐　俊　胡银环）

案例14　综合医院职业安全与健康管理探索

案例概要

职业安全与健康是一个全球性的公共卫生课题，我国日益重视医务人员职业安全与健康保障，建立医务人员职业安全管理体系，促进医务人员职业健康尤为重要。我国的职业安全卫生立法正处于起步阶段，中国内地医院尚未形成系统的管理、安全防护及持续改进的管理机制。香港大学深圳医院借鉴国内外职业安全与健康的积极经验和有效措施，在国内公立医院中首设职业安全与健康管理职能部门，并成立了职业安全与健康管理委员会保障员工身心健康，在大湾区建设的背景下探索和完善医院职业安全与健康管理体系，以期为大湾区内其他医疗机构乃至全国提供参考。

案例详情

职业安全与健康的方针，是防止工作人员受到与工作相关的伤害和健康损害并提供健康安全的工作场所。建立职业安全健康管理体系是实现职业安全与健康方针的必要举措。职业安全与健康是一个全球性的公共卫生课题，近年来，无论从法律还是管理政策层面，社会各行业的职业卫生和职业安全问题越来越受到重视，但关于职业安全与健康管理体系的建立还在不断探索之中。其中，医务人员是维护民众身体健康的专业卫生人员，同时也是深受职业风险威胁和损害的人群，因此，建立医务人员职业安全与健康管理体系，促进医务人员职业健康显得尤为重要。我国的职业安全卫生立法正处于起步阶段，虽然职业卫生领域中现有的相关法律体系正在不断完善，但与发达国家已形成的职业安全卫生法律体系相比，仍有一定差距。在中国内地医院中，大部分未设立专门的职业安全与健康（occupational safety and health，OSH）管理职能部门，对于员工的职业安全与健康管理仅限于放射防护、针刺伤、血液与体液黏膜暴露的数据采集及追踪，未形成系统的管理、安全防护及持续改进的管理机制。

近年来，我国越来越重视对医务人员职业安全与健康的保障。在国家卫生健康委印发的《三级医院评审标准（2020年版）》中，设定了"关注员工健康，保障员工合法健康权益"条款；2021年国务院印发了《关于建立保护关心爱护医务人员长效机制的指导意见》，确保各项关心爱护医务人员政策措施落实到位，推动全社会形成尊医重卫的良好氛围；2021年国家高质量发展中也提出"改善医务人员工作环境和条件、加强医院安全防范"。

一、推进职业安全与健康管理的背景

香港大学深圳医院（以下简称港大深圳医院）是由深圳市政府全额投资建设并引进香港大学现代化管理模式的大型综合性公立医院，按照"面向粤港澳、对标国际化"建设思路，依托香港大学显著国际影响力、优势国际平台资源，承载深港医疗卫生合作和公立医院改革"双重重任"。医院于2015年9月通过澳大利亚医疗服务标准委员会（ACHS）全机构认证，2017年11月正式成为国家三级甲等综合医院，借助ACHS认证评审的契机，引进国际化的职业安全与健康管理模式，借鉴香港职业安全健康局及医院丰富的职业安全与健康管理经验，在国内公立医院中首设职业安全与健康管理职能部门（设于医务管理部）。同时，港大深圳医院成立了职业安全与健康管理委员会，全面负责员工的职业安全与健康管理，负责协调、讨论并决策涉及员工职业安全的重大事项。医院致力于探索医院职业安全与健康管理体系，制定职业安全健康指引文件，包括职业安全健康方针政策、实施职业安全健康管理体系所确定的关键岗位与职责、重大职业安全健康风险以及相应预防和控制措施，保障员工身心健康。

二、职业安全与健康管理的措施

（一）构建国际化的职业安全与健康管理体系

港大深圳医院以实现职业安全健康方针为目的，遵守适用的职业安全健康法律、法规和其他要求，根据国际劳工组织制订的《职业安全健康管理体系导则》（ILO-OSH2001），结合香港医院职业安全管理实践，建立职业安全与健康管理体系，确保员工的安全和健康。医院成立职业安全与健康管理委员会，由院领导担任主席，定期召开会议，负责协调、讨论并决策涉及员工职业安全的重大事项。医疗机构职业伤害与医务人员所处的医院环境、职业特色以及自身因素有关，为更好地实施职业安全与健康管理工作细则，根据医院当前潜藏的职业危害的种类，职业安全与健康管理委员会被分成不同的项目管理组，涵盖了"食堂环境安全""环境安全管理""员工康复支持"等15个项目，每个项目组均设有安全顾问，从计划、指导、组织、实施、控制全过程进行管理（图14-1）。医院制定公立医院首套OSH体系文件，包括委员会章程、各类安全手册，职业损伤处理指引、工作场所暴力处理指引等。

同时，医院建设职业安全与健康联络员队伍，在各科室和部门均任命了职业安全与健康联络员，负责部门的职业安全与健康联络和统筹工作，同时参与职业安全与健康的培训和事件调查等。医院可通过职业安全与健康联络员队伍的制度优势将相关的政策和要求有效率地在各科室和部门全面落实，做好职业安全与健康管理的工作。

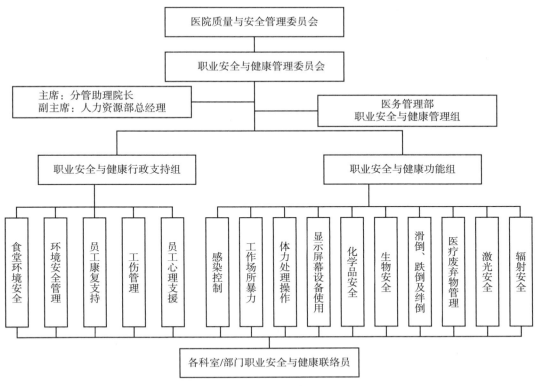

图14-1 职业安全与健康管理委员会框架

（二）建立职业安全事件上报系统

在各级卫生机构中，医务人员普遍面临职业暴露、过度劳累、职业倦怠、工作场所暴力等职业安全挑战，导致医务人员身心健康状况不佳，进而影响患者的安全。为保证职业安全事件的及时跟进，医院将"职业损伤事件"模块纳入医院不良事件上报系统中，制订明确的报告流程，并鼓励员工积极上报，主动排查工作场所中的危险因素；培训员工掌握OSH事件发生时的处理方式及自身职责。在发生职业安全事件或发现职业安全风险时，员工可登录系统进行上报，职业安全与健康管理职能部门第一时间对事件进行核实，并及时在系统中进行处理、登记、分类后提交至人事部门协助员工申报工伤，必要时联系医院其他相关行政管理部门启动事件调查。每季度，职业安全与健康管理职能部门对职业安全事件进行统计分析，针对发生频次较高的风险，运用改进工具进行深层分析，制定防护和改善措施，包括但不限于工程改造、优化工具、培训宣传等。

（三）全面识别和评估职业性有害因素

职业健康风险评估是通过对工作场所职业危害进行全面、系统的识别与分析，评估工作人员在职业活动过程中因接触职业危害因素引起相关疾病或职业病的可能性，并采取相应的风险管控措施。风险管理是现代职业健康安全管理的基本方法，识别风险、分析风险、抓住工作重点，并更科学、更有效地做好职业健康安全管理策划，是设定职业健康安全管理方针和目标的根本条件。医院职业安全与健康风险识别主要包括科室自查和职业安全与健康巡查两种方式，根据工作内容和场所差异，医院制订门诊/病区、实验室和行政部门三类自查表，每年组织全院进行职业安全与健康风险自查，帮助科室排查风险并跟进解决。每年，医院职业安全与健康管理职能部门联合各项目安全顾问组成专家组，制订巡查计划，对重点科室进行巡查，包括体力处理操作巡查、辐射安全巡查、环境安全巡查等，一旦识别了某种职业性有害因素，将评估其严重程度，并采取控制措施进行改善；对于需要多部门协调处理的项目提交职业安全与健康管理委员会讨论后，制订方案协同落实。针对职业风险也像诊疗一样，医院以期做到早发现、早控制、早改善，为员工提供安全的工作场所。

三、职业安全与健康管理的亮点及特色

（一）重视人体工效学，强化体力处理操作管理

医疗工作环境中也存在可能引起背部及上肢受伤、劳损或不适的人体工效学因素，如搬运患者、搬举重物、不良体位、重复动作及通道有障碍物等。此类风险并未引起大部分医疗机构的重视，而港大深圳医院在职业危害控制方面大力开展防范体力处理操作风险专项行动。专项行动中的控制措施主要有以下五点。第一，制订体力处理操作指引，组织风险评估和巡查，评估操作包括是否存在重复及不良姿势、搬运对象是否超过个人能力范围、工作环境是否存在影响操作的风险因素。第二，采购辅助搬举设备，如过床板、电动手推车、ICU人体移位机等相关设施，减少人工搬运。第三，操作前确保环境安全，改善照明及通风条件、清理通道障碍物并留意潜在的危险。第四，重点人群重点培训，对ICU、手术室、心内科等搬运风险较高的科室员工和物业人员进行培训，并制作体力处理操作要点的视频供员工学习参考。第五，通过合理安排工作时间以减少紧张、重复的动作和不良姿势。

（二）关注显示屏幕设备（DSE）的正确使用

在现如今信息技术高速发展的时代，医院内员工在看诊、写病历、行政办公等多场景下均需长时间使用显示屏幕设备，很容易造成员工手部和上肢不适及疼痛、眼睛疲劳、身体疲倦和精神压力增加。为保障在职员工使用显示屏幕设备时的职业安全与健康，港大深圳医院职业安全与健康管理职能部门制定《正确使用显示屏幕设备安全手册及风险评估指引》并发布全院；制作小贴士粘贴于员工显示器边框，提醒员工正确使用方式。同时，联合医院DSE顾问开展工作坊，拍摄制作颈椎操视频，评估员工颈椎状态并教授正确的颈椎舒缓方式。医院针对重点人群及重点科室开展专项巡查，对影像科、病案室、信息技术部门进行现场评估和巡查，纠正不良姿势，识别风险并制订整改措施。

（三）倡导工作场所暴力零容忍

工作场所暴力是威胁全球医务人员职业健康的不容忽视的重要因素，包括对医务人员的身体攻击、侵犯，以及语言暴力或威胁等。医院暴力的施暴者往往是患方，通过对患方进行风险评估，有助于发现暴力伤医行为的先兆因素从而减少暴力伤医事件的发生。

为了尽量减少和防止医院暴力行为的发生，港大深圳医院制订了一系列措施。第一，在行政管理方面，医院建立完善多部门联合处置指引及流程；定期开展工作场所暴力风险评估、防范培训及应急演练，提高医务人员防范暴力的能力，将暴力对员工的伤害和影响减至最低；必要时开展医护人员心理干预和疏导，降低工作场所暴力造成的心理应激。第二，在医院环境方面，医院优化诊疗环境，缩短患者就诊等候时间，提高就诊效率和质量；完善医院驻点警务室的建设，医院主管安全保卫工作的领导与警务室民警保持密切的联系与沟通，加强安全防范力度；在候诊区等公共区域张贴暴力零容忍海报及标语，呼吁患者理解和尊重医务人员的工作，构建和谐医患关系。第三，在加强安保设备方面，医院在诊疗区域设置一键报警按钮，当医护人员遭遇暴力时，可第一时间通知安保人员到场处理；在暴力事件高危科室设置逃生门，一旦发生暴力事件，医务人员可以迅速撤离现场。此外，医院在公共区域安装监控摄像头，实时监测医院工作场所情况，及时对异常情况作出快速反应；在工作场所暴力高风险区域，设置专门的安保人员，定期巡视，对发现各类可能影响医患安全的不稳定因素及时采取相应的措施，一旦事件发生时能及时控制现场，隔离涉事双方阻止事态进一步恶化，保护医务人员安全。

工作场所暴力事件的发生，严重干扰医疗秩序，影响医务人员的身心健康，医院环境安全是医疗工作顺利进行的基础保障，建立一套制度完善、措施过硬、执行到位、反应迅速的预防及应急处置机制，是有效遏制医院暴力事件的保证。港大深圳医院借鉴香港医院的暴力管理，积极探索创新管理模式，得到国内同行的高度赞赏。

四、职业安全与健康管理的成效

（一）建立健全职业安全与健康管理体系，减少职业损伤

职业安全与健康管理体系包括方针、组织、计划与实施、评价和改进措施5大要素，要求这些要素不断循环，持续改进，其核心内容是职业风险因素识别、评估与改进。港大深圳医院通过职业安全与健康管理委员会、各项目管理组和职业安全与健康联络员的设置，实现全过程全方位管理，促进职业安全与健康相关政策和管理落实到位。委员会规定各有关部门和人员的职责、义务与权力，以确保职业安全与健康管理体系的有效建立、实施与运行以及组织的职业安全健康目标的实现。据统计，港大深圳医院2022年第一季度员工职业损伤事件发生率（职业损伤事件例数/全职人力工时）为0.82%，对比2017年第二季度的职业损伤发生率1.2%，大幅减少，见图14-2。

（二）推广工作场所暴力管理模式，促进地方立法

港大深圳医院通过优化就诊流程，减少患者等待的时间，制作明确的标识，推行分类就诊，用好地面指示条等，改善患者就医体验。良好的沟通是连接医护之间的重要纽带，也是构建和谐医患关系的重要保障。医院重视医患关系，设置病人关系科专门处理医患纠纷，同时发布《病人约章》，进一步明确患者的权利和义务，如果患者在就诊过程中对服务有疑问或者意见，可以直接向病人关系科反映。病人关系科的成立，主动架起了与患者的沟通桥梁，主动排查调处化解各类医患矛盾纠纷，提前介入，把暴力事件

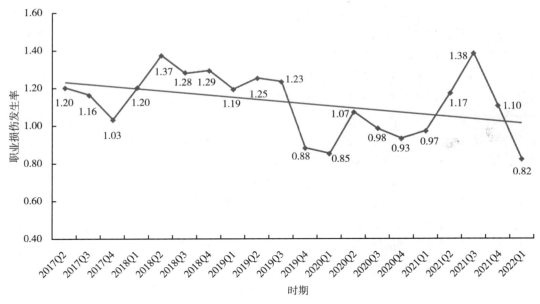

图14-2　2017年第二季度至2022年第一季度的员工职业损伤发生率

注：Q1为第一季度；Q2为第二季度；Q3为第三季度；Q4为第四季度。

尽量消灭在萌芽状态。同时，医院推出《十大家规》对医护人员进行了要求，对建立和谐医患关系起到指导作用。医院的《十大家规》《病人约章》颁布后，受到医疗界同行、患者和市民的一致好评，为医患关系的和谐发展奠定了基调。

港大深圳医院倡导的暴力"零容忍"模式，促进深圳市2017年在全国率先立法，《深圳经济特区医疗条例》将医院列为公共场所，以列项的方式规定了禁止扰乱医疗秩序的行为，对医闹按照《中华人民共和国治安管理处罚法》进行拘留，向医闹和医暴说"不"。深圳通过立法将深圳在医疗改革方面的亮点和重要内容法定化。

（三）构建医院职业安全文化氛围

职业安全与健康管理旨在提高员工职业安全意识，掌握职业风险措施技能，尽可能降低职业伤害风险。港大深圳医院职安健组每年制订专项培训计划，培训方式包括但不限于新员工培训、工作坊、职业安全知识及技能比赛、专家讲座等，同时安排员工定期前往香港职业安全健康局培训。职业安全与健康教育是安全管理的重要组成部分，是实现职业安全、预防职业风险的一项重要措施，医院通过科学、有效的教育培训，提高员工防范意识，加强员工职业安全自我保护意识，提高医务人员安全技能，形成规范的安全行为方式，最大限度地减少职业损伤事件的发生。

港大深圳医院每年开展职业安全与健康活动日，在保证专业性的同时，增加宣传内容和方式的趣味性，制作一系列宣传海报和视频发放全院，随时提醒员工自我保护，提高员工职业安全与健康意识，营造浓厚的职业安全文化氛围，有效提高医务人员参与安全管理的主动性，增加责任感，自律性和安全性，形成一种人人参与，人人关心的良好文化氛围。

五、在职业安全与健康管理中遇到的问题和思考

2001年国际劳工组织制订的《职业安全健康管理体系导则》，为各行业安全生产领域的立法提供了重要的借鉴作用。医疗机构职业安全与健康管理组织的建立、职业安全设备的保障、员工职业安全与健康理念和文化的推广，是规范建立职业安全与健康管理体系的基础。

港大深圳医院经过探索和实践，获得了一定的成效，亦存在以下管理问题。一是行政部门职业安全管理专业性需提升。职业风险种类繁多，风险识别需要较多的专业性，如医院有害气体初步检测、地面防滑指数检测等。识别安全问题是管理的重要部分，管理风险也需要专业指导，因此需要不同的行政管理部门加强职业安全与健康方面的专业学习。港大深圳医院借助与香港玛丽医院的沟通联动，定期组织员工前往香港医院和职业安全健康局接受专业培训，提高专业技能，使用相关专业仪器。二是行政管理部门配合和联动不足。因职业风险涉及不同的行政管理部门，OSH部门作为职业安全与健康的统筹部门，在跟进职业损伤事件和控制职业风险因素时需与其他行政管理部门协作和联动，确保各部门均能及时跟进及反馈，保证健康管理的及时性和有效性。因此建立规范的职业安全与健康管理体系，健全职能部门职业健康管理工作，对保障员工身体健康、防范职业健康伤害工作起到十分重要的作用。

为推动深圳市医疗卫生机构规范建立完善职业安全与健康管理体系，港大深圳医院在深圳市卫生健康委批准立项后，通过梳理医院现有管理经验，查阅WHO、ILO职业安全管理资料和国内外期刊大量论文，编写制定深圳市地方标准——《医疗卫生机构职业安全与健康管理规范》，并向包括深圳市52家医疗卫生机构和香港玛丽医院等院外专家征求意见，提交深圳市市场监督局审核，最终顺利通过专家技术审查会议，于2022年12月13日发布并于2023年1月1日开始在深圳市正式实施。该标准是国内第一部针对医疗卫生机构职业安全与健康管理体系建设的标准，以期通过本文件的实施，指导深圳市乃至大湾区医疗卫生机构对存在的职业风险进行评估和控制，保障和促进医务人员职业安全与健康，改善医务人员工作条件和环境，以进一步为患者提供更好更优质的服务。

医疗机构员工职业安全与健康管理工作的推动任重道远，医疗机构应根据我国现行的职业防护法律法规和制度，系统性地借鉴国内外对医务人员职业安全与健康提出的有效措施和积极经验，建设和完善职业安全与健康管理体系，切实保障医务人员职业安全与健康。港大深圳医院希望借鉴国内外职业安全与健康的积极经验和有效措施，在大湾区建设的背景下，继续建设和完善职业安全与健康管理体系，将医疗机构工作人员职业安全与健康管理理念和体系，推广至大湾区内其他医疗机构乃至全国，为其他医疗机构职业安全与健康管理体系构建提供参考。

案例点评

职业安全与健康管理是指在改善劳动条件、预防工伤事故和职业病危害等方面采取一定的组织措施和技术措施，保护劳动者在生产过程中的安全和健康，保护劳动者的合法权益。医务人员是维护民众身体健康的专业卫生人员，同时也是深受职业风险威胁和损害的人群。目前，我国对医务人员职业安全与健康的保障问题愈加重视，建立系统的医务人员职业安全与健康防护及持续改进的管理机制是一项重要课题。

本案例展现了香港大学深圳医院借助ACHS认证评审的契机，引进国际化的职业安全与健康管理模式，借鉴香港职业安全健康局及医院丰富的职业安全与健康管理经验，在国内公立医院中首设职业安全与健康管理职能部门（设于医务管理部），通过构建国际化的职业安全与健康管理体系、建立职业安全事件上报系统、健全职业健康风险评估机制等一系列职业安全与健康管理措施，保障员工健康与安全权益。香港大学深圳医院在职业安全与健康管理建设方面，存在以下亮点可以借鉴参考：

1．重视人体工效学因素，开展防范体力处理操作风险专项行动，强化体力处理操作管理。

2．重视信息技术高速发展带来的潜在危害，关注显示屏幕设备（DSE）的正确使用。

3．制定一套制度完善、措施过硬、执行到位、反应迅速的预防及应急处置机制，有效遏制医院暴力事件发生。

医疗机构员工职业安全与健康管理工作的推动任重道远，医疗机构应根据我国现行的职业防护法律法规和制度，系统性地借鉴如香港大学深圳医院等公立医院对医务人员职业安全与健康提出的有效措施和积极经验，建设和完善职业安全与健康管理体系，切实保障医务人员职业安全与健康。

思考题

1．香港大学深圳医院是如何进行职业安全与健康管理前期准备工作的？有何借鉴意义？

2．对于医院职业安全与健康管理，你还有哪些进一步优化的思考与建议？

参考文献

［1］郭伟玲，尚鹤睿. 中国职业卫生法律体系实施现状研究［J］. 中国公共卫生管理，2020，36（3）：335-338.

［2］刘丽萍，肖明朝. 解析医务人员的职业安全与防护［J］. 中国医院院长，2022，18（02）：48-50.

［3］李晓康，王冠英，王宏斌，等. 加强医疗缺陷管理和思想建设，有效防范暴力伤医事件［J］. 中国医院，2014，18（5）：62-63.

教学指导

一、课前准备

1. 确定案例主题，收集案例资料，明确本案例教学的具体目的。

2. 制订详细的教学计划：案例讲解＋分组讨论＋师生互动＋总结交流。

3. 资料阅读：把案例正文文稿及与案例相关的背景资料一同发放给学生，要求学生仔细阅读案例内容，了解国内外医疗机构员工职业安全与健康管理的现状与差距。

4. PPT准备。

5. 学生分组准备，可将学生分为若干个不同小组，在课前收集其他领域或医院的员工职业安全与健康管理案例，在课堂上与香港大学深圳医院案例进行对比分析，深化学习。

二、适用对象

本案例是为进行医院管理相关课程学习的学生以及从事这方面工作的人员设置的，也可作为医院职业安全与健康管理课程的教学案例，对医院管理学术型硕士研究生也适用。另外，本案例还可以用于引导和激发在校的公共管理本科专业学生对医院职业安全与健康管理、风险管理等方面的兴趣。

三、教学目的

通过本案例的学习使学生明晰职业安全与健康的基本概念、职业安全与健康管理的科学方法，通过案例的讲述进一步让学生深化理解医院开展职业安全与健康管理的重要性，学习香港大学深圳医院职业安全与健康管理中的亮点建设，并从中得到一些具体经验的思考与启示。

具体教学目的如下：

1. 使学生了解医院职业安全与健康管理的相关背景、基本概念。

2. 通过阅读案例、讨论分析与交流，让学生理解和把握医院职业安全健康管理体系的有效建立、系统运行、评估完善等流程，思考香港大学深圳医院职业安全与健康管理体系的构建路径与可借鉴性。

3. 通过互动交流与讨论，让学生分析推广/提升医院职业安全与健康管理可能存在的问题和难点，以及可操作的改进措施。

4. 提高学生对现实问题的分析能力、决策能力、协调能力、表达能力和解决问题的能力。

四、教学要点

中国医院的职业安全与健康管理重要性日益凸显，然而大部分医院的职业安全与健康工作尚未系统建立，缺乏安全防护及持续改进的管理机制。香港大学深圳医院积极探索职业安全与健康管理，并取得了一定成效，借助该院典型案例开阔学生视野、引导学生思考。

教学要点如下：

1. 通过对案例的剖析启发学生思考：医院如何基于国内外医务人员职业安全与健

康的已有经验，系统性开展职业安全与健康管理？需要做好哪些方面的准备来切实保障医务人员职业安全与健康？通过生动具体的案例描述使学生明晰医院职业安全健康管理体系构建的五大要素及其核心内容，以及职业安全与健康管理措施。

2. 让学生带着问题来学习，提高学习兴趣，通过自主学习寻找答案。在案例讲解前，提出问题：香港大学深圳医院的职业安全与健康管理有何创新点？具体措施有何借鉴意义？

3. 让学生进行情景还原，针对医院医务人员现有职业安全与健康保障状况进行分析，提出医院职业安全与健康管理的改进建议，并进行汇报交流。

4. 总结点评学生的观点。教师在学生交流结束时，对学生讨论的观点进行评析，指出各自的优缺点，分析案例存在的重点难点，对学生讨论中存在的问题进行针对性点拨；在总结时，指导学生从不同的角度用不同的方法来解决案例中的问题。

（徐小平　徐　俊　胡银环）

案例15 综合医院国际化风险管理实践

案例概要

医疗风险问题虽客观存在，但已有经验表明，通过风险识别、风险分析、风险评估及风险控制等专业性医疗风险管理可以将医疗风险的不确定性及其所产生的负面影响控制在可接受范围。与发达国家相比，我国对风险管理的研究和应用起步较晚，体系还未建立，也缺乏统一的医疗行业风险管理标准。香港大学深圳医院作为中国公立医院改革的试点单位，通过体制机制改革创新和资源整合，创新了风险管理模式，加强了事前主动预防管理，将风险管理全域化规范化，在提升医院整体的医疗质量和医疗安全方面具有很好的借鉴意义。本案例介绍了医院风险管理的理论、流程和方法，并展示了两个真实案例，对于医院管理者和一线医护人员都具有指导意义。

案例详情

世界卫生组织（WHO）曾在第72届世界卫生大会上报告：每年超过1.38亿患者因医疗失误而受到伤害，仅在中低收入国家就有260万人因此死亡。研究数据一再向我们警示，医疗风险问题客观存在，这已经成为医疗界的共识。加强医疗行业风险管理，是保障患者安全的重要举措之一，也是各国探求医疗风险管理的现实动因。医疗行业风险管理已经在多国多地区广泛应用，英国、美国、加拿大、澳大利亚等国家以及中国香港、中国台湾地区均采用了前瞻性的医疗风险管理形式。与发达国家相比，我国对风险管理的研究和应用起步较晚，《医疗质量管理办法》《医疗纠纷预防和处理条例》《三级医院评审标准（2020年版）》等多部法规及文件，都对医疗风险管理提出了要求，但是针对医疗行业的风险管理体系还未建立，缺乏统一的医疗行业风险管理标准。因此，制定符合国情的医疗行业风险管理标准是时代之需。

一、医疗风险管理概述

医疗风险是指存在于整个医疗服务过程中，可能会导致患者、来访者及员工损害或伤残事件的不确定风险，以及可能发生的一切不安全事件。医疗风险管理是以医疗安全为目标，主动识别、评估和消除医疗机构现有的潜在的医疗风险的过程，是对医疗工作进行专业性管理的活动，其核心在于风险识别、风险分析、风险评估及风险控制。管理者根据医疗风险类别，制定不同的干预方案及应急预案，包括中止行为、消除损害、改进流程、转移风险、补救缺陷等；基于发生原因，科学化、系统化地开展风险控制，使医院实现战略目标的过程中，将面临的不确定性及其所产生的负面影响控制在可接受范围。

二、风险管理的发展历程

尽管医疗风险不可避免，但并非不可管理。早在1895年，美国学者海恩斯（haynes）在其经济学著作 *Risk as an Economic Factor* 中首先提出风险的理念。1916年，法国管理学大师亨利·法约尔（henni fayol）把风险管理思想引入企业管理。1950年后，风险管理的研究和方法日趋完善，在多国广泛应用，从企业管理领域逐步扩大到公共卫生等领域。1955年，美国宾夕法尼亚大学沃顿商学院的施耐德教授首次提出了"风险管理"的概念。1995年，国际风险管理标准即澳大利亚-新西兰风险管理标准（AS/NZS4360）出台，标志着第一个国家风险管理标准的诞生。此后，医疗行业风险管理在多国多地区广泛应用。

与发达国家相比，我国对风险管理的研究和应用起步较晚，其过程经历了三个阶段，从注重"医疗质量管理"到"医疗质量安全管理"，再到"医疗质量安全与风险管理"；风险管理实践也逐步从单纯的患者投诉管理向系统性、功能性、多角度发展。2016年，国家发布《医疗器械风险管理对医疗器械的应用》（YY/T 0316-2016）及《医疗质量管理办法》；2018年，《医疗纠纷预防和处理条例》《关于进一步加强患者安全管理工作的通知》等多部医疗安全法规出台，都将规避医疗风险、保障患者安全放在了突出位置，对医疗风险管理针对性提出了具体内容。2020年，《三级医院评审标准》要求医疗机构加强医疗风险管理，落实《医疗纠纷预防和处理条例》，三甲评审首次把医疗风险管理纳入独立的章节，要求医院管控风险。一系列政策的出台，均为国内医疗风险管理制度化和规范化建设提出了新要求。

目前，国内各个医疗机构的风险管理工作多数是靠自身在摸索经验，医院对医疗风险的认知度较低，有效的管理体系还未建立，相关的制度设计不够完善，风险管理缺乏系统性。以往的医学教育与医疗实践缺乏对医疗风险的专项管理。哈尔滨医科大学附属医院的金正勋等在做关于医疗风险管理的问卷调查时，发现该院临床医师最重视的是纠纷处理；首都医科大学宣武医院的杜淑英等专家认为国内的医务人员安全意识不强，甚至对医疗风险视而不见、见而不报、心存侥幸；浙江省立同德医院董超等主张在护理中开展风险管理教育课程。

三、风险管理的具体实践

香港大学深圳医院（以下简称港大深圳医院）是由深圳市政府全额投资并引进香港大学现代化管理模式的大型综合性公立医院。医院于2012年7月1日起运营，以深港合作为契机，逐步引进国际一流的先进医院管理经验和医疗技术。港大深圳医院作为中国公立医院改革的试点单位、深港合作的医疗平台，于建院之初便引入国际标杆水平的、系统化的、时效及实用性强的医疗风险管理理念。创新的风险管理新模式是助推医院高质量发展的"利器"，是医院可持续发展的"稳定剂"。港大深圳医院参考澳大利亚医疗标准委员会（ACHS）国际标准，借鉴港式的"无惩罚文化""公开披露"等管理文化理念，倡导公平公正的医疗安全文化，鼓励医护人员主动、诚实上报医疗不良事件，积极践行"院科两级"的风险管理制度，利用国际风险管理经验优势，促进"早发现、早介入、早处理，重在预防"的风险管理实施原则落地。一方面，医院运用医疗风险识别、风险分析、风险评估和风险控制的理论和方法，快速启动风险分析；另一方面，医院开展法律干预、医疗干预和管理干预等医疗风险干预，透过邀请多部门（学科）的加入，组成实力庞大的合作团队，针对后续情况进行风险处置，建立一个持续改进的闭环风险管理循环，从而降低医院运行中出现的医疗风险，保障患者安全。

（一）整章建制，搭建医院风险管理体系

港大深圳医院以医疗安全为导向，根据国家颁布的与医疗风险相关的法律法规，建立风险管理架构和风险管理体系。医院建立由质量与安全管理委员会管理，医疗服务改善委员会所属不良事件及风险管理小组具体监管，科室/部门质量与安全管理小组、全院员工执行的管控体系，其风险管理组织架构见图15-1。院级设置专职风险管理岗位，各临床科室及职能部门设置兼职风险管理的固定人员，统筹及组织开展院科两级风险管理工作，在充分发挥监督、审核作用的基础上，组织相关部门/科室共同研究医疗风险问题，分析产生原因，持续改善，从而达到预防医疗风险的目的。

港大深圳医院参考国外风险管理标准文件，制定《香港大学深圳医院风险管理实施细则》，要求通过对现存的风险和潜在的风险做系统的分析，以及计划和实行控制风险的措施，来实现风险管理，明确了国内首个医院风险管理流程（图15-2）。

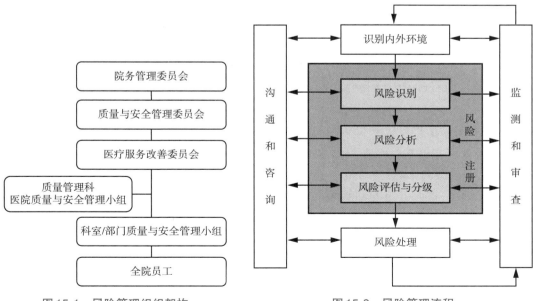

图15-1　风险管理组织架构　　　　图15-2　风险管理流程

（二）创新融合，建立风险闭环管理新模式

风险管理的核心包括风险注册及风险处理。

1. 风险注册

风险注册是运用头脑风暴法等管理工具，对识别的风险依据矩阵打分，进行分析评估及优先排序，确定需要处理的风险。风险注册包括风险识别、风险分析、风险评估。

（1）风险识别：首先，通过前瞻性调查、回顾性分析、医院内部头脑风暴、医院外部督查等方法收集风险事件，通过分析已发生的不良事件、投诉事件、纠纷事件、死亡事件等识别现存的风险。其次，采用因果分析法对所有潜在的和现存的风险事件进行辨认。最后，使用3C描述法，即结果（consequence）、因果（causal）、内外环境（context）对风险事件逐一进行描述。《香港大学深圳医院风险管理实施细则》中明确了常见的风险来源（图15-3）。

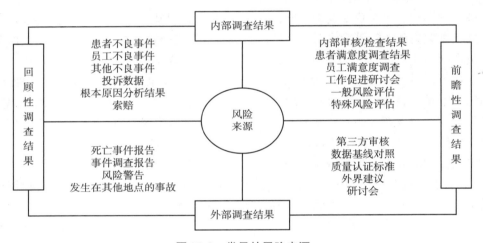

图15-3　常见的风险来源

（2）风险分析：对识别出的风险进行"严重性"和"发生概率"的分析，以便对风险进行量化，后续明确风险等级，为风险评估、风险控制是否需要应对以及选择最恰当的控制措施和方法提供数据支持。

《香港大学深圳医院风险管理实施细则》依据香港医管局风险管理指引，结合内地医院运营情况，根据风险所导致或可能导致的后果，将风险分为13个类别，分别是"对患者健康的影响""对员工健康的影响""对访客健康的影响""质量/投诉""全院服务的影响""业务流程和系统""公共卫生的影响""关键服务中断""组织目标和结果""环境的影响""项目预算""项目时间延长""声誉和形象损失"；每一类的风险后果都分为五级，分别是"极严重（5分）""严重（4分）""中等（3分）""轻微（2分）""不明显（1分）"，明确不同类别后果评估指南，以便员工能够准确及标准化分级。表15-1以部分类别的风险严重性分级为例，列举说明具体的分级方式。

表15-1 部分类别的风险后果及严重性分级

项目	严重性分级				
	极严重（5分）	严重（4分）	中等（3分）	轻微（2分）	不明显（1分）
对患者健康的影响	事件导致死亡；主要功能永久丧失	明显功能不全；明显增加住院时间（＞1周）	暂时性功能不全；中度增加住院时间（3天到一周）	轻伤；轻度增加住院时间（3天以内）	没有受伤或只需要基本救助；没有增加住院天数
业务流程和系统	营运关键系统大于1周的持续损失；医院范围内的患者数据不可恢复；服务受到严重影响，不可控制	营运流程影响整体进度，但可控制；趋势显示服务持续下降；患者大量资料丢失；关键系统不可用达到一周或一系列长时间多个位置中断	营运流程不符合实际/系统故障，一个或多个重要实际需要不能满足；患者数据不可挽回的部分损失，对整体进度中度影响，但可控制；关键系统在多个位置不能使用，时间达到1天	政策/程序规则偶发不适应实际需要；系统/程序的小错误需要纠正措施，或者只是轻微延迟，对整体进度没有影响，关键系统在多个位置、数小时内不能使用，或一个位置不能使用达到8小时；患者数据恢复无丢失	系统或流程发生不重要的一次性错误，立刻被纠正，关键系统不能使用仅在一个位置，且小于一个小时；没有数据丢失
公共卫生的影响	重大公共卫生问题；＞60例诺如病毒患者	交叉感染引起公共健康问题的关注；1～60例病患（如1～2名沙门菌患者或者20～60名诺如病毒患者）	交叉感染暴发影响医院服务；1～20名病患（如耐甲氧西林金黄色葡萄球菌患者）	交叉感染致轻度公共健康影响	轻度影响
关键服务中断	核心服务或多个设备永久丧失；中断导致"连锁效应"；需要其他医院部分或全部支持；深圳市应急计划启动	医院服务能力持续丧失；服务提供受到重大影响；重要的院际应急计划启动；院际服务重新定位	会严重影响病患的服务能力；客户端中断或不满；服务目标只能部分实现；医院部分服务的重新定位	事件导致操作被暂停或使用备用操作；短期暂时轻度损坏；服务方向改变；不方便或非实质性影响	事故发生但没有中断服务操作或只有不重要的服务中断
项目预算	＞21%超过预算	11%～20%超过预算	6%～10%超过预算	2%～5%超过预算	轻度成本增加，超过预算＜1%

在风险发生的可能性方面，医院根据单位时间内发生的风险次数或风险发生的概率进行评分，分别是5分（几乎肯定发生）、4分（很可能发生）、3分（可能发生）、2分（也许可能发生）、1分（偶有发生），详见表15-2。

表15-2　医疗风险发生的可能性

风险发生的可能性评分	单位时间内发生次数	风险发生的概率（n）
几乎肯定发生（5分）	可能发生多次；每周或每月数次	$n \geqslant 1/10$
很可能发生（4分）	可能再次发生；1年数次	$1/100 \leqslant n < 1/10$
可能发生（3分）	偶尔会发生；每1～2年发生1次	$1/1000 \leqslant n < 1/100$
也许可能发生（2分）	每2～5年发生1次	$1/10000 \leqslant n < 1/1000$
偶有发生（1分）	每5年或更多年发生1次	$n \leqslant 1/10000$

（3）风险评估：将风险分析的结果进行量化，确定风险等级，并对所有被识别出来的风险进行排序。港大深圳医院引入ACHS风险评分标准，首先将风险评分用S来表示，风险严重性用C来表示，风险发生的可能性用L来表示，三者关系为：医疗风险评分（S）＝医疗风险严重性（C）×医疗风险发生的可能性（L）。医院借鉴香港医管局《风险管理指引》，根据医疗风险评分（S）对风险进行等级排序，如果S＞15分，则医疗风险评级为H（高风险）；5分＜S≤15分，医疗风险评级为M（中风险）；1分≤S≤5分，医疗风险评级为L（低风险）；再根据等级排序找出优先需要处理的风险，并对这些风险进行干预和应对，详见表15-3。

表15-3　风险评估量化表

发生的可能性（likelihood）		严重性				
		极严重（extreme）	严重（major）	中等（medium）	轻微（minor）	不明显（insignificant）
		5	4	3	2	1
每周或每月数次（almost certain）	5	25	20	15	10	5
1年数次（likely）	4	20	16	12	8	4
每1～2年1次（possible）	3	15	12	9	6	3
每2～5年1次（unlikely）	2	10	8	6	4	2
每5年或更多年1次（remote）	1	5	4	3	2	1

注：■高风险；■中风险；■低风险。

2. 风险处理

医疗风险管理活动实际上是一个"PDSA"循环的过程，P（计划，plan）、D（执行或者实施，do）、S（研究，study）、A（改进，action）。医院通过前期的识别、分析、评估环节的深入了解，已对风险危害程度及发生的可能性、是否采取改进措施、采取改进措施的具体方案有了较为准确的评估。风险可依据其可容许程度，划分为3个区域：不可接受区域、中间区域和可接受区域。低风险指项目为"可接受"范围的风险，注册风险后定期监控、回顾性分析，暂不需要立即采取改进行动。中风险指项目需注册风险并开展风险控制措施，当控制措施实施有效，残留风险将降至"可接受"范围的风险；需定期回顾，以保证持续有效性。高风险指项目为"不可接受"的风险，被定量为高风险的风险必须立即采取相对应的控制措施和行动计划，风险管理小组监督任何此类风险补救措施的改善情况。

（三）齐抓共管，院科两级风险管理实践

1. 科级风险管理

各临床及职能部门设立的质量与安全管理小组，每年组织全体员工进行风险注册，科室人员共同参与，通过头脑风暴、亲和图等民主方式，运用"二八法则""投票法"等质量管理工具，对最终确定风险等级和评分最高的2～5项风险进行注册，填写《科室风险注册表》（图15-4）。科室指定专人统筹，对科室注册的风险组建持续质量改进（CQI）小组，作为科室年度改进重点项目组织改善，6个月后填写《科室风险跟进表》，对改善后的风险进行再次评估，评估其是否达到预期及残留风险评分等。截至2022年，医院收集全院范围内的科室风险注册共1144例，推进CQI改进项目615项。

香港大学深圳医院部门风险注册表																
部门/科室/病区：													风险注册日期：		年　月　日	
	相关风险			当前风险*					行动计划实行后					风险行动计划			
序号	风险类别	风险区域	风险描述	严重性*(C)	发生机率*(L)	风险评分(C×L)	风险评级*	风险减轻/控制行动计划	残留风险*				风险降幅(%)	所需资金	开始时间	完成时间	负责人	医院排名（医院质量与安全管理小组填写）
									严重性(C)	发生机率(L)	风险评分(C×L)	风险评级						
1																		
2																		
3																		
4																		
5																		

图15-4　科室风险注册表

2. 院级风险管理－"十大风险"

医院质量管理部门设定专职的风险管理人员，每年回顾性分析患者安全（不良）事件、投诉纠纷、各科室提交的风险注册、国家及国际患者安全目标等数据资料，识别当年度现存风险。以2022年十大风险为例，医院对2021年度1049宗不良事件、149项科室风险注册项目以及1081宗患者投诉进行分类及数据整合，利用风险量化表进行打分，计算风险等级并排名，形成2022年十大风险（图15-5）。医疗服务改善委员会及质量与安全管理委员会上通过年度十大风险后，医疗服务改善委员会确定十大风险牵头部门/

科室，针对每个院级风险，成立跨部门CQI团队，并填写《十大风险注册表》，对全院十大风险进行具体分析，通过科学的质量管理工具，对风险进行提前干预和改进，并督促改进措施在全院各科室落地，年底或第二年初追踪改进成效，各小组负责填写《十大风险跟进表》。

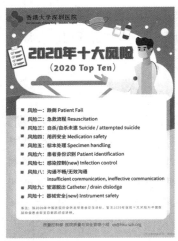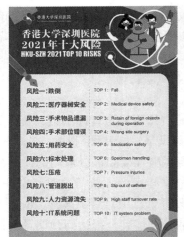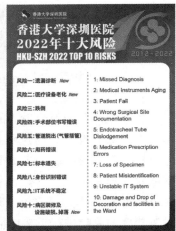

图15-5 2020—2022年十大风险

四、风险管理的收获与目标

历经7年的实践，医院风险管理持续改善工作初见成效，医院已然构建起系统性、科学性的医疗风险管理体系，实现了患者安全的最大保障，提高了医院的社会效益和经济效益。港大深圳医院在风险管理及持续质量改进工作方面达到了ACHS认证优异的标准，并连续7年进行全院范围风险注册，共处理科级注册风险1144项，跟进院级十大风险70项。

港大深圳医院对国际化的风险管理体系进行了一些初步研究。2015年"港大深圳医院引进香港医疗风险管理体系的构建"项目，获得深圳市科技创新委员会基础研究专项基金；医院撰写的"香港医疗风险管理模式的实践与思考"被收录于《中国卫生质量管理》，港大深圳医院的风险管理致力于保障安全，其管理经验可持续可推广，树立新时代典范。

基于以上研究，港大深圳医院突破医院医疗及非医疗的范畴，融合国内外模式，建立全院一体的风险管理体系。医院新的服务理念和模式改变了传统市民就医习惯，患者的获得感不断增强，为医院在质量管理体系建设上提供新的动力。《医改蓝皮书：中国医改发展报告（2020）》中表示，港大深圳医院作为深港医疗合作的重要平台和深化医改的"试验田"，改革红利逐步释放，为建立健全现代医院管理制度，推进医院高质量发展提供了良好的借鉴。未来，港大深圳医院也将继续带入香港公平、公开、公益、关爱、循证等专业文化，成为"绿色医疗"探索者，持续做好风险长效管理工作，打造深圳市医疗行业风险管理的文化名牌，进一步为全国医疗行业风险管理规范化的制定提供参考样板。

五、教研参考性案例

（一）医疗类风险：2022十大风险之"标本遗失（loss of specimen）"的风险控制案例

2021年至2022年初，深圳疫情发展，核酸检测呈常态化，医院所有员工、第三方公司员工、住院患者及陪护均需要每24小时采集咽拭子测核酸，原有的固定采集点工作量激增，与此同时，核酸标本遗失的不良事件屡有发生。标本丢失不仅会造成防疫工作安排上的混乱，且一旦有阳性患者的样本丢失，不能将阳性患者第一时间识别处理，将导致极为严重的公共卫生事件，给社会带来极大危害。

因此，"标本遗失"被纳入港大深圳医院2022年十大风险之一，由护理部作为牵头部门，联合质控、微生物科、行政后勤等部门，落实该风险的控制工作。具体的风险管理流程如下。

（1）风险识别：风险来源于2021年149例核酸标本遗失不良事件，位居年度不良事件前位，事件频发且在当下影响较大。

（2）风险分析：依据鱼骨图分析及二八定律，找出核酸标本遗失主要问题为"业务流程和系统"风险，对其进行"严重性"和"发生的可能性"的分析。

（3）风险评估："严重性"评估为轻微Minor；分值2分，而"发生的可能性"评估为每周或每月数次，分值5分，因此，初始分值10分，确定风险等级为"中风险"。总分位列医院各风险的前十。

（4）风险控制

1）组建CQI小组：由护理部牵头，感染性疾病医学部（微生物科）、行政保障部、资讯科技部、质量管理科等共同组成CQI小组，开展"降低核酸标本遗失不良事件发生人次"的CQI项目。

2）现状分析：通过对149例核酸标本遗失不良事件的具体分析，关注到造成标本遗失不良事件的6大因素为患者信息丢失、标本来源不清楚、标本数目不符、标本泄露、标本丢失、员工违规操作，最终通过使用二八定律，最终确定患者信息丢失、标本来源不清楚为两项根本原因。

3）团队共同制定改进措施并落实：①制定统一标准的SOP、绘制标准的流程图。②全院护理人员实施全覆盖的培训及考核。③IT系统实现每个环节可追溯；标本运送中每个环节面对面交接。④护理流程中，从采集到出报告，全流程每个环节操作要点均掌握。

4）成效：2023年初，核酸标本遗失不良事件发生人次降低到0，发生的可能性降为可接受范围，由每周或每月数次，降为每2～5年1次（分值2分），结合轻微Minor的严重性（分值2分），风险等级最终成功降低为"低风险"，当前分值4分。

十大风险之"标本遗失（loss of specimen）"是港大深圳医院风险管理的成功案例之

一，通过风险识别及分析，运用PDSA质量改进工具，最终降低了标本遗失的发生率，避免了严重事件的发生，将风险控制在最小。此CQI项目获得专业认可，亦获得了2022年第八届医院CQI论坛护理组铜奖。

（二）非医疗类风险：2022十大风险之"病区装修及设施破损、掉落（damage and drop of decoration and facilities in the ward）"的风险控制案例

2022年，港大深圳医院运行已超十年，部分病区装修及设施因老化存在破损、掉落现象，发生了几例病房洗手间洗手台开裂，洗手盆固定胶体老化，支撑力不足，掉落伤人的不良事件。因此，"病区装修及设施破损、掉落"被纳入医院2022年十大风险之一，行政保障部工程科作为牵头科室，落实风险改进工作。具体的风险管理流程如下。

（1）风险识别：风险源于2021年洗手盆脱落不良事件以及科室风险注册项目。

（2）风险分析：判断病区设施老旧为"对患者健康的影响（患者安全）"风险，并对其进行"严重性"和"发生的可能性"分析。

（3）风险评估："严重性"依据发生的后果，评估为中等Medium，分值3分；"发生的可能性"评估为1年数次，分值4分，因此，确定风险等级为"中风险"，分值12分。总分排序在全院风险评分的前列。

（4）风险控制：行政保障部工程科通过分析既往发生的相关不良事件，运用质量管理工具，总结得出，导致该风险的主要原因为设计存在不足，使用年久、老化破损，巡查维保不足，以及使用不当四个方面。行政保障部工程科启动CQI项目，主要通过分批次对全院病区洗手盆加装固定支架，粘贴温馨提醒，以及每月一次定期巡查和处理洗手盆安全情况系列措施，使该项风险得到很好的控制。

（5）成效：医院持续观察改进效果，直至2023年7月，未再发生病区装修及设施破损、掉落事件。

案例点评

风险管理已经是企业必要的管理手段，但如今国内各个医疗机构风险管理的相关制度设计不够完善，风险管理缺乏系统性。香港大学深圳医院作为中国公立医院改革的试点单位，引进国际一流的先进医院管理经验，通过体制机制改革创新和资源互补整合，创新了公立医院管理新模式。其中创新的风险管理模式，在提升医院整体的医疗质量和医疗安全方面有很好的借鉴意义，为推进国内医疗行业风险管理规范化作出模板。

本案例展示了医疗机构全面、实用的风险管理模式，详细介绍了医院风险管理的理论，流程和方法，可操作性强，易于理解及推广。

本文结尾展示的两个真实案例，从风险注册，怎么识别、分析、评估风险，到风险处理，全流程体现了医院风险管理的丰富经验，无论对于一线医护人员，还是医院管理者，均有很强的指导意义。医疗机构医疗质量管理体系，不仅关注医疗风险管理，还关注非医疗风险的管理，如运营、策略、财务等，是加强事前主动预防管理，将风险管理

全域化规范化的成功案例。

思考题

    1．结合香港大学深圳医院的实践，你认为大型公立医院在进行医疗风险管理时需要重点把握的关键环节及关键因素有哪些？

    2．我国目前的医院风险管理现状如何？香港大学深圳医院国际化风险管理经验是否有可复制性？

参考文献

［1］董超，陈洁．神经外科护理中开展风险管理教育的效果［J］．中医药管理杂志，2017，25（23）：159-160.

［2］唐静，陈洪，王智勇，等．当前国内医院医疗风险管理的思考［J］．重庆医学，2021，50（7）：1240-1244.

［3］徐小平，林莉，徐俊，等．香港医疗风险管理模式的实践与思考［J］．中国卫生质量管理，2020，27（05）：20-23.

［4］姚军．中国研究型医院理论解读之十三——研究型医院的安全［J］．中国研究型医院，2018，5（5）：60-69.

教学指导

一、课前准备

1. 确定案例主题，收集案例资料，明确本案例教学的具体目的。

2. 制订详细的教学计划：案例讲解＋分组讨论＋师生互动＋总结交流。

3. 资料阅读：把案例正文文稿及与案例相关的背景资料一同发放给学生，要求学生仔细阅读案例内容，了解我国公立医院国际化风险管理的相关概念、实施现状。

4. PPT准备。

5. 学生分组准备，可将学生分为若干个不同小组，在课前收集其他领域或医院的风险管理案例，在课堂上与香港大学深圳医院案例进行对比分析，深化学习。

二、适用对象

本案例是为进行医院管理相关课程学习的学生以及相关人员处理医疗风险设置的，也可作为"医院风险管理"课程的教学案例，对医院管理学术型硕士研究生也适用。另外，本案例还可以用于引导和激发在校的公共管理本科专业学生对医院风险管理的兴趣。

三、教学目的

通过本案例的学习使学生明晰风险管理的基本概念、风险管理的基本流程和常用到的科学方法，通过案例的讲述进一步使学生深化理解医院开展风险管理的重要性，识别风险管理过程中的关键点，以及从香港大学深圳医院国际化风险管理的实践中得到一些具体经验的启示。

具体教学目的如下：

1. 使学生了解风险管理的发展历程、医院风险管理的基本概念。

2. 通过阅读案例、讨论分析与交流，让学生理解和把握风险识别、风险分析、风险评估及风险处理的医院风险闭环管理新模式，同时思考医院风险管理体系建设的未来发展方向。

3. 通过互动交流与讨论，让学生分析医院风险管理、医疗行业风险管理标准建立可能存在的问题和难点，以及可操作的改进措施。

4. 提高学生对现实问题的分析能力、决策能力、协调能力、表达能力和解决问题的能力。

四、教学要点

风险管理的研究和方法日趋完善，从企业管理领域逐步扩大到公共卫生等领域。但是针对医疗行业的风险管理体系还未建立，缺乏统一的医疗行业风险管理标准。本案例教学旨在借助香港大学深圳医院国际化风险管理典型案例的讲解，引导学生思考。

教学要点如下：

1. 通过生动具体的案例描述使学生明晰该院风险管理的闭环流程和具体措施。通过对案例的剖析，启发学生思考医院医疗风险专项管理的难点与重点。

2. 让学生带着问题来学习，提高学习兴趣，通过自主学习寻找答案。在案例讲解前，提出问题：我国目前的医院风险管理现状如何？香港大学深圳医院国际化风险管理有何创新？是否有可复制性？

3．让学生进行情景还原，针对香港大学深圳医院风险管理现状，对现有解决方法进行优劣分析，尝试提出更多风险管控方案。

4．总结点评学生的观点。教师在学生交流结束时，对学生讨论的观点进行评析，指出各自的优缺点，分析案例存在的重点难点，对学生讨论中存在的问题进行针对性点拨；在总结时，指导学生从不同的角度用不同的方法来解决案例中的问题。

（徐　俊　徐小平　胡银环）

案例16 "梦想医学院"领航儿童自主健康管理

案例概要

本案例描述了复旦大学附属儿科医院以提升儿童自主健康管理能力为目标，以构建沉浸式儿童健康科普输出平台为指引，深化医务社工赋能医院管理的实践，加强医学人文服务的建设，助力公立医院高质量发展的探索历程。本案例旨在让学生开阔视野，增进对医务社工赋能医院健康倡导和运营管理及儿童自主健康管理相关理论的理解，其丰富实践和前瞻性建议也为医院管理人员提供了切实可供参考的经验和启示。

案例详情

自20世纪50年代赫兹伯格双因素理论提出，西方国家开始重视"患者满意"在促进医疗服务体系改革与发展中的重要作用。20世纪90年代，"患者体验"替代"患者满意"成为欧美国家医院管理与患者择优就医的重要影响因素。随着我国医疗体制改革的进一步推进，国内各大公立医院开始关注患者接受诊疗服务中的安全、生理、经济、社会、心理、环境等全方位需求。2011年卫生部发文明确指出要"改善群众看病就医体验"，对公立医院结合医院实际、深化改善患者就医体验的内涵及工作方法，提出了更高要求。

党的二十大报告将"健康中国"作为我国2035年发展总体目标的一个重要方面，提出"把保障人民健康放在优先发展的战略位置，完善人民健康促进政策"。医疗健康是人民群众关心的重大民生问题之一。2016年，中共中央、国务院印发并实施《健康中国2020—2030规划纲要》，强调儿童健康的重要性。2019年7月，健康中国行动启动，开展健康科普等15项专项行动，并将儿童（尤其中小学生）纳入行动的四大主体之一，强调"孩子亦需要成为自己健康的第一责任人、需要为自己的健康负责"。随后，国家各部委先后出台《公共卫生服务规范（0～3岁儿童）》《儿童保健工作规范》，从政策、机制层面对儿童医疗卫生服务模式从单一"疾病治疗"发展成全方位干预健康影响因素、维护全生命周期健康、防控重大疾病的综合性"健康管理"提出要求。

在"改善患者就医体验"与"促进儿童全生命周期健康"两大政策背景框架下，复旦大学附属儿科医院（以下简称复旦儿科）作为国家儿童医学中心，关注青少年患儿诊疗需求，契合儿童专科医院诊疗特色，于2013年正式开展"关注患儿就医体验三年行动计划"，由此正式拉开"倡导儿童权利为本的社会健康行动"序幕，拟改善儿童专科医院医患关系、优化患儿家庭的就医体验、提高儿童"疾病预防"与"健康促进"质量、缓解患儿诊疗恐惧、提升儿童参与儿童健康管理的意识。行动计划开展十年来，复旦儿科于2017年起组织各科室的医护专家们共同成立了布谷鸟儿科医师工作室。医务社工通过需求评估，链接社会资源，搭建科普平台，形成更易于家长和孩子接受的科普形式和内容，针对青少年儿童及家庭陆续开展了暑期健康大讲堂、儿童观察团、儿童科普体验营、儿童医学科普大赛、儿童无伤害倡导行动、慢病多彩时空俱乐部等多项儿童健康教育工作，通过知识面授、操作演练、场景模拟、互动体验、课前分享、课后作业等互动式、参与式、情景式的教学方式，为孩子和家长们提供趣味性、专业性、权威性、互动性、体验性的儿童医学科普知识，促进儿童医学科普教育进学校、进博物馆、进科技馆、进社区，带领儿童接触人体的奥秘，掌握健康知识，养成良好生活习惯，激发自我保护的意识。同时复旦儿科还成立了布谷鸟科普志愿者团队、意外伤害预防及应急志愿者团队，通过布谷鸟儿科医师工作室微信公众号，进行儿童医学科普工作宣传，共同推广健康理念，倡导儿童安全，并号召社会各界爱心人士和医护人员一起传播知识传播爱，为孩子们的健康保驾护航。在多年科普工作基础上，2018年8月26日，由复旦儿科与上海地铁第四运营有限公司合作建立的"梦想医学院"全国首个儿童医学体验馆正式对外开放，将碎片化科普知识整合为全人、全程、全周期健康管理课程体系，运用智能化、趣味化手段丰富儿童科普宣教形式，成功构建以"儿童自主健康管理"为核心理念的沉浸式儿童健康科普输出平台，助力公立医院高质量发展。

一、"梦想医学院"创建：倡导儿童自主健康管理

（一）建成"梦想医学院"全国首家儿童医学体验馆

医院作为大众看病就医的主要场所，是健康教育体系的重要阵地，也是全民共享健康的一个重要抓手与平台。为了持续加大保障和改善民生力度，积极响应2012年上海市卫生局、上海市卫生系统文明委推出的"关爱患者，从细节做起"主题活动及服务举措，2013年3月24日，复旦儿科秉持"一切为了孩子"的宗旨，推出"创建全国文明单位"及"关注患儿就医体验新三年行动计划"。该项目以"提升患儿就医体验"为出发点，在医院党委领导下，由党办、院办、宣传办进行顶层设计，社会工作部（社工部）进行管理执行，以医务社工为核心团队，联合多部门共同策划发起十大项目，其中"儿童观察团"项目便是如今"梦想医学院"的前身。"儿童观察团"面向全市招募8～12岁的儿童成为"小小观察员"，从儿童视角出发，通过多感官、多媒介等趣味性的体验方式对医院设施和服务内容进行观察、记录和建议。截至2022年，通过24期408名儿童的参与，医院共收到有效建议62条，包括增设亲子厕所、美化就诊空间等，进一步推动了医院基础设施及诊疗流程的改进，改善了患儿的就医体验。"儿童观察团"的实

践与探索，是医院儿童权利为本价值理念的体现，意味着赋权儿童参与策略雏形的逐步形成。

2015年12月19日，随着上海地铁12号线西段的正式通车，"梦想医学院"的实现迎来了契机。地铁12号线顾戴路站距离复旦儿科百余米，借助于地理优势和空间优势，复旦儿科积极对接公益平台资源，于上海地铁第四运营有限公司建立党建共建联盟，顾戴路地铁站内约60平方米空间及近30米长廊供复旦儿科建设科普公益场馆。2016年3月26日，复旦儿科启动"关注患儿就医体验"第2个三年行动计划，提出在地铁站内打造国内首个儿童医学体验馆项目，即"儿童观察团"的延伸实体版。

首先，在项目的立项阶段，需求评估是首要环节。自2016年起，医务社工将儿童及家长的需求作为场馆设计的核心，第一轮调研采用线上线下并行的访谈法，对49位具有复旦儿科就诊经历的患儿家长、儿童观察团成员展开调查，其中线上访谈37人、线下访谈12人，通过访谈了解用户对儿童医学体验馆的功能模块的期待，收集体验过程中的需求，并以此为基础进行体验馆的体验设计。根据调研结果，提炼出儿童医学体验馆设计的5个层次设计要素及用户建议（表16-1）。

表16-1　儿童医学体验馆设计体系

层次	设计要素	用户建议
感官层	多维度感官的刺激，潜移默化中丰富儿童对产品的情感体验	疼痛体验、医疗仪器或模型的展示与使用、卡通视频解说
交互层	通过人与物、人与人、人与环境的互动，激发儿童对知识的探索欲与学习的参与度，表达并发展自己对医疗场景下不同行为的理解	角色扮演、急救模拟
认知层	提升儿童对生理保健相关知识的了解，加强认知记忆	了解人体生理知识、学习卫生保健知识、掌握急救技能
情绪层	通过体验互动，使儿童能够理性认识医院，熟悉就医步骤，减轻负面情绪	增进对医护工作的了解、理解就医步骤等
精神层	引导儿童树立正确的人生观、价值观，弘扬重医精神	培养从医兴趣与信念、树立珍惜生命及健康观念等

基于第一轮的调研结果，儿童医学体验馆开始以"体验"为核心的设计，整个体验馆参照医院真实场景下的功能区域与就诊流程，划分为七大区域，分别为"暖心服务台""小小专家门诊""放射体验区""医学小讲堂""手术进行中""药品性状知多少""小病房大学问"，并围绕七大区域进行空间设计、功能布局以及软件开发（表16-2）。围绕功能布局和软件开发，社工部启动第二轮的调研，来自药剂科、放射科、普外科、神经外科、心外科、社工部、麻醉科、儿研所等科室的医师、护士、医学生和医务社工共11人作为顾问，为体验馆的软件开发和核心功能提供专业指导，构建了一套儿童医学体验馆的核心内容体系。

表16-2 儿童医学体验馆核心内容体系

区域	核心内容
暖心服务台	了解常见症状与预约挂号;了解医院肾脏科、骨科、神经外科等不同专科及诊疗服务
小小专家门诊	了解医疗常用工具(听诊器、压舌板、体温计、血压计、化验单等);模拟打针、抽血、吊针的疼痛体验;了解显微镜下的微观世界(肾小球、子宫内膜等)
放射体验区	了解各脏器功能;了解X线、CT、B超检查的原理和功能、检测过程、检测原因以及注意事项等
医学小讲堂	了解生命的奥秘、学习医学常识、熟悉医院环境等
手术进行中	了解阑尾炎手术的临床表现、手术过程以及护理措施;熟悉手术室内的一般环境;熟悉手术室内医师护士的角色功能与职责
药品性状知多少	了解药物剂型的分类、作用及图片;了解不同药物起作用的具体过程以及原理;了解常见的中药;掌握常见的服药知识以及注意事项
小病房大学问	学会自我保护,如预防跌倒、烫伤等意外伤害;了解压力应对与感受表达;了解疼痛管理;医疗环境适应;关注身份识别与用药安全;疾病接纳

其次,在明确功能定位的基础上,医务社工积极发挥资源链接者的角色,整合企业、基金会及爱心个人等社会力量,筹集善款约百万元用于儿童医学体验馆的建设工作。此外,"医路守望——儿科医学科普体验平台建设项目"课题成功申报上海市科学技术委员会科研计划项目专项资金,大大加速推进体验馆建设。经召开院内外专题讨论会超50次,地铁儿童医学体验馆的设计历经多稿,耗时近3年,最终定稿,顺利建成(图16-1)。

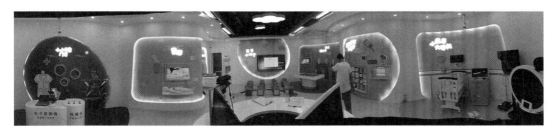

图16-1 儿童医学体验馆

2018年8月26日,"梦想医学院"全国首个儿童医学体验馆正式开放试运营。该项目是复旦儿科在品牌项目"儿童观察团"的基础上历时近三年精心打造的又一个"儿童友好"生命教育公益项目。"梦想医学院"首创沉浸式医学体验实体空间,以"智能+游戏+人文"的医学体验式教育启迪儿童自主健康管理意识、增长儿童伤害预防知识、传播儿童健康促进理念。项目旨在让儿童青少年通过生命教育,了解身体构造,理解健康的意义,提升自我保护意识;通过角色模拟,减轻就医的恐惧;通过医学科普教育,激发对医学的热爱和对医护职业的敬仰;通过志愿服务,传递社会正能量。从"儿童观察团"到"梦想医学院",儿童医学体验馆不仅是健康传播形式的拓展,也是健康促进模式的创新，为实现"儿童权利为本"的社会健康行动提供行之有效的方法探索和方向借鉴。

（二）构建"梦想医学院"儿童自主健康管理社会空间

"梦想医学院"不同于常规的科普场馆，核心在于整个场馆的运行、课程设计和成效评估均由专业的医务社工来执行，结合临床慢性病管理、就医体验提升及疾病预防设置体验课程，注重互动、体验、参与和反馈。复旦儿科社工部作为"梦想医学院"运行的核心力量，组建儿童医学科普专项团队，定期在"梦想医学院"开展活动。然而，有效开展体验性学习的必要条件需要包含有效度的物理空间、有温度的交往空间、有向度的文化空间，这表明，在有限物理空间中开展单次闭合性体验活动在一定程度上脱离了社会化及情境化生态。因此，立足社会需求及临床需求来构建促进儿童自主健康管理的社会空间十分必要。

1. 评估社会需求

（1）疾病谱变化带来巨大社会成本：一方面，慢性非传染性疾病导致的死亡比率增长到88%，疾病负担比占总比的70%；另一方面，据统计，意外伤害是世界各国0～14岁少年儿童的重要"杀手"，意外死亡占儿童总死亡率的26.1%。此外，慢性疾病及意外伤害系列可预防可管理的疾病带来的社会负担日渐增长，这对加强医疗机构—家庭—社区联动工作的健康管理普及工作提出了迫切的需求。

（2）公共卫生危机中青少年儿童角色失落：一方面，新冠疫情的暴发把"保持社交距离（social distancing）"一次推入了大众视野，为了减少交叉感染以及阻断感染源，人们之间的社交不仅在物理空间上存在障碍，更是造成了心理及情绪上的社交疏远，而这样的改变带来的是青少年儿童的角色失落、情感障碍等一系列社会心理问题，也造成了疫情防控期间的青少年儿童自杀率明显增长。另一方面，流行病学专家建议疫情防控期间减少聚集活动，这不仅隔离了人们社交的物理距离，同时"保持社交距离"也对儿童健康管理工作开展的空间和形式提出了新的挑战，这为"梦想医学院"新概念服务空间建设做了铺垫。

（3）现有健康管理体系中儿童主体性缺失：首先，儿童健康管理顶层设计缺乏儿童视角。目前国内存在的健康管理项目，从成人导向的科普视角、科普形式、宣传渠道、科普产品占主流，缺乏儿童视角。其次，儿童健康管理实践路径缺乏标准化体系及可操作化手段。目前健康管理多针对老年人、妇女、患者，健康管理实践形式以"体检"为主流，缺乏针对儿童本身健康管理的项目、模块以及形式。再者，儿童健康管理交互模式单一且不平等。一方面，健康管理多为自上而下宣教形式，缺乏自下而上通路；另一方面，宣教内容医学术语专业性强，读者（观众）代入感不强。

2. 评估临床需求

医务社工立足社会批判理论视角，倡导赋权及包容自决，反对历史原因、文化因素、循证因素被当成理所当然的主导力量。同时，社会批判理论关注主流文化之外缺失的次级主体（subordinate group）及边缘化主体（marginalized group），以及探索主体性缺失背后存在的结构、制度、阶级、文化等社会环境因素。此外，社会批判理论将视角切换到次级主体，关注其本身的经历与本身对经历的感知。

为了克服单次闭合性体验活动的局限性，进一步提升儿童医学科普质量，丰富"梦想医学院"的内涵，医务社工团队采用定量研究，用文献回顾以及儿童健康管理问卷、儿童情绪表现量表、利克特量表（likert scale）等方法做调查研究。研究对象为参与"梦想医学院"试运营阶段的儿童，纳入标准为4～18岁儿童；意识清楚，具备适龄语言表达能力、适龄读写能力；自愿参与儿童健康管理调研。最终纳入样本1520例，除10%的失访率外，剔除无效问卷52份，回收有效问卷1316份。其研究结论如下：①诊疗场域是儿童健康管理的主要实践场所，而不同诊疗及有创经历的儿童主体性表现差异显著。②4岁以上儿童在接受诊疗时的语言焦虑胜于躯体焦虑。③医学科普虽然是儿童健康管理的重要实践形式，但缺乏有创诊疗及情绪管理的生命教育内容。④创意科普教育形式或许更适用于具有长期且频繁诊疗经历儿童。

3. 创设全儿童人群全流程健康管理社会空间

（1）构建"体验式医学科普空间"，提升儿童"疾病预防"空间实践：医务社工团队根据上述调研从儿童诊疗经历（儿科就诊经历/诊疗频次/就诊科室/有创经历等）、就医陪伴（陪护人员结构/情绪/认知/行为）、就医情绪、医疗期待四大维度表征，评估儿童在健康管理过程中遭遇的困境，进而一方面，将健康儿童在健康管理中遇到的角色、知识、技能等盲点信息整理归纳反馈给医护团队，做好双向沟通的角色，保障了"梦想医学院"的持续优化；另一方面，运用"梦想医学院"沉浸式游戏环境、保密物理空间、多色彩墙面、系统化医学科普课程，为存在疾病接纳困难、就医依从率低、疾病恐惧、就医焦虑、疾病认知错误等患儿提供支持服务。

"梦想医学院"作为中国首个儿童医学体验馆，是复旦儿科二十余年的医学科普理念从"被动式接受"转变为"主动式参与"的集中体现。场馆首创"沉浸式医学体验"实体空间，馆内总共设置了门诊、手术、病房等多个仿真环境模块，精准配置儿童角色构建、情景模拟、游戏体验、赛制激励系列动作，启迪儿童及大众以"疾病感知"刺激"医学认知"最终内化成"健康觉知"，深入探索新医改背景下儿童自我健康管理模式。

体验式医学科普是"梦想医学院"最大的亮点。经过预约报名审核成功后的小朋友可以在"医学院"中穿上白大褂，扮演一位小医师，进行坐诊、B超检查、手术、磁共振检查等体验游戏。一次完整的体验活动历时两小时，由专业医务社工进行小组引导，同时又有专业医护人员及社会爱心人士组成"梦想医学院"志愿者团队，在孩子们进行游戏体验的时候进行讲解与引导。例如，在"小小专家门诊"里，小朋友们能接触到听诊器、压舌板等实物器材，还能在显微镜中观察各类模拟医学标本。与此同时，志愿者会在一旁为孩子们讲解各类器材的用途与使用方法。"放射体验区"中，放有高仿真的B超、X线检测仪以及CT-磁共振检测仪，让孩子们尽可能真的感受到医疗环境，贴近医学，例如CT区域的电子屏幕上，会先播放一个"高空抛物砸中行人"的意外伤害故事作为引入，再利用高度仿真的CT-磁共振模拟体验系统为孩子们展现出磁共振检查的全部过程，真正做到寓教于乐。

（2）构建"疾病共生空间"，打造"线上梦想医学院"建立儿童健康管理空间秩序：

"梦想医学院"实体空间的建立，为权利为本的儿童参与式健康管理做了实践铺垫。复旦儿科的医务团队还领衔研发了全国首个"线上梦想医学院—住院患儿延续性健康管理信息系统"，其主要建设任务如下。

1）调研住院患儿床旁行为健康需求：在总结"梦想医学院"既往运行数据的基础上，医务社工团队运用混合研究方法，对各病区患儿床旁行为健康需求开展系统调研。研究场所为复旦儿科23个临床病区，研究对象为"梦想医学院"儿童自主健康管理项目的参与者，包含住院患儿（家庭）、医护人员、复旦儿科家委会。社工团队编制"行为健康干预重要性及可操作性"调研问卷，对调研对象床旁行为健康需求进行量化调研，采用利克特量表计分，并采用质性访谈方式调研住院部医护及职能部门在传统住院健康管理过程中遇到的困境及资源需求。

2）建成全国首个住院患儿床旁智能交互系统：根据调研结果，复旦儿科社工部与爱汇健康就"梦想医学院"住院患儿健康管理互联网项目开发进行了初次思路沟通，借助暖屏床旁工具，成功研发了全国首个住院患儿床旁智能交互系统。该系统内容上主要以医学科普知识教学、社工服务、爱心公益、医患互动内容为主，共涉及16个开发模块，以实现床旁健康行为干预，将住院患儿床旁安全、感染预防、疾病管理、情绪疏导等延续性健康管理内容传达给患儿及家庭，提升住院患儿健康素养，缓解医疗负担。

3）实现"线上梦想医学院"住院患儿延续性管理之空间秩序：社工团队结合梦想医学院项目初期调研结论，以及对住院患儿床旁行为健康需求的调研数据，为促进患儿构建医疗场域空间秩序的概念，最终呈现如下内容模块。

医学教室：是沉浸式医学科普空间实践核心内容，也是空间文化最浓郁、空间符号最丰富的模块，帮助住院患儿快速构建医疗场域空间秩序概念。本模块以专科病房为单元组，加入专病科普文章、长短视频、音乐童谣等内容，住院患儿可以学习各类医学知识，预防意外伤害。

医务社工服务站：是同样是建立空间秩序概念、态度的前置模块，也是保障其空间安全的主要模块，内含医学体验规则、制度、资源链、求助渠道。主要呈现形式为画展、摄影展、音乐展。

爱心森林：是健康管理空间中开展社会活动的模块。住院患儿通过任务攻略学习，获取"健康管理小专家"勋章与积分；通过病友交流，认领住院患儿爱心公益项目；学习与游戏结合，寓教于乐，沉浸式开展社会活动。

倾听窗口：是保障住院患儿空间权力的重要模块。为小朋友们向医院提出自己的意见和想法提供了快速便捷的通道。

超话论坛：是保障住院患儿空间权利的重要模块，同时系统构建住院患儿在诊疗情境中进行健康管理的社会结构。住院患儿在通过疾病表达、医患沟通、患患朋辈支持，强化自身在健康管理中的角色分工；通过疾病日记、病房朋友圈来建构自身与诊疗环境的交互。

社工救助＋小布医生：是维持空间可持续性的重要模块，便于住院患儿及家庭24小时联系医护工作人员、社工获取帮助。

心情量表：是空间符号重要组成部分。已有研究表明，儿童情绪表达是儿童主体性的重要表征。心情量表作为患儿与医院之间的情感传话筒，协助住院患儿在空间安全前提下保障其情绪表达的空间权力，也协助医护人员及时了解住院患儿的情绪状态与变化。

（三）开创"梦想医学院"权利为本的儿童健康社会倡导行动

"梦想医学院"儿童健康管理社会空间的构建，很大程度上保障了儿童在"疾病预防"与"健康促进"两个维度上与社会情境保持健康互动。在此基础上，"梦想医学院"专项工作组开始集中探讨健康管理中儿童主体性的相关话题。医务社工通过"梦想医学院"的线下实体空间，开展沉浸式生命教育课程，同时辅以实体模型辅助、线上游戏，打造了医学人文服务的新概念空间，立体式地建构儿童对于生命、疾病、健康的认知，培养儿童自主健康管理的态度、技能；通过"线上梦想医学院"将生命教育资源输送给住院患儿及边远地区儿童；通过链接公益慈善资源，为大病、慢病患儿提供资助；通过开展重疾患儿个案服务、慢病及罕见病患者家庭支持小组、生命教育体验社区服务、健康管理社会教育几大类形式，在病房内、社区中、社会上全系统倡导儿童健康管理行动，促进健康平等。

1. 打造一个集线下现实医疗场域模拟情境与线上延续性健康管理于一体的新概念"公共卫生＋社会服务"空间

（1）线下实体公共医疗卫生服务空间：复旦儿科社工部在多年对青少年儿童及家庭开展儿童疾病预防、哀伤辅导、临终关怀、出院指导、社区健康教育、健康行动倡导的基础上，自2018年8月通过申报课题及公益资源链接，建成全国首个儿童医学体验馆——"梦想医学院"后，运用智能化、趣味化手段，打造了"儿童自主健康管理"为核心理念的沉浸式儿童健康教育输出平台。该平台高度还原真实医疗场域，内部配置12台高仿真医疗器械，原创8项儿科教育游戏软件，1台疼痛管理体验仪，1台AR医护角色换装机器，立体式构建沉浸式服务空间。

（2）线上"梦想医学院"住院患儿延续性健康管理社会服务：在疫情状态下，医务社工着手开发线上移动版"梦想医学院"，着重针对住院患儿及从医院过渡到社区的康复期儿童，进行院中—院后健康管理指导。线上模块将儿童参与、儿童友好的理念更深入地融入诊疗，使儿童生存及发展的权利突破空间、时间的限制，通过互联网将承载的健康管理理念输送给住院患儿，让孩子们在住院期间借助床旁的暖屏设备实现在线生命教育，除了治疗也能让孩子们学习医学科普知识、培养疾病管理及伤害预防的理念和技能、体验沉浸式医学的乐趣。目前，复旦儿科正在建设"梦想医学院"3.0版——手机端"梦想医学院"，面向广大健康儿童打造更为便捷、实用、生动、有趣的儿童自我健康管理平台。

2. 打造一个融合病房、社区、社会全系统的儿童健康倡导平台，建立一套以儿童健康为本的倡导行动机制

复旦儿科社工部牵头发起并负责"梦想医学院"项目总组织协调，邀请上海市春晖社工师事务所、华东理工大学和复旦大学社会工作系教授等作为第三方督导及服务专家团，开展儿童权利导向的健康管理需求评估。医务社工作为项目组成员之一贡献自身专

业视角，增加儿童健康管理的社会支持需求及患儿疾病表达需求条目，问卷条目经过儿童、家庭测试后再投入使用。

（1）目标层：倡导儿童参与儿童生命教育，将儿童邀请至政策制定团队。

（2）内容板块层：通过复旦儿科、"梦想医学院"等线下实体空间，链接MDT专家资源进行沉浸式生命教育课程设计，同时辅以实体模型辅助、线上游戏，打造了医学人文服务的新概念空间，立体式地建构儿童对于生命、疾病、健康的认知，培养儿童自主健康管理的态度、技能；通过线上"梦想医学院"将生命教育资源输送给住院患儿及边远地区儿童；通过链接公益慈善资源，为大病、慢性病患儿提供资助，为罕见病诊疗提供资金支持。

（3）服务方法层：通过开展重疾（血液肿瘤、脑肿瘤等）患儿个案服务、慢性病及罕见病患者家庭支持小组、生命教育体验社区服务、健康管理社会教育几大类形式，在病房内、社区中、社会上全系统倡导儿童健康管理行动。

3. 建立一个开放共享的儿童生命教育专家库和资源库，完善生命教育知识发布和监测评估审核机制

"梦想医学院"借助强有力的科普培训基地和多元化的实践机会，建立高层次、专业化、权威性的儿童生命驾驭专家库，团队成员如下。

（1）社工专家：上海市社工协会作为指导，邀请上海市春晖社工师事务所专家团队作为督导，并联合上海各高校社工专业教授及学生资源，进行生命教育及儿童健康行动倡导的顶层设计。

（2）专业医疗背景专家：建设百人医疗专家库，引导27个科室的青年医务人员投身医学人文教育。

（3）儿童教育专家：上海市教委教育装备中心、闵行区中小学幼儿园课程设计组进行生命教育课程操作化设计。

（4）艺术教育专家：上海市视觉艺术学院、马利画材企业为"梦想医学院"长期合作方。

（5）技术专家：青蛙城科技团队、海上名医等视听媒体技术团队为"梦想医学院"作品产出做技术加工。

以上团队的正高级、副高级等专业技术人员组成专家库，共同对儿童健康倡导行动知识进行审核、监管。同时做了"梦想医学院"儿童生命教育资源库的建设。

4. 推出一批关于儿童生命、疾病、健康等在全国具有影响力、辐射长三角的生命教育课程品牌

（1）病房内（个案治疗服务）：开展重症急症（血液肿瘤、脑肿瘤等）住院患儿的生命十课。"梦想医学院"与上海市春晖社工师事务所通过项目合作的形式，在复旦儿科血液肿瘤科开展社工服务，将勇气、乐观、沟通、等待、成长等10个生命教育主题通过叙述、扮演、舞台剧等形式，输送给住院患儿及其家庭。除此之外，"梦想医学院"通过影像发声、人体图绘展览等艺术疗愈形式，对重症急症患儿进行哀伤辅导及临终关怀。

（2）社区中（延展社区教育）：开展慢性病及罕见病患者家庭增能成长教育。小组

和社区的医务社工工作多运用于慢性病患者做疾病管理的增能教育,但往往依赖于医疗转介、社区邀请、学校讲座的形式,受困于时间和空间的限制。而"梦想医学院"通过线上线下模式的联动,倚靠复旦儿科28个慢病俱乐部,开展慢性病及罕见病家庭增能成长教育,将医学诊疗及社工服务无限延展到社区乃至社会。

针对慢性病及罕见病患者家庭制定的干预/教育目标包括:①提高自身疾病认知,接纳与疾病共生的事实。②实行行为生活方式干预,提高疾病管理技能。③科普慢病管理健康知识。④建立慢病患儿朋辈联结,强化社会支持系统(示例见表16-3)。

表16-3 "梦想医学院"沉浸式生命教育小组(单次)

时间	环节名称	具体目标	活动地点	内　容
13:45～14:00	预检、分检	帮助孩子进入角色、正式进入医疗环境	体验馆外暖心服务台	1. 现场签到; 2. 换上小白大褂,挂上体验证件; 3. 检测体温及体表; 4. 体验AI角色扮演拍照游戏,正式换装
14:00～14:10	契约建立基础卫生	建立朋辈支持,签订体验契约	体验馆内医学小讲堂	1. 成员相识:欢迎成员、相互介绍; 2. 破冰游戏:"梦想医学院"的密码; 3. 明确目标:介绍体验目标; 4. 小组讨论:组员表达对医院的印象及对医学院的感受; 5. 小组讨论:签订体验契约; 6. 导入练习/技能培训:"七步洗手法"
14:10～14:30	地铁安全教育	进入沉浸式体验环境——学习出行安全,学习意外伤害种类	12号线顾戴路地铁站点	1. 明确目标:讲解活动目标及流程; 2. 技能培训:认识地铁标识; 3. 情景演示:地铁上下车环境模拟; 4. 放松练习:大家来找茬; 5. 小组分享:学习到的一个知识点或者体会到的一种感受
14:30～15:00	主题游戏体验路线	人在情境中——体验医学情绪,建构医学认知	主题游戏区域	1. 30分钟的时间留给孩子进行游戏互动、情景模拟、角色扮演等,在这其中需要社工老师及志愿者进行知识点的辅助讲解,帮助记忆;同时进行现场秩序维护; 2. 游戏体验的过程当中,孩子们更多是机械化地操作,学习动力有待验证;另外,同组孩子玩游戏具有差异性,对医学比较好奇的更多选择角色扮演和情景模拟,对医学不太好奇的会选择线上游戏;但在游戏体验中发现,在孩子们玩游戏的过程中,如有引导老师陪同讲解,孩子和陪伴老师的互动性增强,亲密性增强; 3. 主题游戏线路设计是根据"全人健康"理念来规划的,涵盖儿童身-心-灵方面,开放路线以"院前-院中-院后"照护来划分,给儿童和家长全局、系统地科普

续　表

时间	环节名称	具体目标	活动地点	内　容
15:00～15:30	医学微课堂	心流状态——系统性技能培训医学技能	医学小讲堂	在孩子大致适应医学环境之后系统地给孩子科普健康知识、疾病应对、自我保护技能等，巩固认知。 课程主题现在涵盖： 1. 意外伤害； 2. 儿童自我保护； 3. 儿童情绪表达； 4. 勇气课程； 5. 艺术疗愈； 6. 临床医疗游戏； 7. 自然－生命－科学； 8. 绘本伴读
15:30～16:00	总结分享感恩	巩固所学知识点，并且学会感恩知识	医学小讲堂	1. 小组游戏："感恩明信片"； 2. 信念强化：给好玩的游戏贴上贴纸、拥抱今日体验所要感谢的人； 3. 布置作业：填写体验馆体验活动反馈表、就医情绪后测问卷； 4. 信念训练："让我们相信改变"； 5. 告别仪式：将感恩明信片挂上心愿树；领取体验小勋章

（3）社会上（健康为本的行动倡导）：生命体验社区服务及儿童健康管理社会教育。儿童健康管理概念的提出已多年，各项机制及服务均已铺开，但对于如何标准化、系统化开展儿童健康管理并没有准确定论，提供的服务存在巨大的地区差异。医务社工通过"梦想医学院"平台，院前做好儿童健康管理需求评估、疾病预防科普的资源链接；院中提供个案及小组服务；院后将健康管理的理念、模式、技能下沉到周边社区，做好医院到社区的回流，将全人健康管理做了系统化整合（图16-2）。

二、初见硕果

（一）创新

"梦想医学院"儿童健康管理倡导行动，是复旦儿科社工部在评估我国大健康政策及临床儿童健康管理需求基础上，通过打造医学人文服务新概念社会空间，开展的覆盖国内外全儿童人群的沉浸式生命教育倡导工作。该项目在以下6个方面有所创新：①理念的创新，倡导"权利为本"的儿童健康管理。②视角的创新，引入儿童权利视角，突破人群限制的全儿童人群科普项目。③学科的创新，MDT专家团队共商儿童健康管理科学。④实践的创新，沉浸式体验改变单一科普形式。⑤传播模式的创新，线下还原现实医疗场景与线上延续性健康管理联动。⑥创新的产出，多种类、多数量、多形式。

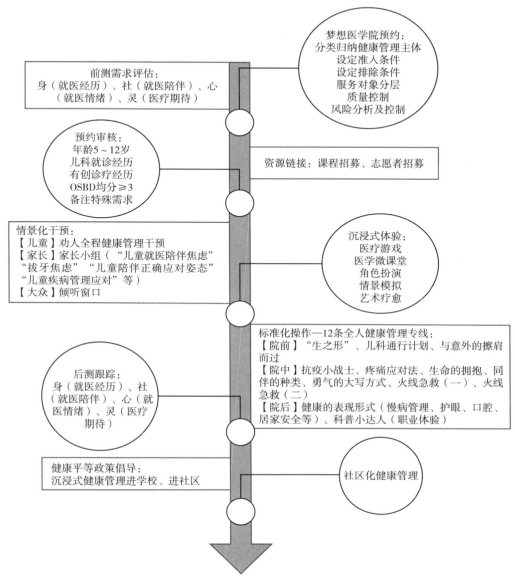

图16-2 "梦想医学院"儿童全人全程健康管理标准化工作路径

（二）理论意义

从社会生态学[①]以及健康信念模型[②]来看，"梦想医学院"儿童自主健康管理倡导行动将儿童引入决策群体，从儿童本身视角认知其对生命的理解和感知，引导儿童在健康

---

① 社会生态学：社会生态学强调个人、家庭、社区和环境之间的相互作用，认为健康是一个复杂的系统，需要综合考虑不同层面的因素。

② 健康信念模型：健康信念模型认为，人们的健康行为取决于他们对自身健康状况的信念，以及对预防、治疗和健康维护行为的认知。

管理中发声。医务社工通过教育、科普、链接慈善资源等手段，将物质及精神文明输送到全儿童人群，一定程度上促进儿童在共享健康资源、医疗资源、社会医疗福利等方面的平等。

从社会批判理论来看，该倡导行动从儿童本身视角探讨健康管理中儿童主体性意蕴，探讨了现有儿童健康管理科普体系中缺少的内容和形式，并探讨了其背后存在的制度化、结构化的原因。在社会批判理论视角下进行文献回顾，发现当下的医疗公共卫生宣教工作在实践过程中，微观层面关注"儿童本位"，中宏观层面依旧以"权威主义"及"家长主义"为主流视角，这表明了在现阶段的生物医学模式下，儿童健康管理中凸显的人群焦虑问题，以及生理年龄标签化带来的机制结构畸形，这是导致儿童主体在当今健康管理体系中被边缘的主因。

（三）实践意义

1. "梦想医学院"社区化儿童自我健康管理趋势渐增

截至2022年底，线下实体基地开展生命教育158场次，接受体验人次超1895人次；线上开展云端活动20场，受益人次超过300 000人次；线上"梦想医学院"住院患儿健康管理项目总登入访问次数为4264次，预计总覆盖住院人数为3058人。在"梦想医学院"互联网项目科普模块使用中，"医务社工服务站"访问次数为4818次，占比37.01%；人才培养方面，"梦想医学院"接待走访4场，超过320人，专题培训2场，培训生命教育讲师近100人。

2. 促进"自下而上"健康管理决策权的推广普及

"梦想医学院"儿童自主健康管理行动倡导，显著提升了社会工作的社会接受度及民众对社会工作的认知度，从而将"权利为本""主体决策"等赋权概念推入大众视野。复旦儿科医务社工在开展"梦想医学院"项目的过程中，进临床、进社区、进学校调研需求、提供服务、举行宣讲，显著提升了上海本地青少年儿童对"自主健康管理"的认知。2021年底，复旦儿科对线上"梦想医学院"项目的开展效果进行调研时发现，"医务社工服务站"访问次数为4818次，占比37.01%，这表明临床住院患儿对自身"疾病表达"以及"健康诉求"的需求大大增加。

（1）全儿童人群生命教育新概念空间打造及实践路径标准化建设：该项目在推行倡导行动本身时，系统梳理儿童自主健康管理的模式及工作方法，对沉浸式医学体验12条专线及26节微课堂从动态模拟方向做了文本梳理，内容包含儿童急救、疼痛管理、意外伤害预防、性侵自我保护等。

（2）全儿童人群生命教育课程专科化发展："梦想医学院"专项组成员从普通志愿者逐步向专业化发展，目前专业社工团队2支，有医学背景医务志愿者人数超150人，市民健康普及志愿者超50人，青少年健康管理志愿者团队2支。

（四）社会效益

"梦想医学院"儿童自主健康管理倡导行动自2018年开展至今，也获得了诸多社会荣誉，包括中国青少年研究中心"十四五"期间重大研究课题（2022—2024年）、2021—2022年度"林护杰出社会工作项目奖"、2021年第四届"上海市十大医改创新举措"提名奖、健康上海行动专项项目（2022—2024年）、2019年度上海市优秀社工项目、新时代健康上海建设"示范案例"、2021年全美社会工作学术研究年会"种族与健康平等"主题典型示范案例、2020年度公益之申十大项目等。

三、"梦想医学院"未来发展：打造数字孪生健康资源配置网络

已有研究表明，数字孪生在提供全人群全生命周期方面有卫生经济学价值。将数字孪生技术与儿童健康管理相结合不仅能切实降低医疗护理成本，更有可能从根本上解决现实世界因为语言、文字、文化、制度等结构性困境带来的儿童主体边缘的问题，进一步加强儿童"疾病预防"和"健康促进"的公平性、可操作性。"梦想医学院"项目发展到现阶段，依旧存在顶层设计儿童主体边缘、科普传播形式受限、精品作品缺乏标准化及可操作化手段、医院－学校－社区联动弱等问题，为解决以上问题，"梦想医学院"未来将充分运用数字孪生技术，与基层社区医院联合建设儿童自主健康管理精准管理协作网络，以智能化、模块化、产品化为特点，精细化开展儿童自主健康管理工作。

（一）建立"梦想医学院"全儿童人群全生命周期自主健康管理智能门户网站

"梦想医学院"拟新建一个权威智能网络门户，借助儿科医联体平台，链接上海各方儿科公共医疗卫生资源，以准确性和实用性改进医学科普的网络乱象。智能网络门户内容包含但不限于以下几个方面。

（1）门急诊及住院诊疗患儿精准医疗管理：成长发育、传染感染、新生儿照护、营养及健康、情绪与行为管理、儿童急救、患者安全自主管理、床旁管理、医疗游戏（childlife）、家庭与社会交互。

（2）学龄前儿童精准医疗管理：意外伤害预防与诊疗、生命教育（生命十课）、身体及器官认知、情绪认知与表达、儿童保护与儿童安全、成长发育、营养与健康、口腔健康。

（3）青少年儿童精准医疗管理：身体认知、思维及情绪认知/表达、性认知/性安全、健康影视、跨性别认知、传染性疾病预防、药物滥用、学校与社会交互、运动安全、意外伤害预防与诊疗、近视眼防治。

（4）照护者精准医疗管理：面向家庭、学校、社区及第三方医疗承接机构中心的照护者赋能与支持中心。

（二）研发一套学校、社区儿童自主健康管理系列课程，并授牌一批"梦想医学院"儿童自主健康管理示范学校/社区医院，建设儿童健康管理领域科普网络

（1）研发推出儿童健康行动科普作品精品：上海儿科科普专家库成员将以自身学术地位及社会资源为基础，推出内容丰富多样，传播渠道各异的科普作品精品。

（2）通过智能门户中心进行作品宣传，开展科普作品进校园主题宣教活动。

（3）以复旦儿科为中心辐射安徽、昆山、启东、厦门、海南等分院，并且与闵行区及各分院地区社区医院协作，通过"梦想医学院"产品及模块的复制平移，建成儿童健康管理科普网络。

（4）通过"三工联动"模式，培养阶梯式儿童健康管理科普人才队伍及人文关怀的

专业队伍。

1）专业医学科普人才队伍建设：面对医学科普人才缺乏的困境，医务社工与医护工作者、志愿者三工联动，价值共享、知识共享、专业共享，完善儿童健康管理科普体系；同时，医务社工招募且完善社区志愿服务培训，推动儿童健康管理向以社区、以家庭为中心开展。

2）青少年医学科普志愿者建设：①"梦想医学院"作为主要场所用于开设儿科医学科创班。②与闵行区实验西校、佳佳幼儿园等多个院校合作，进学校开展针对青少年儿童校园安全科创班。③与闵行区梅陇镇等社区等合作开展社区宣讲，并且开展关注青少年儿童健康管理的专题讲座，促进社区与医院联动。④充分运用复旦儿科临床技能中心的软硬件优势，通过理论培训＋技术模拟＋临床实践的方式，提升青少年儿童在自主健康管理的科创意识、态度、技能。该模式运行至今，普通青少年志愿者逐步向专业化发展，形成青少年健康管理志愿者团队2支；定期开展"科普小达人"比赛，挖掘有医学科创潜能及有志从医的青少年。

（三）配套研发并出版全国首套全儿童人群沉浸式交互健康科普绘本丛书

复旦儿科拟在原有"梦想医学院"基础上，进一步集中产出"梦想医学院"儿童自主健康管理沉浸式交互绘本系列丛书，该系列作品拟覆盖儿童全人群，倡导儿童自主健康管理行动。

案例点评

本案例以提升儿童自主健康管理能力为目标，以构建沉浸式儿童健康科普输出平台为指引，深化医务社工赋能医院管理的实践，加强医学人文服务的建设，助力公立医院高质量发展，对其他公立医院有很好的借鉴意义。

对该案例的分析可以从以下3个方面着手，以理解并在类似管理场景中效仿。

（1）拓展了医学人文服务的边界：从传统的医学科普走向融合病房、社区、社会全系统的儿童健康倡导平台。医学人文涉及多个领域，丰富的研究细节展现出其广泛的内涵。在临床实践方面，医学人文强调医师与患者之间的沟通与信任，关心患者的参与和决策权利。大部分医院都以"人文关怀"作为优质服务理念，从细节做起落实人性化、多元化的人文关怀举措，提供贴心的接待和诊疗服务。本案例则更深入一层，以服务对象即儿童为本，充分尊重并倡导儿童权利，提供个性化、差异化的服务，满足患者对自身健康管理上的需求和期望。与此同时，复旦儿科追求卓越的服务品质，不断提高服务水平和质量，不断挖掘潜力，创新服务模式，即打造了融合病房、社区、社会全系统的医学人文服务新概念社会空间，开展覆盖国内外全儿童人群的沉浸式生命教育倡导工作。

（2）创建了儿童全人全程健康管理标准化工作路径：虽然儿童健康管理概念的提出已有多年，各项机制及服务均已铺开，但对于如何标准化、系统化开展儿童健康管理并没有准确定论，提供的服务存在巨大的地区差异。本案例中医务社工在社会生态学、社会批判理论以及健康信念模型的理论框架下，运用适宜的定量和定性分析方法，对社会和临床需求开展了充分调研，通过"梦想医学院"平台，院前做好儿童健康管理需求的合理科学评估、疾病预防科普的资源链接；院中提供个案及小组服务；院后将健康管理的理念、模式、技能下沉到周边社区，做好医院到社区的回流，结合系统工程的搭建思路，将全人健康管理做了系统化整合。

（3）彰显了医务社工赋能医院管理的重要性："他们是医师的助手，护士的伙伴，患者与家属的朋友，家庭的保护人，社区的组织者，其他专业技术人员的合作者"，长期致力于医务社工研究的刘继同教授对医务社工重要性的定位成为著名论断。然而在国内的医疗创新改革中，目前只有大医院认识到开设医务社会工作部门，培训医务社会工作人才的重要性。关键因素是医务社工还没有获得医疗领域，主要是卫生行政部门与医疗机构的广泛了解与认同。本案例是由医务社工牵头发起并负责总组织协调的成功项目，这离不开医院领导的大力支持和认可，也充分展示了医务社工工作的高度专业性和复杂性。由此可见，医务社工已然成为助力公立医院高质量发展中不可或缺的中坚力量。

思考题

1．医务社工在医学人文服务中的定位和作用是怎样的？

2．医务社工赋能医院健康倡导及运营管理中可能存在哪些挑战，以及哪些可操作的改进措施？

3．如果你是"梦想医学院"的院长，将如何进一步完善其未来发展规划？

参考文献

［1］查人韵. 儿童体验空间的建构［J］. 教育理论与实践，2022，42（26）：22-25.

［2］陈玉倩，侯晓慧，朱碧帆，等. 数字孪生在精准医疗应用中的研究进展和挑战［J］. 海军军医大学学报，2023，44（01）：97-101.

［3］董颖，徐虹，王胤，等. 健康管理中儿童主体性意蕴的批判性探讨［J］. 中国医学伦理学，2022，35（03）：302-309.

［4］李小扬，郑河. 基于顾客满意理论的医院管理对患者就医体验的影响［J］. 中国卫生标准管理，2023，14（14）：58-63.

［5］李一陵. 做好医学科普工作具有重要而独特的意义［J］. 中国卫生人才，2022（11）：10-11.

［6］孙华君，田恩宇，张昱，等. 增能视角下社会工作对慢病患者的介入研究——以天津市北辰区大张庄镇高血压患者自我健康管理小组为例［J］. 社会与公益，2021，12（03）：44-47.

［7］孙世月，张煜. 呼吸道传染病疫情背景下的民众社交距离保持行为［J］. 心理科学进展，2022，30（07）：1612-1625.

［8］苏勇林，向杰，陈稳，胡晓林. 健康科普推进医疗服务育人的探索与实践［J］. 现代临床医学，2019，45（04）：293-294＋300.

［9］吴桂萍，石荣丽，郑洁楠，等. 医患交互对患者在线医疗满意度的影响研究——基于双因素理论 ［J］. 卫生经济研究，2023，40（03）：52-56.

［10］谢春艳. 健康中国背景下医务社会工作参与构建整合型健康服务的探讨［J］. 中国社会工作，2017（27）：7-11.

［11］O'Hare K，Watkeys O，Harris F，et al. Self-harm and suicidal ideation in children and adolescents in contact with child protection services ［J］. Medical Journal of Australia，2023，218（11）：526-527.

［12］Roberto A J，Zhou X，Lu A H. The effects of perceived threat and efficacy on college students' social distancing behavior during the COVID-19 pandemic ［J］. Journal of Health Communication，2021，26（4）：264-271.

教学指导

一、课前准备

1. 确定案例主题，收集案例资料，明确本案例教学的具体目的。

2. 制订详细的教学计划：案例讲解＋分组讨论＋师生互动＋总结交流。

3. 资料阅读：把案例正文文稿及与案例相关的背景资料一同发放给学生，要求学生仔细阅读案例内容，了解儿童自主健康管理与医务社工的相关背景及历程。

4. PPT准备。

5. 学生分组准备，可将学生分为若干个不同小组，在课前收集不同医院在医务社工赋能健康倡导及运营管理的相关案例，在课堂上与复旦大学附属儿科医院案例进行对比分析，深化学习。

二、适用对象

本案例适用于医学人文、医务社工、健康教育与健康促进、儿童自主健康管理、医院公益文化等课程主题的教学，可作为"医学人文"课程的教学案例，对医院管理学术型硕士研究生也适用。另外，本案例还可以用于引导和激发在校的公共管理本科专业学生对医学人文、医务社工等方面的兴趣。

三、教学目的

通过本案例的学习使学生明晰医学人文在专科医院实践的复杂性，识别医务社工赋能管理过程中的关键点，以及从复旦大学附属儿科医院的实践中得到一些具体经验的启示。

具体教学目的如下：

1. 使学生了解儿童自主健康管理的相关理论，充分认识儿童视域和儿童主体性的概念和意义，以及当代儿科医学中儿童参与诊疗及健康管理，以拓宽医患共同决策通路的作用。

2. 通过阅读案例、讨论分析与交流，让学生理解和把握医院管理中医学人文相关干预方案的制订执行、反馈与完善等系统性的流程，并落脚于医务社工赋能医院健康倡导及运营管理这一环节，在此基础上引导学生思考医院开展医学人文专项活动的难点与关键点。

3. 通过互动交流与讨论，引导学生讨论医务社工赋能医院健康倡导及运营管理中可能存在的挑战和难点，以及可操作的改进措施。

4. 提高学生对现实问题的分析能力、决策能力、协调能力、表达能力和解决问题的能力。

四、教学要点

医务社工如何赋能医院管理的案例是较为缺乏的，各医院开展此项工作的进程不一。就此项学习而言，主要还是借助典型案例的阅读与分析开阔视野，引导学生思考。

教学要点如下：

1. 通过对案例的剖析启发学生思考：医院在哪些方面需要进行医务社工的介入和

干预？医院本身需要做好哪些方面的组织准备？通过生动具体的案例描述使学生明晰医务社工在医院管理中的功能定位和现实意义。

2. 让学生带着问题来学习，提高学习兴趣，通过自主学习寻找答案。在案例讲解前，提出问题：复旦大学附属儿科医院开设"梦想医学院"的契机是什么？医务社工在这一项目中扮演了什么角色？医院管理者是如何助推及最大化医务社工的贡献？这有助于理解和剖析案例所演示的现象和举措。

3. 让学生进行情景还原，针对医院面临的形势进行分析并提出改进建议，模拟开设"梦想医学院"过程中可能会出现的一系列问题，以此与案例中所采用的举措进行对照分析，评估这些举措可能具有的影响，并且考虑可能会有哪些现象会被疏漏，据此来完善案例中的举措。这是评判他们对业务的熟悉程度以及培养他们预见能力的一种方式。

4. 总结点评学生的观点。教师在学生交流结束时，对学生讨论的观点进行评析，指出各自的优缺点，分析案例存在的重点难点，对学生讨论中存在的问题进行针对性点拨；在总结时，指导学生从不同的角度用不同的方法来解决案例中的问题。

（傅丽丽　董　颖　简杜莹　王　薇）

案例17　公立医院文化的形成及创新

案例概要

　　医院文化是医院在长期医疗服务实践中创造的特定的物质财富和精神财富的总和。医院文化建设是一项润心塑魂的工程。湖北省十堰市太和医院较早开展了前瞻性、系统性、持续性的医院文化建设，经过近三十年的不懈努力，逐渐建成具有太和特色的文化品牌。太和文化奠定了医院综合软实力，也成为医院的核心竞争力，为医院高质量持续发展注入了不竭动力。太和医院形成的一套实用且科学的医院文化建设的组织体制和经验方案，对我国公立医院文化建设极具参考价值。本案例从医院文化建设的概念、文化建设的体系特色、文化建设的具体实践过程出发，系统描述公立医院文化建设的步骤方法和实践过程，并对其文化建设的特色亮点、拓展推介、传承创新进行了阐释。

案例详情

　　医院文化是医院在长期的实践活动中逐步形成的，它是医院综合实力与文明发展程度的体现，也是知识形态的生产力转化为物质形态生产力的源泉。医院文化具有独特的文化特色，是医院员工普遍认同与遵守的理想信念、价值观念和行为准则，以及与之相适应的规章制度、组织结构、物质表现等方面的总和。加强医院文化建设，能够增强医院职工的凝聚力和向心力，激发职工昂扬斗志和干事创业的激情，形成良好工作作风。医院文化建设通过塑造医院的整体形象和品牌形象，能够在提升患者满意度和信任度的同时，提高医院的社会声誉和美誉度，增强医院核心竞争力，促进医院高质量、高效率、可持续发展。

一、太和文化概况

　　湖北省十堰市太和医院成立于1965年，坐落在举世闻名的道教圣地武当山下。武当山古称太和山，1995年地市合并时，医院将"郧阳地区人民医院"更名为"太和医院"。一方面是为传承武当道教文化精髓，培育内涵深厚的文化品牌；另一方面，太和即太平、祥和之意，寓意着万民健康的夙愿。

之后历经近三十年的不断传承、发展和创新，太和医院逐渐铸就了"太和文化"闪亮品牌。太和文化拥有其独具魅力的文化基因，是几代太和人接续奋斗的真实写照。它汲养道家文化，根植大众百姓，朴素而崇高。太和文化以"和"为核心文化，以"崇德、精医、和道、济世"为核心价值观；以"弘敷仁爱、泽被群生"为主体文化；以"和而不同、和衷共济"为文化理念；以"问道武当、寻医太和"为文化品牌传播语。这些理念的形成和使命的建树，集中反映了太和作为区域医疗中心龙头医院的责任和担当。

当下，太和医院以习近平新时代中国特色社会主义思想为指导，坚持以人民健康为中心，以践行太和核心价值观为契机，以提升群众整体就医体验的获得感、幸福感为目标，让医院核心价值观可见、可感、可践行，从而构建患者满意、员工幸福的医护患人文价值共同体。

通过持续的文化建设，医院促进了整体医疗服务模式的转变，建成了精神卓越、文化优秀、制度完善、管理先进、质量领先、服务暖心、环境优美、公益丰富、医护患备受尊重、幸福感显著增强的智慧型、现代化、艺术性人文医院。

二、太和文化萌发与初步形成

1965年，为响应毛主席"把卫生的重点放到农村去"的"6.26"指示，武汉医学院（现同济医学院）53名医护人员举家搬迁，来到贫困的郧阳山区建设医院。这一时期，艰苦奋斗、不怕吃苦成为员工的优秀品质，治病救人、教书育人成为医院的第一责任。太和医院作为鄂西北最早建立的一所综合性医院，为当地百姓解决了健康问题，被亲切地称为"老乡医院"。但在20世纪80年代中期，也因为医院发展落后，设施设备陈旧，环境脏乱差，而被《健康报》以《前门治病、后门防毒》为题进行了曝光，成为全院员工之痛。

1987年时任院长的王伦长深谙：一个贫困的山区医院要想发展，除了要摆脱经济制约外，摆脱精神制约也是关键。员工心中无目标，缺乏精神支柱，没有共同理想和追求，"老乡医院"自然会成为"落后不堪"的代名词。

于是王伦长院长把"兴文化、提精神、转形象"作为这个时期的一项重要任务，首次提出了"病人至上、质量第一；爱我医院，振兴中华"的"太和人精神"，并将其雕刻在医院住院部一楼的墙壁上，让全体员工明确奋斗的目标。

为使文化理念深入人心，王伦长院长发挥命名艺术的魅力，用富含哲理的生动阐释启发激励员工。医院的各栋楼房都有一个好听又饱含深意的名字：四栋医疗用房分别命名为济世楼、济民楼、济安楼、济康楼，组合起来就是"世民安康"之意；行政办公楼名为"敬业楼"，后勤综合楼名为"先行楼"，生活服务楼名为"明月楼"，职工住宅区名为"祥和山庄""君安大厦"。命名艺术将太和文化的追求和责任传神地表达出来，便于记忆和传播，也为静态的物体赋予生命力。命名艺术成为医院文化建设的重要组成部分与独特的文化特色。除了艺术命名，医院还"以碑言志"，武当医魂碑、太和箴言碑、医师誓言碑、太和日出碑等各种碑刻坐落于院内的不同位置。碑刻记录着医院发展的历史和辉煌业绩，砥砺员工意志，激发员工恪守医德、创新奉献。

同时期建成的太和院史馆，气势恢宏，创意独特，融历史、现实与理想为一体，展示了医院文化的丰硕成果，成为对员工进行思想道德教育的重要阵地。

通过一系列改革措施和医院文化建设，员工的心齐了，发展的劲头足了，医院环境改善了。1987年，医院荣获国家卫生部颁发的"全国卫生先进单位"，医院得到正名，全院员工欢欣鼓舞、激情沸腾。自此，太和人尝到了文化建设的甜头。

20世纪90年代初，国家开始创建三级医院，太和医院自然没有落后。以王伦长院长为首的领导集体借力发力，提出了"创三甲医院，建千张病床；太和医学城，平安每个人"的发展目标。经过全院努力，1993年太和医院成为全国首批三级甲等医院。1995年，随着当时国内医界第一高楼的太和医院济世大楼的竣工启用，医院步入大医院行列，名列全国第21位。至此，一个昔日的"老乡医院"开始涅槃，变成了十堰市政府重点建设的医药城。1995年也被太和人视为医院"和"文化建设的开端。

2000年，时值太和医院建院35周年之际，王伦长院长撰写了记录太和发展史的《武当医魂》碑志，矗立在太和广场，让几代太和人铭记在心，踔厉奋发；书写了一副对联——"太和医院太和精神世纪之交重抖擞众志成城建新城兴车城，老乡医院老乡情谊三十五年如一日齐心协力保健康奔小康"，巨幅对联悬挂在济世大楼，以其深厚的意蕴，恢宏的气势，成为车城十堰一景。

太和医院通过"文化兴、医院兴"的成功实例来激励引导员工正确认识医院文化的重要性，为太和品牌的铸就播下了文化的种子，启迪思想，塑造灵魂，育化习行，为医院的发展插上了文化的翅膀。

时任院长王伦长也被太和人尊为太和文化的创始人、播火者。之后，太和文化历经涂汉军院长、罗杰院长、唐以军院长一届届主要院领导的传承创新、砥砺发展，嫣然成长为一片枝繁叶茂的森林，呈现出旺盛的生命力。尤其是在罗杰担任党委书记、院长期间，太和文化再一次得到丰富和升华，他带领全院员工提炼了"崇德、精医、和道、济世"核心价值观；在全院倡导"自豪不自大，昂扬不张扬，务实不浮躁"的太和人作风；建设了"大医精诚碑"，规划了古今中外名医园，镌刻了"和"字碑，对太和"和"文化进行全面阐释，并通过各种渠道对太和"和"文化进行传播、宣教，以文化人，培养忠于职守、乐于奉献、爱岗敬业、服务人民的优秀团队。全院职工都以身为太和人而倍感荣耀，自觉践行太和文化，呵护擦亮太和品牌，太和品牌已然成为十堰的四张名片之一，随之享誉全国。

三、太和文化建设的传承与创新

（一）太和文化建设的四个层级

医院文化建设的内容通常包含四个层级：精神文化、制度文化、行为文化和物质文化。经过近三十年的文化建设，太和文化在医院各个层面都得到系统体现。

1. 精神文化

（1）太和医院精神文化内容：精神文化是医院文化的核心，是一项润心塑魂的工程，更是医院文化建设的基因工程与文脉传承。太和精神文化建设是逐级提炼文化内核，不断丰富和发展文化内涵的持续过程。图17-1展示了太和精神文化的丰富内容，包括医院的使命、核心价值观、发展理念等内容。

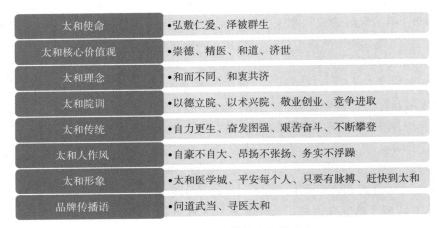

太和使命	·弘敷仁爱、泽被群生
太和核心价值观	·崇德、精医、和道、济世
太和理念	·和而不同、和衷共济
太和院训	·以德立院、以术兴院、敬业创业、竞争进取
太和传统	·自力更生、奋发图强、艰苦奋斗、不断攀登
太和人作风	·自豪不自大、昂扬不张扬、务实不浮躁
太和形象	·太和医学城、平安每个人、只要有脉搏、赶快到太和
品牌传播语	·问道武当、寻医太和

图17-1　太和医院精神文化的内容

（2）太和医院精神文化体系的形成：太和医院精神文化体系及生动丰富的内容是在医院近三十年发展过程中，逐步积累、发展并确定的。以下仅从医院愿景、使命和价值观三个方面，具体阐述其形成过程。

1）愿景的确立：十堰市地处我国中西结合部，是鄂豫陕渝毗邻地区最大的中心城市。太和医院是该地区实力最强、规模最大的三甲医院，医疗辐射鄂豫陕渝毗邻地区6地市州、40多个县市、3000万人口。2006年，十堰市政府提出打造区域中心城市，太和医院为适应十堰社会和经济发展，积极响应并提出"夯实四大能力、打造四大集群、建设区域医疗中心"的目标。2011年，太和医院成功成为国家卫生部支持发展的中西部市州级区域医疗中心。2012年，太和医院"八大中心"的建设落地和"一院两区三特色四工程"全面推进。2015年，太和医院病床突破4000张，定位国际化的以健康管理、中医养生、抗衰老为主的太和武当山院区投建，为太和医院进一步实现集团化发展提供了重要支撑。因此，太和医院将愿景确立为"国家中西部区域医疗中心"。

医院发展愿景的确立，为医院发展擘画蓝图、指明航向，让全院职工的力量汇聚成发展的同向力，助推医院高质量快速发展。

2）使命的确立："弘敷仁爱、泽被群生"是太和的使命，也是太和人职业精神的体现，意为：广泛而深入地播撒仁爱，健康惠及广大民众。仁爱是为医者的追求。医者仁心，没有仁爱之心，就没有对生命的敬畏，也就没有救死扶伤的担当。太和医院传承这种精神，是时代赋予的重任，是社会赋予的责任。2000年，医院提出"弘敷仁爱、泽被群生"作为医院的使命，并以碑刻的形式矗立在医院广场，让全院员工时刻牢记，立足岗位奉献社会。

太和使命是医院重要的精神文化。它是医务人员实现理想的意志、克服阻力的信念、创新创造的动力。当时代进步呼唤一种力量，这种力量体现着某种使命，这种使命就表现出一种坚忍的意志，与之伴随的精神就开始生根、成长、蓬勃，并成为一种共同的价值追求。

医院使命的确立为全院职工赋予了时代使命，激励着一代代太和人坚守初心，勇担使命，让每一个员工有了强烈的归属感和作为太和人的荣誉感。

3）价值观的确立：为进一步弘扬太和医院优良传统，引导干部员工践行医德规范，培养高尚品质，2012年，医院党委面向全院和社会征集"太和核心价值观"表述语。经过初选、群众投票、网上投票、专家评选，最终确定"崇德、精医、和道、济世"为太和医院核心价值观。

崇德：体现太和医院重视思想道德教育的传统，也体现了广大员工重视品德修养的价值取向。

精医：精通医疗技术，掌握现代化医疗知识，成熟运用于专业领域。

和道："和"有两层意思，一是和谐、和睦；二是连带、依附，引申为"追随"。"道"主要指万物发展变化的规律和道理，亦指"道义"。"和道"合在一起，即与时俱进、开拓创新、顺应天地万物的规律。

济世：一方面，是为激励全院员工救死扶伤，防病治病；另一方面，医院济世大楼为太和医院最早的一栋主体建筑，当时号称全国第一住院高楼，其中蕴含着太和人的精神和梦想。

太和文化从随意性到有目的性，从粗浅的口号变为员工共同的理想，从精神激励到工作实践，实现了从管理层到员工的文化自觉。

为了让员工深入理解太和文化，让社会认同太和文化，并主动积极践行太和文化，做好对太和文化的阐释和推介，医院通过召开职工代表大会（职代会）、党员代表大会（党代会），在报告中对愿景及价值观进行解读，号召全院员工大力实践；通过到各临床科室进行宣讲，让员工加深了解，增强员工的执行力；通过各种专题会议、社会媒体及院内橱窗、院内电视、报纸、网站及纸杯、手提袋等用品，大力宣传愿景和价值观。

医院核心价值观的确立，使全院职工有了清晰坚定的价值认同理念，潜移默化地影响着每一位太和人，塑造了一代代太和人优秀的品质与独有的文化特质。

2. 制度文化

把文化融入制度创新，不断推进医院管理科学化。医院文化建设只是手段，"以文化人"才是目的，医院文化理念只有在医院各项规章制度中充分体现，才能渗透到医疗服务的每个环节，才能起到润物细无声的作用。

（1）建立医院核心价值观等精神文化的践行标准：为了让医院的核心价值观等精神文化可视、可行、可感知，医院建立了太和文化的具体践行标准。以医院核心价值观为例，表17-1展示了医院崇德、精医、和道和济世四个核心价值观的具体释义，并列出了每个价值观的践行标准。

表 17-1　践行医院核心价值观的具体标准

核心价值	维度释义	践行标准
崇德	重视道德建设，拥有高尚品德。"无恒德者，不可以作医"，崇德是每一位职工对自身事业发展和从业灵魂的首要追求	1. 遵守纪律，廉洁奉公，作风正派，办事公道，在院内发挥模范带头作用；爱护公共财产，节约医院资源有较大突出成绩；获院级以上优秀党员、文明先进个人等荣誉称号。 2. 防止或者消除事故有功，使医院声誉、利益免受或减少损失；敢于检举院内违法违纪行为，在维护医院正常工作秩序中事迹突出；获市级道德模范荣誉表彰或被市级新闻媒体点名表扬。 3. 恪守职业道德，遇到突发事件时表现出高尚品格（如见义勇为、舍己救人等）；获省级及以上道德模范荣誉表彰或被省级以上新闻媒体点名表扬
精医	拥有精湛的医术和高水平的医务管理能力，对待工作，精益求精。"博极医源，精勤不倦"，精医是每一位职工对自身专业技术和水平提升的不变追求	1. 在教学、科研工作中，成绩突出，有较大贡献；在承担专项重要工作中做出显著成绩和贡献；担任市级重点学科带头人或主持市厅级项目负责人。 2. 热爱公共服务事业，掌握国内外先进技术或管理理念，医术精湛、业务能力强，在推进医疗卫生领域改革发展方面，表现突出、成绩显著；担任省级重点学科带头人或主持省部级项目负责人。 3. 能独立解决重大关键医疗问题，有很强的组织能力与培带能力，业务工作突出，在医疗领域拥有重大影响力；在对外交流与合作或重大医疗赛事和活动中为国家争得荣誉和利益，表现突出、成绩显著；担任国家级学科带头人或主持国家级项目负责人
和道	和谐发展、与时俱进、开拓创新。"凡益之道，与时偕行"，和道是每一位职工对探寻规律与突破之间平衡的永恒追求	1. 在履行职责、钻研业务，科学管理，团结互助等方面，成绩突出，在医院改善服务或管理方面提出重要建议被采纳；积极参与、支持院内外多学科协作诊疗等合作性医疗工作；在医疗技术、管理、服务等方面有一定的创造创新能力，获院内管理创新奖。 2. 在发生突发事件时，坚决执行医院上级命令，密切协同，通力合作，在完成任务中，表现突出，有较大贡献；积极参加医疗技术革新、技术改造，对医院高质量发展作出重要贡献，相关经验被推广应用；获市级科技进步奖或同等级荣誉。 3. 工作中有医疗发明创造、技术创新或成果转化，产生显著经济效益或社会效益；获省级及以上科技进步奖或同等级荣誉
济世	救死扶伤，泽被群生。"医之大者，悬壶济世"，济世是每一位职工对自身奉献爱心和传递真情的持续追求	1. 具有无私奉献的精神，积极参与社会志愿服务和公益事业活动，为基层医疗水平的提高作出贡献；参与并高质量完成医院组织安排的下派工作；在医务工作中，为服务对象提供优质、高效服务，获得称赞及表扬。 2. 服从医院安排，积极参与偏远地区援助（如援外、援疆、援藏）等医疗活动；在发生自然灾害、传染病流行、重大伤亡事故以及其他威胁人民身体健康的紧急情况时，能挺身而出、救死扶伤，作出贡献；长期服务基层，在为民服务、爱岗敬业、担当奉献等方面，表现突出、成绩显著。 3. 为维护社会稳定作出突出贡献；敬畏生命，对疑难疾病的攻克作出努力并取得学术成果；获得全国卫生系统个人荣誉称号（如全国卫生系统模范工作者、全国卫生系统劳动模范、白求恩奖章）

（2）通过创新制度文化，促进医院持续改进：数十年来，太和医院坚持把制度创新作为医院文化建设的重要内容。太和医院党委四度修订《太和院规》，实现员工人手一册，使院规成为规范、约束全院员工言行和进行自觉管理的"蓝宪法"；把规范服务作为医院文化建设的基本要求，根据岗位特点和工作性质，编印下发《太和医院员工服务规范》，此规范共分四个分册，适用于医、护、技、工、行管等各类人员；把每年编写《太和年鉴》作为展示亮点工作、交流各科经验的重要手段，不断推进规范管理。

（3）管理民主化，决策制度化：医院党委、行政坚持民主集中制原则，关键决策均建立在充分沟通的基础之上，制订了《"三重一大"事项管理制度》，在重大决策、重要人事任免、重大项目、大额资金使用、领导干部廉政建设、医疗收费等方面及时与员工和社会进行沟通。医院每周召开院长办公会，每月召开民主生活会。院领导班子内部沟通充分体现各抒己见、畅所欲言，内部会议没有达成一致意见的，决不能擅自作出决策。医院每年定期召开"职代会、党代会"，广泛征求意见和建议，并责成相关部门认真分析、研究，提出解决方案，在会上就提案执行情况进行通报。若为紧急情况，医院则及时通过院内网或科主任例会、院周会，及时通告全体员工说明事由，让员工了解或参与解决这些重大事务。

（4）以德育人，依法治院：医院领导及党员干部以身作则，创造医院良好的守法和道德行为环境，并通过率先垂范、激励引导、建章立制、深入普法等方式来营造风清气正的氛围。

1）坚持建章立制：医院不断完善制度，构建长效管理机制，落实尽责内容，加强尽责自律，严格尽责考核，健全问责机制，使医院责任体系更好地发挥监督和促进作用；建立和完善了内外部审计监督制度，制定了《党风廉政责任制实施办法》《干部个人重大事项报告制度》《干部诫免暨党纪政纪处分决定》《医德医风制度》等，有效防范违法违纪行为的发生。

2）坚持深入普法：医院成立普法领导小组，广泛开展普法教育，编印《普法知识手册》；开展普法知识讲座，邀请法律专家给员工上课；在医院门诊部、住院部建立投诉信箱，公布举报电话，实施有奖举报；编制《太和院规》，人手一册；院内电视频道播放法制知识和法制讲座，信息大屏宣传道德典型。

3）坚持推行廉洁风险防控机制：医院为进一步加强惩防体系建设，不断提高防范廉洁风险的能力，制订并实施了《太和医院廉洁风险防控实施方案》，成立了廉洁风险防控领导小组，党委书记、院长任组长，分管领导任副组长，各党支书记为成员。领导小组负责全院廉洁风险防控工作的策划、统筹和指导。

4）坚持医疗风险控制：医院狠抓核心制度的落实，组织专班对全院疑难病例讨论、死亡病例讨论、术前讨论进行检查，针对存在的问题，及时与科室沟通，进行强化整改，并实施奖惩兑现；强化医疗安全培训，邀请十堰市及武汉市专家主讲《浅析医患纠纷》《医疗工作中纠纷的防范和处理》《侵权责任法解读》；采取严谨的围手术期管理，确保有序、高效开展各项工作，对手术流程优化，确保手术安全。

3. 行为文化

（1）持续开展主题创建活动，促进医疗服务改善，提升患者就医感受：坚持不断创建主题活动是医院实现快速发展的重要途径。在近三十年的文化建设过程中，医院坚持以创建促发展，保持创建工作的连贯性。通过宣传、教育和引导，员工已经把创建工作视作"提质增效"的有效利器，总是一边创建，一边总结，一边推广经验，从实践上和理论上进一步丰富和提高。医院在相继开展的"全国文明行业工作先进单位""全国百姓放心示范医院""全国'五一'劳动奖状先进集体""全国文明单位"等创建活动中，取得了一次次的胜利。同时，医院围绕"以患者为中心"，不断开展文明优质服务活动，门诊成立外省市患者服务中心，为患者提供导诊分诊、开常规用药、联系就餐、住宿及邮寄检查报告单等服务；建立志愿者服务队，推送、搀扶老人及行动不便患者；全面推行磁性护理服务，用真心服务拉进医护患的距离，让病房变得温馨、让医疗变得暖心。2018年以来，医院在窗口科室开展以"亮形象、亮规范、亮结果、创精准服务窗口"为主要内容的"三亮一创"活动，全方位改善患者的就医体验。自2020年以来，医院结合"反四风""两学一做"和专项整治活动，倡导"严谨治学、不忘初心，心怀理想、服务患者"。2023年，医院结合能力作风建设，在窗口科室开展"服务实践岗""服务示范岗""服务标兵岗"创建活动。这些文化活动潜移默化地净化着太和人的灵魂，提高了员工素质，培育了和谐精神，起到了润物细无声的效果。

（2）实施主题年建设，让太和文化有抓手：太和医院开展的"主题年"活动始于2001年，主要目的是：通过凝练发展主题，确立发展目标，统一员工意志，加大执行力度，提高管理效率，突破性解决医院发展中的焦点和难点问题，促进医院又快又好发展。主要内容是一年确定一个发展主题，围绕这个主题，提出当年要解决的"十件实事"，并通过责任机制、考评机制、激励机制等措施，集全员之力保证目标实现。

20多年来，太和医院先后开展了学科建设年、服务效益年、管理创新年、质量认证年、文化建设年、数字太和年、和谐医院年、环境友好年、科学发展年、精益管理年等22个主题年活动。事实证明，这一开创性的做法，对医院的发展产生了深远的影响，改革有了方向，发展有了目标，员工有了动力，成效不断显露。医院连续六届荣获全国文明单位，先后建成45个省级重点专科，3个国家级重点专科，成为鄂豫陕渝毗邻地区医疗中心。

（3）实施员工关爱工程：员工是医院发展的动力源泉，关爱员工是构建和谐医院的核心所在，是医院履行社会责任的重要环节。为了把关爱员工的工作落到实处，进一步激发广大员工的积极性和创造性，医院持续开展医师节庆祝活动、护士节庆祝活动，表彰先进，激励后人；关爱员工健康，开展免费体检，组建10余个健康俱乐部，让员工体验到工作之余的快乐；开设人文大讲堂，提升员工素养；开展青年员工座谈会，征求大家意见，解决员工诉求；实施员工成长成才计划，累计选送700余名优秀员工到国外先进大医院学习深造；鼓励员工带薪深造，解决员工后顾之忧。

（4）精心为民，彰显公益：医院推行精益管理，优化门诊流程、检验流程、住院流程、手术流程，缩短患者等候时间，方便患者看病；成立彩虹服务中心、外省市患者接待中心，落实"七项系列服务"，不断提升患者就医体验；通过对病房环境的改造，营造更加温馨、和谐的就医环境，方便患者就医，提升服务功能。此外，医院设立"太和医院慈善·救助基金"和减免医疗费用，破解看病难、看病贵的难题；对口帮扶基层医疗机构，向其捐赠医疗设备设施，提高基层医疗技术水平；托管四家二级医院，建立30余个专病医联体，提升专科建设能力和疑难危重症救治能力。作为政府主办的公益性医院，不仅要承担救死扶伤的重任，还要将医院发展与本地区经济发展相结合，为社会做贡献。近年来，太和医院先后成为十堰市手足口病、问题奶粉筛查、先心病救治定点医院、脑卒中防治基地；成立患者随访中心，设立投诉信箱，公布举报电话，接受社会各界对医院的监督。

（5）媒介文化：医院把宣传工作作为加强声誉管理的有效利器。每年初，医院会提出专科技术和学科带头人的宣传重点，由宣传部门制定策划方案并予以实施。每年医院要召开宣传工作大会，班组长以上干部参会，会上由宣传部门讲解新一年度宣传工作规划，确定宣传思路、宣传主线、宣传重点。2013年以来，医院提出高位宣传的理念，大力宣传医院在改革发展中的好经验好做法，提升医院在全国的知名度，先后70余次上央视新闻，10余次上人民日报，60余次在新华社刊发新闻报道。2018年1月，太和医院医师鲁军体只身跨三大洲辗转五国行程5万公里护送国外受伤农民工回国治疗的事迹引起全国人民关注，人民日报、新华社、中央电视台等上百家媒体聚焦这一公益行动，多家国外媒体参与报道，产生了轰动效应，太和声誉享誉国内外。

自2011年以来，太和医院集中打造了"2111工程"，主办两份面向社区和患者发放的《太和人报》《太和健康资讯》，让患者了解健康知识、方便看病就医；创办省内医院唯一的科普月刊《健康与生活》杂志，每期3万册免费赠阅；创办中国首家三级医院养生门户网站——太和武当养生网，方便群众网上预约挂号、问诊咨询；建设湖北省首个互动体验式健康科普基地；组建108人的太和健康专家宣讲团，免费开展健康讲座。

4. 物质文化

除了精神、制度和行为文化，太和医院的文化建设也十分注重将精神文化转为相应可视、可听、可感知的载体呈现。

（1）院徽、院旗、院歌：医院高度重视院徽、院旗、院歌在文化建设中的作用。例如，院徽、院旗高度凝练承载了核心文化——"和"文化，使医院文化品牌具有高度的辨识度；院徽设计以传统的体现医院特色的"十"字形切入，从"十"字的各个方向向外延伸成"和"的造型，不仅准确体现太和医院的行业特征，而且演绎出太和医院以提供治病救人的医疗服务为中心，广结善缘，泽荫社会，最终达到太平祥和的社会理想，见图17-2。

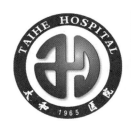 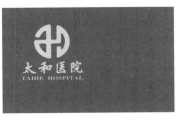

图17-2　太和医院的院徽和院旗

（2）碑刻文化与院史馆：碑刻文化是太和文化的重要组成部分，医院在不同发展时期，逐步建成不同主题的文化碑刻，以纪念医院发展历程中的重大文化标志事件，并且在早期武当医魂碑等碑刻基础上，又新增了大医精诚碑、和文化碑等。太和院史馆通过文字、图片、实物的形式展示了医院文化的丰硕成果，成为对员工进行思想道德教育的重要阵地（图17-3）。

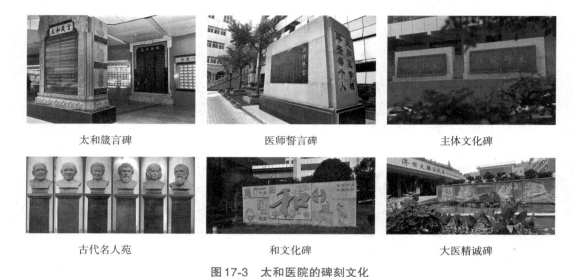

| 太和箴言碑 | 医师誓言碑 | 主体文化碑 |
| 古代名人苑 | 和文化碑 | 大医精诚碑 |

图17-3　太和医院的碑刻文化

（3）导入标识系统，方便患者就医：医院的标识系统在患者就医过程中有相当重要的作用，医院始终秉承站位高、理念新、体系全、人性化的理念，通过实地模拟、有奖征集建议、走访学习等方式，不断建设、定期优化标识系统，规范识别引导，改进服务流程，建设人文医院。

（4）加强科研所室建设，引进先进设备：医院始终把医疗技术的发展摆在首要位置，逐步建成了院士工作站、科研平台、重点实验室等一批一流水准的科研所室。医院通过引进国际先进的诊疗设备，不断提升医院的医疗技术水平，推动新技术新项目的开展，助力实现"国家中西部区域医疗中心"的愿景，践行"精医太和"的医院价值观。

（5）打造优美舒适的环境，建设生态医院：医院不断美化医院环境，使医院环境亮起来、绿起来、美起来，公共设施设备越来越健全，整体环境越来越优美，形成了"观有典雅艺术、听有清雅音乐、嗅有淡雅清香、品有文雅内涵、感有温雅服务"的具有太和特色的就医环境。优美舒适的环境不仅让患者就医有温馨体验，也让医院员工工作心情愉悦。

（6）建设科室文化，让太和文化扎根基层：医院层面的文化是大文化，是宏观文化。只有科室文化发展好了，太和文化才会丰满、强大，经久不衰，从而使医院文化丰富多彩，枝繁叶茂。为此，自2013年以来，太和医院党委三次下文，打造科室精医文化，推动科室文化建设，制定下发了《太和医院科室文化建设方案》《太和医院科室文化评比方案》《太和医院集团文化实施意见》，确立了科室文化建设的原则和内容。

1）建设精神文化：提炼愿景、发展目标、服务理念、价值观等文化元素，并在科室走廊设立反映科室核心文化的文化墙或文化展板。例如，眼科中心以"眼"文化为核心，打造"光明无价、太和有道"的核心理念，把中国古诗词引入科室文化，建设了"眼"诗词文化走廊（图17-4）。如"绣面芙蓉一笑开，斜飞宝鸭衬香腮，眼波才动被人猜"（宋代李清照《浣溪沙》），又如"一寸秋波，千斛明珠觉未多"（晏几道的《采桑子》），平白无奇的知识文字，赋予了科室文化一种诗词的浪漫、艺术的气质。

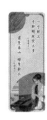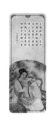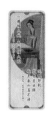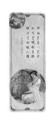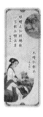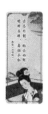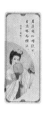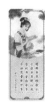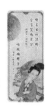

图17-4　眼科中心科室文化建设墙

2）建设特色文化：结合科室业务特色，利用宣传橱窗、宣传展板、宣传册、视频系统等载体宣传专科技术、特色服务、专科专家及科普知识。例如，生殖医学中心主题文化墙设计紧贴科室特色，疏解病友就医焦躁、尴尬心理，提升患者就医体验感，提炼"孕"文化为核心的创意点，以抽象树木年轮寓意孕育生命的子宫，中心焦点呈现胎儿在子宫孕育的状态，寓意科室是生命的摇篮，把枯燥的业务知识艺术化地震撼呈现，赋予了文字内容的艺术张力与生命震撼力（图17-5）。

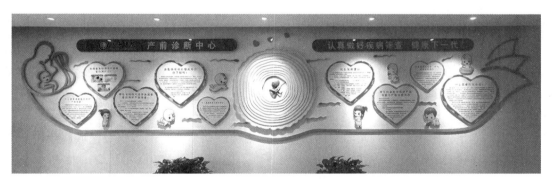

图17-5　生殖医学中心主题文化墙

3）建设党建及廉医文化：融入党风廉政建设、道德建设、制度建设、警示教育等内容，引导和激励员工自重、自省、自警、自励，洁身自好。

4）建设环境文化：科室环境整洁，物品摆放有序，提供便民设施，科室团结协作，医患关系和谐，员工精神面貌好。

5）建设服务文化：提供健康宣教印制品（画册、折页）等宣传品，针线包、吹风机、纸笔等便民服务用品；医护仪表着装整洁、言行举止温和，优质服务暖心；组织公医患互动交流活动等。

通过多年的科室文化建设，太和医院各个科室文化建设亮点纷呈，各具千秋，成为建设和谐医患关系的重要手段，也成为贯彻医院精神的重要载体。

（二）太和文化的宣介推广

1. 太和文化向员工展开

（1）领导带头宣讲，员工内化于心：医院领导带头宣传和实践愿景和价值观，通过召开科主任座谈会、青年医师座谈会，及时与员工进行沟通；深入到各科室宣讲医院精神文化；医院建设有院史馆，对所有来访客人进行讲解；医院党委书记、院长亲自为员工讲党课，举办发展形势报告会；召开职代会、党代会，在报告中对愿景及价值观进行解读，号召全院员工大力实践；通过开展医院精神文化进科室活动，让员工加深理解；通过各种专题会议、院内橱窗、院内电视、电子屏及纸杯、手提袋等文化载体，广泛深入宣传医院核心文化，使全院职工铭记于心，习以为行。

（2）激励引导，文化熏陶：重视文化的教育启迪引导，全院干部员工主动投入医院文化建设；利用临床检查工作的机会与员工座谈，使价值观成为员工行为准则；坚持党建引领，成立太和医院思想政治工作研究会、党建与医院文化研究室、太和学校，开设人文大讲堂、名家讲堂，并为员工授课，不断提升员工政治修养和文化素养；坚持畅通沟通渠道，营造"快乐工作，愉快学习，坦诚交流"的文化氛围，与员工建立多种沟通机制，并激发员工的工作热情。高层领导鼓励采用便捷、丰富的沟通形式进行坦诚、双向的沟通，并积极参加各项文体活动，与员工面对面地交流。

2. 太和文化向社会展开

（1）通过举行社会开放日活动、召开社会名人座谈会、社会监督员座谈会、病友会等方式传播医院文化。

（2）举办各种主题文化活动，面向社会宣介医院精神文化，如举行"太和杯"十堰市少儿书画大赛、邀请十堰市文化名人来医院开展笔会、开展患者联谊会和高新技术发布会等。

（3）通过报纸、广播电视等媒体以及医院网站、院报、户外广告等向社会大众宣传弘扬医院文化。

（4）立足十堰做服务，面向全国做宣传。太和医院是中西部市州级区域医疗中心，也是湖北省政府确定的秦巴山卫生医疗核心医院，鉴于此，从2015年开始，太和医院提出"高位宣传"理念，通过在中央电视台、健康报、人民网、新华网、湖北日报、荆楚网这些国内、湖北省内知名的媒体展示太和形象，在舆论宣传上使太和品牌走向全国，最终实现与国内同步、与国际接轨。同时发挥自办媒体作用，2011年，医院创办《健康与生活杂志》，面向全国公开发行；2013年医院建设太和武当养生网，成为鄂西北地区唯一一家健康网站；2015年初，医院创办官方微信，目前已拥有70万粉丝群，成为十堰本地继十堰晚报、秦楚网等媒体之后最有影响力的微信号，进入全国医院微信号百强行列。

3. 太和文化向社会关键人群展开

医院主要通过制度建设和沟通学习机制来向社会的关键人群开展医院愿景和价值观宣传。在制度建设方面，医院与供应商签订《诚信承诺书》，深化合作理念并建立长期战略伙伴关系，以此来进行文化传递。在沟通学习方面，医院通过与供应商座谈、约谈、召开各种专题会议等形式宣传医院的文化。

（三）太和文化建设的实施流程

太和文化是医院在长期发展过程中逐步形成和发展起来的，虽然每个阶段太和文化建设的具体内容和方法有所不同，但是总体上，太和文化建设具体实施时大体遵循图17-6所示流程。

目标设立
医院领导依据医院发展需要，结合医院历史文化实际，设立医院文化建设方针、宗旨、目标

组织成立
召开医院文化建设专题会议，成立医院文化建设工作组

调研座谈
1.组织开展医院文化建设现况调研。
2.医院文化建设现况汇报、需求建言、指导座谈

资料整编
1.梳理编写医院文化建设资料需求清单。
2.详尽细致完整地收集医院历史及现有的文字、图片资料，按照医院文化建设内容条目分类汇编整理并初审核校

方案拟定
根据医院现有文化资源，结合医院发展实际需要，围绕太和文化建设的四个层级，拟定太和文化建设工作总体实施方案以及精神文化、制度文化、行为文化、物质文化各层级建设工作具体实施方案

践行实施
1.召开主题座谈会、广泛的文化征集活动，方向引领、广纳基层民意，不断完善太和精神文化体系建设。
2.梳理医院现有各类规章制度，根据医院发展需要，编制相应规章制度，不断整编完善太和制度文化体系建设。
3.根据行为文化建设实施方案，组织开展各类活动，不断创新丰富太和行为文化建设体系。
4.根据医院物质文化建设实施方案，采用文化建设主题活动的形式，组织开展视觉识别（visual identity，VI）体系、科室文化、环境文化、媒介文化、命名文化等文化建设主题活动

总结交流
开展相应文化建设评比、交流活动，设立文化建设优秀示范单元，交流学习文化建设的特色亮点、成功经验

发展升华
医院文化建设事业没有终点，医院文化建设的最终目的是为医院发展事业服务，需要结合医院发展战略规划，与时俱进、发展鼎新，不断优化、完善医院文化建设体系

图17-6 太和文化建设的实施流程

四、太和文化建设的心得

（一）医院文化建设必须坚持党建引领

随着新媒体的快速发展，微博、微信、微视频等现代化传播手段改变了整个社会的文化生态，每个人都不再是单一讯息的接受者，而是多方面讯息的整合者乃至是主动发声的自媒体。这使每一个行业、每一个单位的思想政治工作和宣传工作以及舆论处置工作面临着前所未有的压力。因此文化建设要坚持党建引领，确保文化的导向性、先进性和群众性，坚持文化正能量的传播。

（二）医院文化建设中必须有独特的核心文化

医院文化建设的核心是文化的独特性，在文化建设中，必须根植医院传统文化，提炼具有医院自身文化特色的核心文化，塑造医院文化独特基因，医院文化才有竞争力与可持续的生命力和发展力。

（三）医院文化建设的核心是人

医院文化建设必须坚持以人为本，医院文化建设的主体是患者、医师、护士、职员。医院文化既要依靠人来实行、来推动，又要为人服务，满足人的需求。离开了人，医院文化建设就是无源之水、空中楼阁。

（四）医院文化建设必须目标明晰、定位准确、科学系统

医院文化建设首先要目标明晰、定位准确，要分析清楚医院自身拥有的特色文化资源、找准文化位置、理清发展思路，进行体系化建设，杜绝文化建设的碎片化，似是而非的无力感。文化建设要从医院实际出发，讲求实事求是，建设适合医院自身发展的文化体系，规避文化建设和医院实际发展两张皮，才能发挥文化建设的功能与作用。

（五）医院文化建设必须坚持常抓不懈

"文化"是一个永恒的主题，不可能一蹴而就，也不是遥不可及的。只有健全机制，常抓不懈，注重积累、善于总结推广，才能够抓出成效、抓出特色、抓出单位的生命力与员工的活力。

（六）医院文化建设必须坚持传承与创新

太和文化是在传承与创新中长达半个世纪的文化之旅。它之所以能够欣欣向荣，长盛不衰，享誉全国，关键在于几代太和人坚持文化传承，敢于文化创新。

事实证明，唯有传承，文化才有厚度，只有创新，文化才有生命。任何时代的文化建设都离不开对传统文化的继承，任何形式的传统文化都必须在传承中繁衍生命。

（七）医院文化建设要总结推广，助力品牌提升

致力高位宣传，加强声誉管理，是太和医院三届十一次"两代会"以来提出的医院发展新理念。太和医院对"声誉管理"提出的目标是：通过声誉管理，增强专科竞争力，提升在同行和社会中的知名度和美誉度，逐步从比较优势转化为绝对优势。

案例点评

在医院高质量发展过程中，医院文化已经日益成为医院的核心竞争力。然而，建设具有本院文化特色的、全体员工认可的医院文化，并非易事。

从太和医院的文化建设历程可以看到，医院文化的建成并不是一蹴而就的，医院文化建成后也不是一劳永逸的，它需要接棒者的大力传承与不断创新。太和文化建设的宣介推广也使医院员工自身更加认同、社会人群更加认可，医院也获得良好的社会声誉。

太和医院的文化建设是一个系统工程。太和文化既内涵于较为抽象的太和愿景、太和使命、太和理念等精神文化，也书写于《太和院规》《太和医院员工服务规范》等制度之中，既展示于主题年建设、关爱员工工程等活动，也具象于院徽院旗、艺术命名、碑刻文化等实体形式。

太和文化具有鲜明的本院文化特色。太和医院地处鄂豫陕渝毗邻地区最大的中心城市十堰市，其"太和"二字取自当地道教圣地武当山的古称"太和山"。在近30年的医院文化建设过程，逐渐形成了以"太和"为核心的太和文化。不管是诸如"和而不同、和衷共济"太和理念之类的精神文化，还是艺术命名、碑刻艺术、太和院史馆为代表的物质文化，都体现了太和文化。太和文化已经成为医院全体员工的共同追求，员工也以身为"太和人"为自豪。

思考题

1．结合案例资料，具体分析太和医院文化建设的多个层面。

2．结合太和医院文化建设的实践，你认为公立医院文化建设的要点有哪些？思考医院文化建设过程当中可能存在的问题及解决策略。

3．请深入分析太和医院是如何结合自身特色开展文化建设的，并谈谈你所熟悉或了解的医院其文化建设的特色。

4．对于优化太和医院或你熟悉的医院的文化建设，你还有哪些思考与建议？

教学指导

一、课前准备

1. 教师确定案例主题，明确教学目的。

2. 教师制订教学计划：理论讲解＋案例阅读＋分组讨论＋师生互动＋总结交流。

3. 学生查阅资料：学生查阅所在或熟悉医院的文化建设情况，了解我国公立医院文化建设的相关背景及历程。

4. 学生分组准备，可将学生分为若干个不同小组，以便在课堂上与太和医院文化建设案例进行对比分析。

二、适用对象

本案例是为进行公共管理硕士医院管理相关课程学习的研究生以及从事医院管理工作的人员而编写的，也可作为卫生事业管理、医院管理进展、医院组织行为等课程的教学案例。

三、教学目的

通过本案例的学习使学生深入理解医院开展文化建设的重要性，明确医院文化的基本概念，认识到医院文化建设的长期性，并从太和医院文化建设的实践中得到一些具体经验和启示。

具体教学目的如下：

1. 让学生熟悉医院文化建设的基本内容。

2. 让学生理解和把握医院文化建设的关键点。

3. 让学生了解医院文化建设的基本流程。

4. 让学生分析提升医院文化建设水平可能存在的难点及突破方式。

四、教学要点

组织文化建设的重要性已经广为人知，但是，很多组织文化建设仍停留在开展文体活动、建设标识系统等初级阶段。公立医院是特殊的一类组织，它的文化建设既有与企业等组织文化建设的共性特点，也具有公益性等卫生行业的特殊性。

本案例教学要点如下：

1. 在案例讲解前，引导学生查阅资料，了解所在或熟悉医院的文化建设现状。

2. 通过案例讲解，启发学生思考，从太和医院开展文化建设的契机来看医院文化是如何逐步形成和发展的，医院文化建设可以从哪些层面具体开展，医院文化建设如何体现自身特色。通过图示使学生了解医院文化建设的基本步骤。

3. 让学生进行角色扮演，针对所在或熟悉医院的文化建设面临的瓶颈，分析并提出突破方法，并进行汇报交流。

4. 学生汇报交流结束后，教师对学生观点进行评析与总结。

（罗　杰　梁时荣　陈　晶）

案例18 "无缺血"器官移植技术开启"热移植"时代的原始创新实践探索

案例概要

在器官移植技术领域，器官缺血损伤和排斥反应是器官移植技术与生俱来的两大"先天缺陷"。随着新型免疫抑制剂的发明与临床应用，排斥反应已得到有效控制。然而器官缺血损伤难题一直制约着器官移植的发展，至今仍未攻克。器官缺血损伤可导致原发性移植物无功能甚至受体死亡等，严重影响移植疗效和器官利用率。如何能保证在上述复杂的手术过程中使器官血流分秒都不中断，从根本上破解器官缺血损伤难题？中山大学附属第一医院器官移植中心的相关团队经过多次学科会议讨论，制订了一套全新的器官移植手术方案，并将该技术命名为"无缺血器官移植"（ischemia-free organ transplantation，IFOT）。本案例通过创建鼓励原始创新及科技成果转化的管理制度，同时形成"六模块、全链条"推进原创性"0到1再到N"的迭代医疗技术创新的高质量管理模式，形成突破关键技术的"土壤"，并促成无缺血器官移植技术的发明与推广应用。

案例详情

近年来，我国在医疗技术领域发展明显进步，多项指标排在世界前列。然而，我国原始创新能力（0到1的能力）依然不足，在医疗技术领域尤为如此。即便我国医疗技术发展取得了长足进步，但其总体水平与国外先进水平仍有较大差距，难以满足国内日益增长的治疗需求，尤其是在创新医疗器械领域整体上仍以跟踪仿制为主，相关科技基础仍需进一步加强，共性关键技术和重要核心部件亟待进一步突破，面向跨学科、跨领域、跨产业的技术融合仍需加强。此外，高端医疗器械技术研发、成果转化及产业发展的协同能力还不够强（1到N的能力），严重制约了我国医疗技术水平的提升。从我国医疗技术发展的现状来看，效率式创新已进入边际效益递减阶段，开发式创新已接近尾声，热点领域的高新技术式创新仍不尽如人意。我们要建设医疗技术强国，需锻造以自主创新为利刃的颠覆性技术创新。

一、医院概况及改革背景

（一）医院概况

中山大学附属第一医院（以下简称中山一院）始建于1910年，由广东公医学堂附设公医院发展而来，是华南地区医院大型的三级甲等医院，现有越秀总院、黄埔院区、南沙院区三个院区，并分别与广西、贵州共建中山大学附属第一医院广西医院、中山大学附属第一医院贵州医院，打造国家区域医疗中心。中山一院的组织结构见图18-1。医院构建质量与安全管理委员、职能部门和各专科质量控制小组三级结构的全面质量管理体系，统领全院的质量与安全管理工作；围绕"质量、安全、服务、费用、效率"等主题，建立由临床科室质量管理评价体系、医技科室质量管理评价体系、门诊科室质量管理评价体系和职能部门质量管理评价体系构成的"三全"（全院、全员、全程）质量管理考评体系，制定《科室质量管理考核评价标准实施细则（2020年版）》，形成临床科室"全程管"、医技部门"细化管"、行政后勤"有人管"的局面，开展全面医疗质量管理评价和患者安全监管。

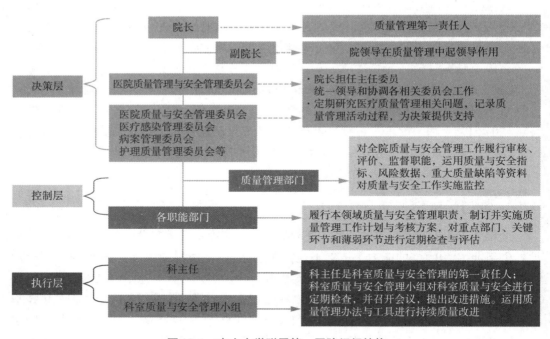

图18-1　中山大学附属第一医院组织结构

（二）改革背景

颠覆式创新医疗技术，尤其是含有创新医疗设备研发的新技术在我国长期以来发展滞后，究其原因，是缺乏相关相应的成果产生的"土壤"，也就是相关的管理模式和制度。创新医疗技术（含器械研发）从诞生到产业化一般需经历以下流程：原创探索性项目立项→创新医疗器械研发→创新术式研发→成果转化→临床试验→推广应用，然而我国面临原创性项目立项成功率低，缺乏高水平医疗器械研发平台，新技术迭代速度慢，成果转化阻力大，临床试验风险高及推广应用乏术六大难题。

在器官移植技术领域，器官缺血损伤和排斥反应是器官移植技术与生俱来的两大"先天缺陷"。随着新型免疫抑制剂的发明与临床应用，排斥反应已得到有效控制。然而器官缺血损伤难题一直制约着器官移植的发展，至今仍未攻克。器官缺血损伤可导致原发性移植物无功能甚至受体死亡等，严重影响移植疗效和器官利用率。

在中山一院推进争创国家医学中心和建设区域性创新高地的高质量发展战略的进程中，中山一院器官移植中心奋勇争先，力拓前行，借助国家人体组织器官移植与医疗大数据中心等2个国家级平台，以颠覆性创新牵引突破器官移植技术领域的共性难题，针对上述六大难题，探索出了"六模块、全链条"原创性"0到1再到N"的迭代医疗技术创新高质量管理模式，全面革新器官获取与植入技术，填补了领域空白，简化式多器官移植技术，并依据该管理模式成功创立无缺血器官移植技术体系。器官移植中心通过进一步生物、医药、理工等多学科交叉融合创新，提出"器官医学"理念，实现了系列原创性重大突破及产品转化，创立器官医学原创平台等并实现全国多家医院推广应用，促进了我国医学科技和社会经济发展，为我国未来医学研究开辟了新赛道，对提升我国医学国际地位，助力推动我国器官移植医疗技术高质量发展起到了作用。

二、技术创新管理实践探索

（一）技术创新的研发团队

当今世界正经历百年未有之大变局，科技创新是其中一个关键变量。我国科技事业所面临的困境依旧存在——原始创新能力不足。我国要于危机中育先机，于变局中开新局，必须向原始创新要答案。习近平总书记指出："我们必须走出适合国情的创新路子，特别是要把原始创新能力提升摆在更加突出的位置，努力实现更多'从0到1'的突破。"中山一院器官移植中心创建于1996年，一直拥有创新的"基因"，在20世纪成功开展了我国首例肾移植手术、首例体外静脉转流下的肝脏移植手术及亚洲首例肝肾联合移植手术等。进入21世纪，中山一院器官移植中心不再满足于跟随西方攻克"卡脖子"技术实现国内首创或者亚洲首创，而是面向原始创新，瞄准全球首创，争取"卡别人脖子"。显然，原始创新是一个更具有挑战性的目标，它具有这个时代的鲜明特征——VUCA。VUCA指的是不稳定（volatile，V）、不确定（uncertain，U）、复杂（complex，C）、模糊（ambiguous，A）。原始创新无法被预测、被计划，常规的团队架构与建设方法无法满足需求。为此，中山一院器官移植中心打造了适应于医疗科技原始创新的敏捷团队。

无缺血器官移植技术研发团队的管理具有以下特点：①管理者充分分权与授权，激活组织活力。②强调团队作战，组建包含外科手术、设备工程师、基础研究三位一体的研发团队，创新技术的方案来自团队各个成员的集体智慧。③强调核心技术的快速迭代，会议室到实验室只有500米的距离，新的方案一旦提出，马上组织人力物力开展大动物实验进一步验证、改进。④强调技术创新和成果转化，大大缩短从研发成果到临床应用转化的时间。⑤研究经费由团队根据项目实际需要自主安排使用，团队有充足的研究经费支撑及自由度。

（二）技术创新的资源配置

医院整合相关部门资源，通过多部门协同推进高水平成果产出和成果转化。基于多器官修复系统的技术创新，器官移植中心组织了移植科、体外循环科、手术麻醉中心、医务处、科研处、临床研究中心等相关专家，进行了多次多学科讨论，最终决定提出大胆设想——如果能在不中断器官血供的情况下完成移植全过程，器官缺血损伤的难题将不复存在。器官移植中心在无缺血器官移植技术体系的创立过程中邀请了荷兰格罗宁根大学移植中心罗伯特·波特（Robert J.Porte）教授、美国麻省总医院迪肯·科（Dicken Ko）教授、美国芝加哥大学移植中心Youmin Wu教授、美国休斯敦卫理公会医院Xian Chang Li教授等，多次进行线上及线下国际会诊，共同推进技术研发进展，并在研发过程中即解决了国际专家关注的问题，也为技术的推广打下良好基础。无缺血移植技术一经发表即获得了国际同行的高度关注与认可。*American Journal of Transplantation*杂志刊文表示，无缺血器官移植技术"是器官移植历史上一个里程碑"，"器官移植将进入'热移植'时代"，并将其载入《美国移植外科白皮书》。国际器官移植协会主席南希、美国移植外科协会主席蒂姆、德国器官移植协会主席Nashan、器官移植发源地——哈佛大学器官移植科主任斯蒂芬等国际移植领袖来华观摩无缺血器官移植手术。学科带头人何晓顺教授当选TTS中国区领头人，成立含哈佛大学、牛津大学等国际多中心协作组，共同推广相关技术。国际同行也在不同刊物上发表了对新技术的评论：TTS主席Nancy认为"无缺血肝移植技术可以拓展至心、肺、肾等移植领域，并向全球其他地区推广"；欧洲外科协会主席克莱文认为"无缺血技术将常温机械灌注推向极致"；国际肝移植协会主席（ILTS）Marina认为"无缺血器官移植技术取得了成功，即便使用85%～90%大泡型脂肪变性供肝，仍能获得极佳的移植疗效"；克利夫兰诊所器官移植中心主任奎蒂尼认为无缺血器官移植技术"实现了器官移植学界追逐了数十年的目标，攻克了导致移植失败的主要技术难题——缺血再灌注损伤"。

（三）技术创新的管理实践

1. 组建多学科团队

器官移植中心团队依托中山大学医工交叉平台、中山一院精准医学平台及广东省器官捐献与移植免疫实验室平台，在医院"五个五"工程项目的支持下，破除了原有的学科和体制内限制，与中科院深圳先进技术研究院、中山医学院、广东省医疗器械质量监督检验所、奇点医疗技术有限公司、先健科技等合作组建了包含移植医师、电气工程师、软件工程师、机械工程师、流体力学专家、器械质检专家、材料学专家、生物医学工程专家及器官灌注师等在内的30余人研发团队，按照三类医疗器械项目管理模式，不断实现设备迭代。

2. 建立合作机制

器官移植中心联合奇点医疗科技（广州）有限公司获批广东省重点研发项目——高

端医疗器械专项1000万元，奇点医疗配套出资1000万元。移植中心团队还与中科院深圳先进技术研究院联合申报了国家重大科研仪器研制项目、与中山医学院联合申报了先进医学技术研究中心项目（600万元）等，保障了前期的研发费用并打下了合作基础；并进一步联合团队签署了合作协议，提前规定了各自权属，及利益分配情况，做到了各取所需，携手共赢，同时避免了不必要的纠纷。

3. 整合社会资源

器官移植中心团队与企业合作共建了包括了大动物实验室1间、外科手术室1间、器官修复中心1间、检验实验室2间，建设了万级GMP洁净厂房1400平方米，并配备先进的检测设备，在广东省医疗器械质量监督检验所的指导下满足了注册设备所需要求，并让创新理念接受概念验证完成样机生产；在动物实验的过程中，通过医工结合反复改良和迭代创新器械，完善其使用价值，并提升商业价值。本团队建立的医疗器械研发平台进一步打通了移植器械研发、大动物实验和工程验证等核心环节，是实现创新医疗器械从概念到产品的关键路径，将有助于国产自主研发医疗器械创新项目的转化落地，补足创新转化全链条的系统布局，构建创新生态链。

4. 构建全产业链的管理模式

医学创新成果转化的过程极为漫长，需要医师、医院、工程师、企业、资本、政府、第三方服务机构等多类主体参与，涉及专利保护、专利转让、样机生产、工程验证、临床试验等多个复杂环节。一个能够覆盖创新转化全链条、打通创新转化全路径的平台，是创新项目转化落地的关键。因此，在项目早期团队即完成顶层设计，形成全产业链参与的创新管理模式，医院器官移植中心认为对需求进行透彻的分析才是创新的DNA，需要集合多元化的研究小组成员，以临床需求为核心，企业、研究所、评价机构共同参与进行研发创新。为此学科带头人何晓顺教授成立广东省器官医学与技术协会并担任会长，充分汇集了多发资源，为器官医学相关高端医疗器械研发搭建融合"政-产-学-研-商-金-介-贸-媒"全链条创新生态系统。"公共实验平台＋企业技术平台"的方式，实现了医疗器械创业企业间的技术合作，为相关产业孵化拓展了更为广泛的应用空间，从而形成了开放创新、可持续发展的医疗器械专业孵化生态。高端医疗器械研发平台的搭建也促进了合作企业的发展。

团队经过医疗器械研发平台建设，成功研制出全球首台体外多器官维护系统（Life-X），可替代人体为离体器官创造接近生理状态的灌注压力、流量、温度、氧合及营养支持。经不断优化改进，目前该系统已经更新到第五代（图18-2），获相关国际、国内专利15项。

该系统具有以下特点：①实现了器官灌注压力、流量、温度自动监测及自动控制。②异常灌注报警，保障器官安全。③使用全磁悬浮血泵，转子定子完全无接触，无污染，无热源，具有极佳血液相容性。体外多器官维护系统项目参加科技部第八届中国创新创业大赛，在3000余家参赛单位中脱颖而出，获得全国总冠军（广东首次）。

5. 技术创新的绩效管理

一般的研究团队多以发表的文章及其影响因子和成果奖励等为重，导致"四唯"现

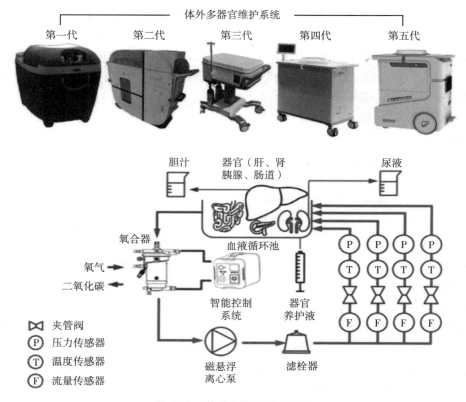

图18-2 体外多器官维护系统

象——"唯论文、唯职称、唯学历、唯奖项",使得科研人员更愿意选择易出论文、成果的课题,而不愿意做周期长、基础性、原创性的课题。习近平总书记2020年在科学家座谈会上发表重要讲话,"要依靠改革激发科技创新活力,通过深化科技体制改革把巨大创新潜能有效释放出来,坚决破除'唯论文、唯职称、唯学历、唯奖项'"。

中山一院器官移植中心适合技术创新绩效管理的OKR(目标与关键结果,objectives and key results)。OKR是目标管理的一种最佳实践,它是一套严密的思考框架和持续的纪律要求,旨在确保团队成员紧密协作,把精力聚焦在能促进组织成长、可衡量的贡献上。OKR使团队抛弃既往为了发表论文而做科研的错误观念,团队成员不再为各自发表论文而战,而是有了共同的目标,即聚焦于我们迫切需要解决的临床难题——器官缺血损伤,并根据器官移植的3个阶段——器官获取、保存与植入,将目标分解成3个关键结果,以此指导整个团队开展工作,从而提升移植疗效及提高器官使用率。虽然团队发表论文的数量下降了,但论文的质量大大提升。中山一院器官移植中心发表的成果不仅是被国际同行简单引用,而是受到诸多类似"这是器官移植历史上的一个里程碑"等的高度评价。

团队注重于技术的迭代和改进,关注的是团队的成长和项目目标的达成,OKR则注重于目标的制订和跟踪,关注的是个人和组织的成长。两者对于团队的影响是相似的，而且强调自组织与内驱力的团队文化都是两者最为强大的动力和精神支柱。同时OKR的实施也进一步促进团队文化的形成和成长。

无缺血器官移植技术研发团队在年度和季度的大型回顾会议中进行OKR的制定，让OKR成为团队的指引；固定的回顾会议不再由项目团队进行而是团队一起进行回顾，检查团队OKR的健康度，并对OKR进行更新和对齐；将团队的OKR透明化并张贴到任务看板上，保证每个人每天工作随时都能够看到；鼓励团队成员留心他人的OKR，以便在需要的时候保证对齐和提供帮助；在计划会议时鼓励队员考虑团队和自身的OKR目标与迭代的关系，明确是否需要单独列出来加入周期的工作项中。

整个团队成员非常清晰团队的目标（O）及行动方案（KR），同时整个技术方案的迭代与改进快速推进，项目团队在2017年成功实施全球首例无缺血肝移植，2018年实施全球首例无缺血肾脏移植，并在2021年实施全球首例无缺血、不停跳心脏移植术。

三、技术创新的成效

（一）临床推广的成效

在以技术创新为核心的管理模式驱动下，器官移植中心器官移植手术例数逐年上升，由2017年度的1637例上升至2021年度的2034例。截至2021年底，肝移植手术累计实施3000余例，肾移植手术累计实施7000余例，位居全国前列；2021年共主导公民器官捐献130例，为全国开展器官捐献移植数量较多的单位之一，肝肾移植手术例数仍居全国前列；在全球领先的无缺血器官移植技术驱动下，无缺血器官移植手术已常规开展91例，后半程无缺血肝移植手术17例；首个无缺血随机对照试验68例已全部入组，并完成随访12个月。

在创新管理模式下，器官移植中心肝移植例数从2015年111例，跃升至2018年194例，年平均涨幅近25%，肾移植例数从2015年256例，跃升至2019年482例，年平均涨幅超22%。即便近2年受新冠疫情影响，肝移植年均手术例数也达150例以上，肾移植年均手术例数近350例。近5年，器官移植中心完成肝移植手术849例，完成肾移植手术1920例。在移植例数屡创新高的同时，移植疗效也不断提高。创新的"无缺血"肝移植手术方式完全避免了缺血再灌注损伤，手术成功率达100%，并将术后缺血相关并发症的发生率降为0，肝损伤指标下降77.7%（图18-3）门诊量逐年增长，从2015年的21500余人次，以超过10%的年均增长速度，跃升至2019年的超40000人次。器官移植中心收治疑难危重CD型率从2015年42%提升至近年超过80%，同时住院患者并发症明显减少，年均床位使用率超过90%，人均术前住院日为3.6日，科室总体负荷稳定。各项指标数据均居行业前列，达世界一流水平。

创新管理模式推动器官移植中心器官移植例数快速增长，移植疗效不断提高，明显提高终末期疾病患者的生存时间和生存质量，造福患者，社会效益和经济效益显著。无缺血器官移植技术的临床应用极大地降低了移植手术的风险，避免了器官缺血损伤相关严重并发症，减少了患者ICU治疗时间，显著改善了移植疗效，因此可以大幅降低患者

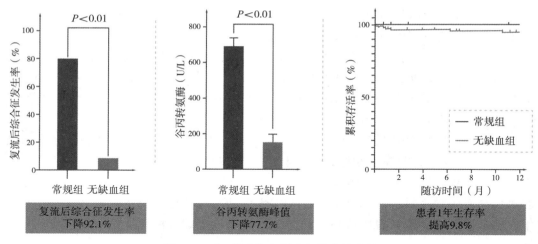

图18-3 "无缺血"相较常规技术的优势

的医疗费用。无缺血肝移植将术后缺血相关并发症的发生率降为0，显著改善了患者术后的生活质量，并加速了患者的康复，受到患者的广泛好评，住院患者满意率连续5年超过99%。国家专利"多器官保存装置"以670万完成转让，基于此专利研发的活器官腔镜、内镜培训系统已实现产业化生产和销售，临床体外多器官修复系统（Life-X）也即将开展注册临床试验，预计将产生较好的经济效益。

（二）管理创新的成效

1. 创建鼓励原始创新及科技成果转化的管理制度和高质量管理模式，促成无缺血器官移植技术的发明与推广应用

器官移植中心自创建以来，始终延续科技创新的文化传统。在1972年，中山一院梅骅教授主持实施了我国历史上首次成功的肾脏移植，开创了我国大器官移植的先河。1978年，陈国锐教授开展国内首例甲状旁腺移植。1993年，黄洁夫教授成功实施了我国首例体外静脉转流下的肝移植，是我国肝移植第二次浪潮的发起者和推动者，并在我国最早成立的器官移植中心之一，全国30余家医院先后派出技术骨干来到中山一院观摩、学习器官移植技术。中山一院成为我国临床器官移植的发源地之一。自2005年以来，在完成我国首例公民器官捐献的肝移植基础上，学科带头人何晓顺教授带领移植团队攻克了器官捐献与移植领域的一系列技术难题，成为我国器官移植第三次浪潮的开拓者。中山一院器官移植中心目前是全国开展器官捐献例数较多，实施器官捐献的器官移植例数较多的单位之一。进入新时代以后，器官移植中心更是进一步把握高质量发展内涵，提出了新的科室愿景，即建设"世界一流的创新型、智慧型移植中心"，打造国际顶级器官医学技术创新中心。

器官移植中心的全新科技创新体系主要落在"四大突出"：突出临床需求问题导向、突出建立平台促进多学科交叉、突出创新人才教育与培养、突出激发科技创新活力。

科室强调科研平台建设，已建成国家重点学科、国家临床重点专科、全国移植示范中心（全国首家）、中国肝移植培训中心（全国三家之一）、中国人体器官分配与共享计

算机系统（全国唯一）、卫生健康委与国际扶轮社器官捐献国际合作项目唯一执行单位、国家卫生健康委第一批器官移植医生培训基地和广东省器官捐献与移植质控中心等平台，进一步将各类科技资源进行重新整合配置。

　　器官移植中心科技创新体系坚持以临床需求为导向，成立科室层面的临床研究管理小组，联合中国器官移植发展基金会设临床研究专项基金，共资助600多万元人民币的临床研究经费，并设立专项奖，奖励在国际、国内领先的临床诊疗技术。在上述制度的激励下，器官移植中心成功创立无缺血器官移植技术体系，获评中科院等八部委评选的"2017年度中国十大科技创新"，获国际质量创新大赛特等奖（中国首次）。

　　创新发展，人才为先。在创新人才教育培养方面，器官移植中心建立了人才引进与联合培养新模式，目标是打造一支结构合理、素质优良、数量充足的创新型、复合型、高层次人才梯队，并紧抓"关键人才"培养，以始终保持中心科技创新的生机和活力。器官移植中心引育了中国工程院院士有效候选人1名、国家"千人计划"人才2名、国家优青1名、南粤百杰1名、广东省杰青1名，以及中山大学"百人计划"人才2名，为国家器官捐献与移植事业培养了大量的青年骨干。

　　在突出激发科技创新活力方面，中山一院从顶层设计上，制定和完善《专利工作管理办法（修订版）》和《科技成果转化管理办法》，把鼓励技术创新、促进转化、开展临床研究作为重中之重，目前器官移植中心已完成4项专利成果转化，所获收益820万元，其中70%奖励给对技术作出重要贡献的研发团队，有力地推动了科技成果转化。上述措施有力推动了中心的科研发展，科研创新更带动了医疗服务水平全面提升。

　　2. 推动器官捐献与移植管理数字化、智能化转型，建成国家卫生健康委人体组织器官移植与医疗大数据中心，并进一步建成国家大数据中心

　　器官移植中心大力推动人体器官捐献与移植信息化平台建设，并注重提升以大数据为基础的信息化监管能力。在广州市政府及中山一院的大力支持下，中国人体器官分配与共享计算机系统迁入中山一院并建立国家卫生健康委人体组织器官移植与医疗大数据中心。中山一院将进一步以国家卫生健康委人体组织器官移植和医疗大数据中心为基础，在南沙医院新建国家医学大数据中心主楼，在院本部新建的临床研究大楼中建设关键技术实验室实践基地和成果转化中心，与官洲岛国家卫生健康委人体组织器官移植与医疗大数据中心构成"一体两翼"的国家医学大数据中心，总占地面积超5万平方米。该项目将建成我国首个数据密集型医学超算数据中心、国家医学大数据一体化应用服务平台、5个关键核心技术的攻关实验室、关键技术实验室实践基地和成果转化中心、医学数据一体化应用服务平台示范基地。该中心将联合清华大学、华为等国内顶尖高校和新兴信息技术企业重点围绕以下五方面开展攻关，实现突破：一是为我国医疗服务高质量发展提供精准高效可信的数据支撑，助力解决优质医疗资源总量不足、区域配置不均衡。二是对重大传染病实现医疗机构内的实时监测、提前预警、动态预测、精准干预，加强医防协同，增强我国重大疫情防控救治能力。三是对重大慢性病精准预防和诊疗提供关键的大数据循证支撑。四是助力研发基于大数据精准医疗分析的国产化高性能医疗算力设备，提升组学、图像信息的大数据处理分析能力，提升精准医疗健康水平。五是

开展基于海量数据的人工智能诊疗设备的研发，占领国际制高点。

3. 建成广东省器官捐献与移植质量控制中心，进一步规范和提升器官移植医疗质量

中山一院器官移植中心作为广东省器官捐献与移植质量控制中心所在单位，受省卫生健康委委托，负责承担广东省器官捐献与移植质量控制中心工作。中山一院器官移植中心牵头制定了器官捐献和移植相关机构建设标准，起草器官捐献、获取与分配，心脏移植、肝移植、肺移植、肾移植、小肠移植、胰腺移植、联合移植等移植专业的质控程序、标准、计划和评估规范，以及相关流程、规范和标准，报省卫生健康委审核发布；负责本省器官获取组织的评估，以及器官捐献和分配质量管理与控制工作；负责质控工作的实施；开展各移植医疗机构和OPO质控相关的评估工作，向省卫生健康委、省人体器官捐献与移植委员会提交相关单位质控报告和整改建议；执行省卫生健康委会下达的临时性工作；对质量控制过程发现的疑似或违法违规问题，及时提交省卫生健康委、省人体器官捐献与移植委员会；建立质控培训制度，制订质控培训计划和培训内容，负责组织实施质控培训，建立质控联络员制度；建立健全各移植医院和OPO质控管理信息资料库，建立并不断完善相关机构和个人质控评分体系，向省卫生健康委、省人体器官捐献与移植委员会提交有关质控评分情况；建立各移植专业的信息资料数据库，加强移植随访数据的报送管理和分析。经过上述建设，中山一院移植中心也同步规范了器官捐献与移植流程，显著提升了临床医疗质量。

上述捐献与移植技术体系、质控中心及大数据中心的建立为中山一院移植技术的全国推广奠定了基础，目前中心创新技术已在上海交通大学附属上海仁济医院等49家医院进行直接的技术推广，取得了良好的推广应用效果，牵头成立包括美国哈佛大学、英国牛津大学和剑桥大学等多中心的国际器官机械灌注国际合作组，通过开展多中心合作课题，推广无缺血器官移植技术与器官修复平台。并有国际专家团队前来器官移植中心观摩无缺血移植技术，提高了国际同行对该技术的直观认识，为新技术在全球推广奠定了基础。

4. 建成国内一流的数字化、智能化的临床试验全生态链，助力创新医疗器械临床试验高效率、规范开展，助力产品转化上市

中山一院已实现了临床试验管理系统与门诊/住院电子病历系统的一体化建设，实现一套系统对包括药物及医疗器械临床试验办公流程和受试者管理等临床试验全流程无缝衔接及临床试验底层诊疗数据的全面互联互通，消除了数据孤岛，减少重复性工作和出错率，满足临床试验对源数据、源文件管理的高标准严要求。

中山一院在全国首创"药物和医疗器械临床研究协议/合同智能云审核系统"，合同审核耗时以秒计算，极大节约人力成本并提高临床试验合同审核效率；在全国首创GCP不良事件智能主动捕获系统（GCP-AE小捕快），实现项目中AE/SAE的自动捕获及汇总，降低临床试验AE/SAE的漏查、漏报风险，提高质控效率及项目质量；在全国率先研发的"临床试验受试者智能匹配软件"，并与400余万患者的诊疗APP对接；研发了"受试者智能筛选系统"，并在互联网医院开设临床试验咨询门诊，通过新技术、新手段

盘活受试者资源，提高临床试验入组速度和效率；具备全面的、可溯源的远程监察/稽查能力，在新冠肺炎疫情情况下，合法合规地保障临床试验的顺利开展；在全国首创互联网临床试验"云随访"新模式，进一步加强疫情等特殊时期受试者保护及临床试验数据完整性，并简化临床试验特殊访视流程，提高医/患体验度。基于上述管理模式的创新，器官移植中心自主研发的无缺血肝脏常温机械灌注设备，成功实现成果转化并开展临床试验，顺利通过广东省药监局审批，申报国家创新医疗器械通道，有力推动了创新医疗器械上市进程。

案例点评

器官移植过程中的器官缺血影响移植疗效和器官利用率是尚未解决的世界性难题，本案例介绍了关键技术创新与技术推广中所创建的鼓励原始创新及科技成果转化的管理制度以及形成"六模块、全链条"推进原创性"0到1再到N"的迭代医疗技术创新的高质量管理模式，展示了突破关键技术需要的"土壤"，并促成无缺血器官移植技术的发明与推广应用的相关措施，为相应医院开展临床技术的原始创新的管理提供了思路，同时也为推进我国临床技术的原始创新提供了难能可贵的经验，是一个值得借鉴的经典案例。同时不同医院在借鉴该案例的管理实践经验中也需要根据医院自己的实际，因地制宜地推进医院临床技术的创新。

思考题

1. 结合中山一院的实践，你认为大型公立医院在进行原创性技术创新管理时需要重点把握的关键环节及关键因素有哪些？

2. 你认为绩效管理改革在激励创新中主要起什么作用？为什么？

3. 对于医院绩效奖励改革你还有哪些进一步优化的思考与建议？

参考文献

[1] 九三学社中央. 加强创新机制建设，努力实现更多"从0到1"的突破 [J]. 民主与科学，2021（2）：3.14-15.

[2] 李永洁，杨俊涛，杜建. 医学科技颠覆性技术展望 [J]. 中国工程科学，2018，20（06）：64-68.

[3] Van Rijn R，Schurink IJ，De Vries Y，et al. Hypothermic Machine Perfusion in Liver Transplantation-A Randomized Trial [J]. The New England journal of medicine. 2021，384（15）：1391-1401.

教学指导

一、课前准备

1. 确定案例主题，收集案例资料，明确本案例教学的具体目的。

2. 制订详细的教学计划：案例讲解＋分组讨论＋师生互动＋总结交流。

3. 资料阅读：把案例正文文稿及与案例相关的背景资料一同发放给学生，要求学生仔细阅读案例内容，了解我国公立医院原创性技术创新管理的相关背景及历程。

4. PPT准备。

5. 学生分组准备，可将学生分为若干个不同小组，在课前收集其他领域或其他医院的技术创新管理案例，总结不同机构开展技术创新管理的实践经验与特点，并结合中山大学附属第一医院技术创新管理的案例进行比较分析。

二、适用对象

本案例是为进行医院管理相关课程学习的学生以及从事这方面工作的人员设置的，也可作为"医院原创性技术创新管理"课程的教学案例，对医院管理学术型硕士研究生也适用。另外，本案例还可以用于引导和激发在校的公共管理本科专业学生对医疗卫生事业管理、科技政策与管理等课程的兴趣。

三、教学目的

通过本案例的学习使学生明晰原创性技术创新的背景、管理实践过程及成效，了解临床技术的原始创新及科技成果转化的高质量管理模式，并通过案例的讲述进一步深化对技术原始创新及科技成果转化是关键技术"土壤"的理解，其促成无缺血器官移植技术的发明与推广应用，大大提高了器官移植的疗效，明显提高患者生存时间和质量。其中、资源整合、构建全产业链的管理模式、技术创新的绩效管理等探索可以为推进我国临床技术的原始创新提供经验启示。

具体教学目的如下：

1. 使学生了解技术创新管理相关理论。

2. 通过阅读案例、讨论分析与交流，让学生理解和把握技术创新的背景、实践流程和成效产出，同时思考原创性技术创新管理的关键点。

3. 通过互动交流与讨论，让学生分析推广/提升医院原创性技术创新管理（水平）可能存在的问题和难点，以及可操作的改进措施。

4. 提高学生对现实问题的分析能力、决策能力、协调能力、表达能力和解决问题的能力。

四、教学要点

本案例主要针对目前我国存在的医疗技术创新不足的问题，提出要建设医疗技术强国，需锻造以自主创新为利刃的颠覆性技术创新。本案例通过创建鼓励原始创新及科技成果转化的管理制度，创新"六模块、全链条"原创性"0到1再到N"的迭代医疗技术创新高质量管理模式，促成无缺血器官移植技术的发明与推广应用。

教学要点如下：

1. 通过对案例的剖析启发学生思考：医院在进行医疗技术创新和管理，需要做好哪些方面的准备？通过生动具体的案例描述使学生明晰原创性技术创新管理的基本步骤和常用到的方法。

2. 让学生带着问题来学习，提高学习兴趣，通过自主学习寻找答案。在案例讲解前，提出问题：中山大学附属第一医院器官移植中心技术创新的契机是什么？这种管理的路径有何借鉴意义？原创性技术创新管理与宏观政策的协同性以及政府在其中应该扮演什么角色？

3. 让学生进行情景还原，模拟国内某医院需要进行技术创新研发的场景，让学生结合医院的特色和优势，因地制宜提出实施的思路、管理路径、关键突破点，并提出改进建议，进行汇报交流。

4. 总结点评学生的观点。教师在学生交流结束时，对学生讨论的观点进行评析，指出各自的优缺点，分析案例存在的重点难点，对学生讨论中存在的问题进行针对性点拨；在总结时，指导学生从不同的角度用不同的方法来解决案例中的问题。

（陈志涛　李嘉颖　陶红兵）